G. de PARREL

PRÉCIS d'Anacousie Vocale ET DE LABIOLOGIE

Méthode orale
d'éducation auditive, d'initiation phonétique
et de lecture sur les lèvres.

Avec 49 figures et 11 tableaux schématiques
dans le texte.

A. MALOINE ET FILS, ÉDITEURS
27, RUE DE L'ÉCOLE-DE-MÉDECINE, 27
PARIS, 1917

PRÉCIS
D'ANACOUSIE VOCALE
ET DE LABIOLOGIE

PRÉCIS
D'ANACOUSIE VOCALE
ET DE LABIOLOGIE

PAR

G. de PARREL

Ancien Chef de Clinique à l'Institution Nationale
des Sourds-Muets de Paris.

Avec 49 figures dans le texte et 11 tableaux schématiques.

A. MALOINE ET FILS, ÉDITEURS

27, RUE DE L'ÉCOLE-DE-MÉDECINE, 27

PARIS, 1917

PUBLICATIONS SCIENTIFIQUES

DU MÊME AUTEUR

Notions pratiques d'anacousie (rééducation auditive). 1 vol. in-8°. Paris, Maloine, édit. 1914.

PUBLICATIONS D'OTO-RHINO-LARYNGOLOGIE

Les complications de l'adénectomie : De quelques accidents rares ou rarement décrits. *Bulletin de Laryngologie* (1er avril 1910).

Le vertige auriculaire. *Bulletin de Laryngologie* (1er octobre 1910).

Etiologie des surdités bilatérales subites. Mémoire à la *Société française d'Otologie*. Congrès de 1910. In *Bulletin* et *Mémoires de la Société française d'oto-rhino-laryngologie* (1911).

Les cures hydrominérales et climatiques en oto-rhino-laryngologie. *Bulletin de Laryngologie* (juillet 1912).

Les fausses mastoïdites et le diagnostic des mastoïdites vraies. *Journal des Praticiens* (juin 1914).

PUBLICATIONS SUR L'ANACOUSIE (RÉÉDUCATION AUDITIVE)

Rééducation auditive et mesure de l'audition. Mémoire à la *Société parisienne de Laryngologie*, publié par les *Archives internationales de Laryngologie* (déc. 1912).

Le traitement de la surdité par la rééducation auditive. *Concours médical* (22 déc. 1912).

La rééducation auditive et sa valeur thérapeutique. *Journal des Praticiens* (22 déc. 1912).

L'appareil électrophonoïde de rééducation auditive. Mémoire à la *Société parisienne de Laryngologie* (mars 1913).

Rééducation auditive et otosclérose. *Journal de médecine interne* (10 avril 1913).

Les indications et contre-indications de la rééducation auditive. Mémoire au *Congrès de la Société française d'Otologie* (Paris, mai 1913). In *Bulletin et Mémoires* de cette Société (1914).

Dans quel cas doit-on conseiller la rééducation auditive? *Concours médical*, n° 20 (1913).

La rééducation auditive par le procédé électrophonoïde de Zünd-Burguet. *Quinzaine médicale* (1er juin 1913).

Examen du sourd dans la rééducation auditive. *Revue de rééducation auditive, vocale, respiratoire*, n° 3 (année 1913).

Rééducation auditive : Statistiques et résultats. *Journal des Praticiens* (14 juin 1913).

La rééducation auditive (anacousie). In *Concours médical* (21 oct. 1913).

Résultats d'une expérience prolongée de rééducation auditive. Mémoire à la *Société parisienne de Laryngologie* (10 janvier 1914) et *Archives internationales de Laryngologie* (mars 1914).

La valeur des résultats en anacousie. Mémoire au *Congrès français d'Otologie* (mai 1914), publié par la *Revue de Laryngologie*, de MOURE, 1916.

CHIRURGIE GÉNÉRALE

De l'appendicectomie. Thèse de Paris, février 1908, 123 p. avec figures. BONVALOT-JOUVE, édit.

HYGIÈNE COLONIALE

Comment on doit vivre aux colonies. (Paris 1912).

CHIRURGIE ET OTOLOGIE DE GUERRE

L'anesthésie générale au chlorure d'éthyle. *Journal des Praticiens* (8 mai 1915).

Notes sur la chirurgie de l'avant. *Journal des Praticiens*, nos 23, 25 et 26 (1915).

Centre d'oto-rhino-laryngologie de l'avant. *Journal des Praticiens* (25 déc. 1915).

Surdité de guerre et méthode orale. *Revue de Laryngologie*, 30 septembre 1916.

AVANT-PROPOS

Le flot des mutilés de l'ouïe qui descend du front sans interruption et toujours grossissant, a provoqué chez tous les otologistes un mouvement de vive attention. La lutte contre la surdité de guerre *a été engagée sans délai, toutes forces unies. L'*anacousie vocale ou rééducation auditive par la voix nue *et la* lecture sur les lèvres *ont été d'un grand secours dans les cas rebelles au traitement médical, au repos et à l'œuvre bienfaisante du temps. Nous avons cherché dans ce* Précis *à donner tous les éclaircissements nécessaires pour la meilleure application de ces deux méthodes. Nous en avons profité pour insister sur le caractère scientifique indiscutable de l'anacousie et détruire ainsi le préjugé auquel nous nous étions déjà attaqué dans des travaux antérieurs et qui tend à la présenter comme un ensemble de procédés empiriques, mal équilibrés sur des bases théoriques insuffisantes. Or, comme on le verra au cours de cet ouvrage, la rééducation auditive et la* *lecture sur les lèvres s'appuient sur une série de* lois physiologiques *unanimement admises et qui forment le substratum de toute thérapeutique fonctionnelle agissante. En voici dès maintenant le schéma, réduit à six points simples de physiologie :*

1° Principe de l'excitabilité des appareils sensoriels *par un* stimulant spécifique (*mécanique, électrique ou chimique*).

2° Principe de la perfectibilité par l'exercice des fonctions sensorielles, mentales, articulaires ou musculaires, *que le jeu en soit normal ou diminué sous une influence pathologique quelconque. En cas d'abolition totale il ne saurait être question de perfectibilité, mais seulement de suppléance, ex. : lecture sur les lèvres.*

3° Loi psycho-physique, *qui établit le rapport d'intensité entre la sensation et l'excitation ;* loi de la sommation ou de l'addition, *selon laquelle une excitation faible, mais répétée, agit plus efficacement qu'une seule excitation forte.*

4° Loi des réflexes vasculaires *en présence d'une excitation appropriée des nerfs sensoriels ou des muscles. On sait que l'augmentation de la pression sanguine provoque un accroissement de l'excitabilité et une régénération des cellules nerveuses.*

5° Principe des synergies fonctionnelles, *c'est-*

à-dire de la contraction simultanée des muscles voisins, lorsqu'on excite artificiellement un muscle ou un groupe de muscles.

6° Principe des suppléances fonctionnelles *qui se produisent soit à l'état normal, soit en présence de troubles mécaniques ou pathologiques (suppléance mentale, suppléance vasculaire en cas de rupture ou élimination pour une cause quelconque d'un vaisseau sanguin, suppléance sensorielle de l'ouïe par la vue, de la vue par le toucher, etc.).*

Ces principes physiologiques qui ne sauraient être mis en doute ni théoriquement, ni expérimentalement, représentent les piliers de fondation de la rééducation auditive et de la lecture sur les lèvres. Ces procédés d'éducation on de suppléance fonctionnelles ont respectivement des buts, des moyens et des effets qui répondent exactement aux six lois énoncées ci-dessus : l'anacousie n'étant que la stricte application des cinq premières et la labiologie de la dernière. Il est facile de le prouver.

*L'*anacousie *a en effet pour but, pour moyen et pour résultat :*

1° L'excitation de l'appareil auditif *par son stimulant spécifique, le* son, *conformément au* principe de l'excitabilité sensorielle.

2° *Le* perfectionnement par l'exercice des fonctions auditives, mentales, articulaires et musculaires, *conformément au principe de la* perfectibilité des fonctions *par le travail et l'entraînement systématique (exercices d'audition brute, d'audition psychique, d'orientation et d'accommodation auditives, etc.).*

3° *Le* dosage méthodique de l'excitation sensorielle, *au point de vue de la qualité, la durée, la répétition, l'intensité de cette excitation, conformément aux lois physiologiques qui établissent les* rapports entre la sensation et l'excitation.

4° *Le* développement de l'irrigation sanguine *et le déclenchement du réflexe vasculaire sous l'influence d'excitations méthodiques, sonores ou mécaniques, conformément à la* loi des réflexes vasculaires; *par suite l'accroissement de la nutrition des tissus du tractus auditif et leur régénération.*

5° Le massage et la mobilisation des muscles et articulations de la caisse du tympan et de la trompe, *par l'intermédiaire des mouvements kinésiques des muscles de la face et de l'épicrâne (massage externe ou gymnastique auriculaire), conformément au principe des* synergies fonctionnelles.

La lecture sur les lèvres *a de son côté pour but et pour effet :*

6° La mise en œuvre de la suppléance oculaire et mentale *pour faire face au déficit auditif, conformément au* principe des suppléances fonctionnelles.

Il suit de là que l'anacousie et la labiologie reposent sur des points d'appui d'une solidité incontestable et qui les défendent contre toute appréciation erronée d'empirisme. Ces procédés répondent à une formule scientifique, d'un classicisme sévère. Si l'on émet des réserves, ce ne peut être que sur la qualité des résultats obtenus ou sur la meilleure technique à employer. L'absence de moyens acoumétriques d'une exactitude absolue interdit, en effet, aux anacousistes de fixer mathématiquement la valeur des progrès réalisés chez les sujets en expérience. D'autre part, l'accord est loin d'être établi entre les protagonistes des différentes méthodes utilisées et peut-être n'ont-ils pas fait preuve jusqu'ici d'un électisme assez large? Il y a pourtant intérêt à ne négliger aucune des ressources qui nous sont offertes, à les confronter, à les perfectionner, à définir leurs indications particulières, à créer au besoin de nouveaux moyens d'action sur l'organe auditif.

Nous publions cet essai de mise au point de la question après une patiente et longue expérimenta-

tion de plusieurs des procédés préconisés, une étude attentive des travaux des devanciers, des investigations approfondies sur les points initiaux physiologiques qui sont à la base de l'anacousie et sur les modifications fonctionnelles ou objectives produites par les exercices acoustiques. Nous appuyant sur une expérience pratique étendue et prolongée, nous avons cherché à définir une technique éclectique de rééducation auditive, *et à la mettre à la portée de tous ceux qui voudront l'appliquer. Nous espérons que notre effort n'aura pas été tendu en vain et que nous aurons contribué à jeter quelque lumière sur ces procédés de thérapeutique fonctionnelle auditive, dont le destin paraissait ces dernières années chargé d'indifférence, mais que les événements actuels, traînant après eux tant de misères pathologiques, ont tiré de l'ombre où ils gisaient, délaissés, pour les conduire au premier rang de l'actualité otologique.*

G. de PARREL.

Au Front, juin 1917.

PRÉCIS
D'ANACOUSIE VOCALE
ET DE LABIOLOGIE

PREMIÈRE PARTIE
CONSIDÉRATIONS GÉNÉRALES

CHAPITRE PREMIER
INTRODUCTION

I. — DÉFINITIONS

La méthode orale est un procédé pédagogique qui a pour but l'éducation ou la rééducation des organes de l'audition et de la phonation chez les sourds congénitaux ou acquis, par l'emploi des *sons* de la *voix humaine*, produits et utilisés dans de certaines conditions physiques ou physiologiques, ou par l'enseignement méthodique des *mouvements* qui en accompagnent l'émission.

La méthode orale, — lorsqu'elle s'applique à l'*enseignement auriculaire* et à la *labiologie*, — est donc une branche de l'*anacousie*, dont elle représente un des moyens d'action les plus puissants ; pour certains même, le plus efficace.

nique (Marage), beaucoup plus ancienne, et qui ne fut à l'origine qu'un procédé acoumétrique ; la *diapasonique* (Rousselot et Natier), la *microphonique* (Dussaud et plus tard Laimé), etc.

Aucun de ces moyens d'éducation auditive n'est dénué de valeur pratique et, comme l'a fort bien dit Marichelle : « Le sourd partiel ne perd jamais son temps lorsqu'il se soumet à des exercices acoustiques, quel que soit d'ailleurs le système employé. »

Nous n'aurons en vue, dans les pages qui vont suivre, que la seule *méthode orale* d'*enseignement auriculaire*, d'*initiation phonétique* et de *labiologie*, dont nous esquisserons rapidement la *biographie*, avant de dégager les *notions générales* sur lesquelles elle a pris pied et se consolide au contact de l'expérimentation et de l'application pratique.

Après ces premières investigations, nous nous efforcerons de rechercher quelle peut être l'*action physiologique*, et partant l'*indication*, des sons de la voix naturelle sur la fonction auditive. Nous serons ainsi tout préparés à parler de la *technique* à employer pour tirer le meilleur parti de ce procédé pédagogique, après *examen clinique et acoumétrique* attentif du sourd et du sourd-muet.

L'étude de la *lecture sur les lèvres* formera la dernière partie de cet ouvrage.

III. — BUT

Nous voudrions mettre à la portée de nos collègues susceptibles de diriger leurs efforts en ce sens les moyens que nous offre l'anacousie vocale pour le réveil de l'audition, et aussi leur permettre de former et de diriger dans leur tâche de haute patience, des auxiliaires capables de les suppléer auprès des infirmes de l'oreille.

Il y a une tactique à suivre qu'il faut connaître et un long labeur qu'il faut accepter. Entrer dans l'arène sans être initié aux lois de l'acoustique physiologique et de la phonétique, cheminer sur cette voie difficile sans prendre conseil des devanciers et des auteurs compétents, c'est vouloir s'envoler sans ailes et courir le risque d'un insuccès.

A notre sens, la méthode orale ne doit pas rester le privilège de quelques rares anacousistes ou de professeurs des institutions de sourds-muets : chaque auriste a pour le moins un dixième de sa clientèle, dont l'état auriculaire rebelle à tout traitement médico-chirurgical réclame des soins pédagogiques ou kinésithérapiques vigilants et éclairés.

Trop longtemps nous sommes restés inertes devant cette infirmité ne sachant quel voile jeter sur notre impuissance thérapeutique. Nous avons mieux à faire qu'à nous répandre en formules consolatrices : *les exercices acoustiques et labiologiques* sauveront nos sourds de la prison du silence où le temps les achemine, en leur *conservant le reliquat d'audition* dont ils sont encore pourvus, en le *développant souvent de façon appréciable*. Si même tout espoir est perdu d'obtenir un résultat quelconque, ou simplement dans le but de compléter l'enseignement auriculaire, on se tournera vers la **lecture labio-faciale**, qui évitera au sourd de perdre tout contact avec son entourage. Autrement dit, l'otologiste aura toujours un recours, le malade une amélioration de sa situation ; nous éviterons de porter le poids de cette sentence si lourde à prononcer, si pénible à comprendre : « il n'y a rien à faire ».

IV. — HISTORIQUE

L'étude biographique d'une méthode ne répond pas simplement à une coutume classique de la littérature scientifique, mais elle représente un enseignement utile sur l'évolution des idées, sur l'enchaînement des progrès accomplis, sur les erreurs de direction commises, sur les voies précédemment ouvertes. Elle démontre la nécessité absolue de la continuité des efforts et permet de découvrir à la clarté des essais nouveaux entrepris, des principes théoriques dégagés, la signification exacte de faits, d'observations pratiques, d'expériences qui, autrefois, pouvaient n'en avoir aucune ou à peu près. Pour que progresse la science, il faut dans sa culture un certain esprit de tradition. Il est des travaux antérieurs qui vivent parmi nous beaucoup plus réellement et efficacement qu'on ne saurait le croire.

C'est en se passant de mains en mains le flambeau de la vérité ou de ce qu'ils croyaient l'être, que les *instituteurs français* des écoles de sourds-muets et les *otologistes français* qui se sont consacrés avec eux au relèvement des infirmes de l'oreille, — Ernaud, Pereire, Itard, Blanchet, Valade-Gabel, Goguillot, de la Charrière, — pour ne citer que quelques-uns parmi les disparus, ont par des épreuves pratiques, des recherches théoriques, des luttes d'opinions, semé l'ordre dans le chaos d'antan, compris le rôle pédagogique et anacousique de la parole au point de vue de la démutisation, de l'enseignement auriculaire, saisi toute l'importance d'une réglementation des exercices de lecture sur les lèvres, rejeté les méthodes défectueuses comme celles de la dactylologie ou de la mimique, dévoilé des horizons chargés de promesses par l'utilisation de la cinématographie et de la phonographie pour l'étude synthétique du langage.

Sur la grande ligne que suit la **méthode orale**, vers l'**éducation des sourds-muets**, une bifurcation a été établie vers la **rééducation des sourds acquis** : la première, à peine jalonnée aux XVIe et XVIIe siècles par les premiers expérimentateurs, a été construite au début du siècle dernier par ITARD, la seconde soixante-dix ans après par URBANTSCHITSCH. Heureuse initiative qui a montré aux otologistes le chemin de nouvelles investigations et a dirigé leurs pas vers des régions jusque-là presque inaccessibles à leurs efforts thérapeutiques, par conséquent un peu désertées !

Le sourd, plus encore que le sourd-muet, réclame les bienfaits de la méthode orale, car ayant entendu, il est plus près d'entendre à nouveau [1] ; connaissant l'art de la conversation, il est

1. Cela ne veut pas dire que le sourd-muet n'a jamais entendu. On sait que la *surdi-mutité est souvent acquise*, parfois assez *tardivement*. Malgré tout, dans l'ensemble de cet ouvrage, nous utiliserons la dénomination *surdité acquise* pour tous les malades non atteints de surdi-mutité. Ceci pour la clarté du sujet.

tout près de réagir au contact de la parole. C'est un élève qui rentre de vacances plus ou moins longues pendant lesquelles il a beaucoup oublié, mais qui, malgré tout, possède un fond d'érudition inaliénable, une habitude enracinée d'associer des idées, des qualités anciennes d'attention et de jugement, des tableaux d'images auditives prêts à revivre au premier sursaut de l'audition. Le *sourd est légion*, le *sourd-muet l'exception* dans le monde des infirmes, et pourtant, comme nous allons le voir, c'est vers la surdi-mutité que furent aiguillées les premières recherches. Des essais furent tentés en Espagne dès le XVIe et XVIIe siècles. Le bénédictin Pierre Ponce (1520-1584), de Léon, prit la parole pour base de son enseignement. Quelques années plus tard, Ramirez de Carrion s'illustra dans l'éducation des sourds-muets, mais sans dévoiler le secret de sa méthode. Par contre, en 1620, Pablo Bonet, d'Aragon, laissa un traité d'enseignement de la parole.

Plus fécond a été l'effort accompli vers 1700 par J. Conrad Amman, médecin suisse établi à Amsterdam ; il fut suivi en France par Ernaud et Péreire (1760), ainsi que par l'abbé Deschamps ; en Écosse par Thomas Braidwood, en Allemagne par Heinicke qui fondait à Leipzig, en 1778, une école où la parole avait le premier rang parmi les procédés pédagogiques employés (gestes naturels, alphabet manuel, lecture sur les lèvres). Cette *méthode dite allemande* n'était que la régénération de celle depuis longtemps en usage en Espagne, en Ecosse, en Hollande et surtout en France.

Malgré tout, la méthode orale n'en était qu'à ses balbutiements. C'est à l'*Institution nationale des Sourds-Muets de Paris* que revient l'honneur des expériences méthodiquement poursuivies pour la perfectionner et de son adoption définitive comme moyen principal d'enseignement. Pourtant le fondateur de cette illustre École, l'abbé de l'Épée, avait fait fausse route en donnant à ses élèves, comme bases de leur instruction, la dactylologie, la mimique et l'écriture, et en méconnaissant l'importance de la parole (1760)[1]. Son successeur, l'abbé Sicard, continua les mêmes erreurs jusqu'au jour où il eut l'heureuse fortune de rencontrer sur sa route celui qui devait donner à la méthode orale le plus vigoureux essor par une expérimentation longtemps poursuivie, par une ténacité scientifique remarquable, une étude

1. C'est la date de l'ouverture de la première école de sourds-muets par l'abbé de l'Epée dans sa propre maison de la rue des Moulins.

approfondie de la surdi-mutité et de l'otologie en général. Le nom d'Itard[1] est indissolublement lié à la *méthode orale*, comme celui de son *véritable créateur*. Dès 1805, il entamait ses expériences au faubourg Saint-Jacques et les continuait sans désemparer pendant trente ans.

Malgré l'appui officiel de l'Académie de Médecine (6 mai 1828) ; malgré toute l'activité déployée par Itard et les efforts toujours renaissants des directeurs[2] et du personnel enseignant de l'Institution Nationale des Sourds-Muets[3], la méthode orale n'obtint définitivement droit de cité dans cet établissement que le 18 octobre 1880. Jusque-là, elle n'était l'objet que d'un cours complémentaire, destiné à un vingtième environ

1. Médecin otologiste français, né à Oraison (Basses-Alpes), en 1775. Elève de Larrey et de Pinel, il dédaigna la chirurgie générale pour porter ses investigations dans le domaine peu exploré de l'otologie. Il créa la paracentèse du tympan et le cathétérisme de la trompe d'Eustache. Il entra comme médecin aux Sourds-Muets sous la direction Sicard, et dès 1805 entreprit ses travaux sur l'enseignement auriculaire; il les continua trente ans à la clinique du faubourg Saint-Jacques. Son *Traité des maladies de l'oreille* date de 1821. Itard mourut le 5 juillet 1838.

2. En particulier Ordinaire (1831-1838), Vaisse (1859-1872), Peyron (1880) et actuellement encore M. Collignon, dont l'initiative éclairée a très heureusement servi la cause des sourds-muets.

3. Parmi les défenseurs de la méthode orale on doit citer *Blanchet, Deleau, Valade-Gabel, Javal, Goguillot, Dufo de Germane, E. Boudin, et actuellement, MM. Legrand, Dupont, Marichelle, Thollon, etc...*

de la population scolaire. Après 1880, la formule fut inversée et c'est un vingtième environ qui fut exclu des classes orales.

Si la voix d'Itard ne fut pas entendue en France, comme elle aurait dû l'être, par contre elle se répandit rapidement à l'étranger ; les exercices méthodiques furent institués dès 1830 à Stuttgart par Jäger et par Hill, puis quinze ans plus tard, toujours en Allemagne, par Wolff et Franck, en Angleterre vers 1860, par Toynbee, en Italie par l'abbé Tarra (Congrès de Sienne, 1873, et de Milan, 1880), en Amérique par Alexander Graham-Bell, Gordon, Clarke, Gallaudet, Currier, Gillespie, vers 1884, qui menèrent grand bruit autour des exercices auriculaires ; enfin en Autriche par Urbantschitsch (1895).

Ne limitant pas son action *aux seuls sourds-muets*, comme ses devanciers français, le professeur viennois entreprit les *premiers essais*[1] *des exercices vocaux sur les sourds acquis*, auquels Itard ne s'était pas attaqué. Il affirme, dès 1888, que s'il reste seulement une partie de l'organe percepteur avec les voies conductrices, il est pos-

1. On sait que vers 1832 Blanchet avait fait en France des essais d'enseignement auriculaire du sourd-muet à l'aide de sons musicaux (harmonium).

tubes acoustiques, des résonateurs, des microphones amplificateurs, ou en y suppléant par des sirènes ou des diapasons.

De là sont nées plusieurs méthodes qui toutes reposent sur le même principe (excitation fonctionnelle de l'organe auditif par le son) et cherchent à atteindre le même but par des moyens différents. Aucune d'elle n'a jusqu'ici obtenu l'approbation unanime des otologistes. *A l'heure actuelle on semble même revenir au procédé primitif d'Itard, c'est-à-dire à l'anacousie vocale, qui par sa simplicité rend particulièrement service en thérapeutique de guerre.*

Parmi les récents progrès apportés à ce procédé, nous devons signaler celui qui consiste à utiliser méthodiquement **le tube acoustique**, dans de certaines conditions de technique qui trouveront place en temps utile dans cet ouvrage. Au reste, le tube acoustique n'est pas une nouveauté, puisque Orchigène l'employait, dit-on, pour éveiller le sens de l'ouïe, dès le premier siècle de notre ère. Au XVIIe siècle, aux premiers jours de la méthode orale, on ne semble pas en avoir fait usage, sauf peut-être Péreire qui s'en est servi vers 1768. On sait qu'Itard fit construire des cornets courbes en fer blanc pour ses leçons.

Urbantschitsch ne se servait pas de tube, mais Bezold, dont la méthode dérive directement de celle de l'auriste viennois, l'utilisait souvent pour transmettre la voix à l'oreille. Il n'appliquait d'ailleurs les exercices acoustiques qu'aux seuls sujets capables de percevoir les vibrations comprises approximativement dans l'intervalle de l'octave sol ^{3} — sol ^{4}. Encore fallait-il que la durée de perception ne tombât pas au-dessous de 5 p. 100 de la durée normale !

A l'Institution des Sourds-Muets de Bourg-la-Reine, on employa l'*audigène*, tube acoustique de Verrier. Dans la classe ouverte à Paris rue Saint-Jacques, dont nous avons parlé, on se servait d'un tube à deux branches[1] permettant à l'élève de s'entendre parler et de remarquer ses fautes de prononciation.

Tillot (de Rouen) a beaucoup fait, depuis 1911, pour réglementer l'*emploi du tube acoustique en anacousie vocale*.

Cherchant à éviter aux sourds les inconvénients des cornets métalliques avec embout (bruits surajoutés, résonance exagérée, surmenage auditif,

1. Voir Goguillot. *Comment on fait parler les sourds-muets*, p. 149.

irritation du conduit, etc.), il a établi des tubes acoustiques flexibles, simples ou bi-branches, adaptés à tous les degrés de surdité, en diminuant ou en augmentant leur diamètre et leur longueur. Nous en donnerons par ailleurs une description détaillée (voir chap. v, p. 222). Qu'il nous suffise de dire que cet appareil présente une incontestable utilité pratique et qu'il est à souhaiter que tous les anacousistes en fassent un large usage. L'action phonique ne peut être que très heureusement amplifiée par un tel tube et la tâche du professeur s'en trouve suffisamment allégée pour que cet avantage ne soit pas à dédaigner. Dans la rééducation des *sourds de guerre* cet appareil nous a été d'un grand secours.

V. — LECTURE SUR LES LÈVRES

Chez le sourd, la faculté d'interpréter les signes extérieurs du langage pour suppléer à l'audition déficiente est instinctive ; il ne paraît pas douteux que de tout temps les infirmes de l'oreille ont eu recours à ce moyen de fortune pour essayer de comprendre la parole d'autrui : Rabelais citait un certain « Mello de Gabrielis qui entendait tout homme italien, parlant tant secrètement que ce fust, seulement à la veue de ses gestes et mouvements de ses lèvres. »

En 1779, l'abbé Deschamps, d'Orléans, avait déjà traité de « l'éducation des personnes sourdes par accident, qui ne sont point muettes, et dont la guérison est regardée comme incurable par les médecins », et il rappelait le cas d'une « demoiselle d'un esprit vaste et rempli de connaissances, qui, poussée par une curiosité naturelle, s'exerça avec le secours de son miroir à lire sur les lèvres, pour savoir ce qu'on disait d'elle. Elle y parvint, après quelque temps d'application, au point de suivre, au mouvement des lèvres, une conversation tenue à voix basse dans l'éloignement. D'autres personnes, ajoute l'auteur, ont acquis les mêmes connaissances par cette voie, sans le secours d'aucun maître ; ces faits prouvent combien cet exercice est utile. »

La labiologie devient plus méthodique avec le traité publié par Schmalz, à Leipzig, en 1841, sur « l'art de saisir par la vue les mots parlés, à l'usage des personnes sourdes, de leurs parents, des médecins et des instituteurs ».

Mme Graham Bell, femme du professeur à l'Institut des Sourds-Muets de Boston, inventeur du téléphone, atteinte de surdité complète, avait pu acquérir, malgré une myopie caractérisée, une habitude suffisante de la lecture sur les lèvres, pour suivre la conversation, même sur un sujet abstrait. Elle consigna, d'ailleurs, ses observations dans un intéressant travail intitulé : *L'art subtil de la lecture sur les lèvres.*

A partir de 1880, l'attention des professeurs de sourds-muets se porte de plus en plus vers la labiologie et les travaux deviennent plus fréquents ; c'est ainsi que Dupont et Dubranle font paraître d'intéressants articles sur ce sujet, dans la presse médicale[1].

Th. Arnold et son élève Farrar proposent une forme spéciale de lecture sur les lèvres, destinée aux sourds-muets très bien doués, et qui ne tient compte que des mouvements les plus expressifs, ramenant ainsi le mot ou la phrase à une image schématique très éloignée du dessin syllabique.

Dans son traité classique de démutisation (1889) Goguillot ajoute, en appendice, quelques conseils éclairés sur la labiologie et marque toute sa confiance envers ce procédé de suppléance auditive. Ses collègues et successeurs à l'*Institution Natio-*

1. *Tribune médicale*, juin 1884, par Dupont.
Annales des maladies de l'oreille et du larynx, par A. Dubranle, 1884.

nale des Sourds-Muets de Paris ont fourni en ce sens un large effort et nous connaissons les études documentées de Thollon (1905)[1], de Bélanger, de Drouot, d'André, et surtout l'excellente monographie d'E. Boudin (1912) sur la *Surdité et les moyens d'y remédier par la lecture sur les lèvres*.

On sait toute l'importance qu'accordait à la lecture sur les lèvres l'abbé Tarra, protagoniste de la *méthode orale*, *perceptive*, *pure*, dont il se fit, dès 1880, l'apôtre dévoué en Italie ; il lutta avec énergie contre l'usage des signes mimiques, de l'écriture, de la dactylologie : « l'esprit, disait-il, n'attend sa lumière que des lèvres[2]. » En ce qui concerne l'exclusion de l'écriture, l'abbé Tarra et ses élèves ne furent pas suivis ; elle est, en effet, le complément obligé de la lecture sur les lèvres ; elle permet à l'élève de « recueillir en même temps dans son esprit le sens du mot, sa forme verbale et sa forme écrite ; et grâce à une répétition intentionnellement provoquée, il grave

1. *La méthode orale pour l'instruction des sourds-muets*, Paris 1905, et *Directions pédagogiques pour l'enseignement de la parole aux sourds-muets*, 1911.

2. Voir la traduction française du livre de l'abbé Tarra par MM. Dubranle et Dupont, *Esquisse historique et court exposé de la méthode suivie pour l'instruction des sourds-muets de la paroisse et du diocèse de Milan*. Paris, Ch. Delagrave, édit., 1882.

dans sa mémoire un groupe de quatre éléments, étroitement associés, savoir : une idée, une image visuelle verbale, une image visuelle graphique et une image motrice d'articulation. » Écriture, lecture sur les lèvres, articulation : telles sont les bases de la *méthode orale*, définie par Thollon et adoptée par toute l'école française, par opposition à la *méthode orale*, *perceptive*, *pure* de Tarra et à la *méthode mixte*, qui utilise la mimique et la dactylologie.

En Angleterre, la majorité des professeurs conseillent de commencer les exercices de lecture sur les lèvres et l'éducation orale, dès l'enfance la plus tendre (avant 5 ans). Cette initiation pratique doit être entreprise par la mère et l'entourage du jeune sourd, de manière à utiliser sans délai la curiosité naturelle de l'enfant et son instinctive tendance à parler. A cette époque de la vie, le pouvoir de réceptivité est très développé ; il faut en profiter pour préparer la période de reproduction. L'instruction première consiste donc dans la *labiologie synthétique* ; elle se manifestera souvent par des tentatives d'émission forcément désordonnées et imparfaites ; on y apportera à l'école les corrections indispensables ; la parole y gagnera en naturel et en spontanéité.

Somme toute, d'après l'École anglaise, l'enfant doit, comme on l'a dit, vivre dans une « atmosphère orale », avant d'entrer dans l'institution spéciale où l'articulation correcte lui sera enseignée, conformément au *speech system* (méthode orale), et non pas suivant les habitudes anciennes qui relevaient du *combined system* (méthode mixte). Le jeune sourd-muet « comprendra certaines choses au mouvement des lèvres, tentera de timides essais de prononciation, exercera utilement ses organes phonateurs, donnera à son cerveau un commencement d'organisation conforme à celui de la race et dont dépendra le succès de son éducation ultérieure... Cette préparation superficielle dispose naturellement le cerveau et les organes de la phonation à recevoir par la suite un enseignement ordonné [1]. »

L'organisation du cerveau est ainsi contemporaine du développement de la parole approximative, dont le point de départ est la labiologie synthétique.

On ne peut s'empêcher de trouver cette façon de procéder un peu osée, lorsqu'on sait combien

1. Voir article L. Dupuis dans *Revue générale de l'Enseignement des Sourds-Muets*, 16e année, page 9, et le périodique anglais : *The teacher of the deaf* 1913, passim.

est difficile la rupture d'une habitude défectueuse et la correction d'un vice d'articulation. Mieux vaut recourir à de nombreux exercices d'analyse pour obtenir une parole correcte et éviter à l'enfant les fausses routes. *Eveiller son attention sur la mobilité des lèvres et de la face, l'entraîner à la gymnastique visuelle et bucco-linguale, développer au maximum sa puissance respiratoire et son activité générale, chercher à exciter l'appareil auditif et à découvrir des traces d'audition : tels sont les principes rationnels sur lesquels reposent les exercices préparatoires à la démutisation, à l'anacousie vocale et à la labiologie.*

VI. — ÉTAT ACTUEL DE LA QUESTION ANACOUSIQUE

L'odyssée de la méthode orale d'Itard, ses périodes de vogue et d'oubli, ses alternatives de succès et d'insuccès, nous font penser aux récentes observations publiées sur la propagation du bruit du canon. On dit qu'entre les deux zones d'audibilité des détonations d'artillerie s'interpose un espace sourd de quelques dizaines de kilomètres ; le son se perd dans les immensités de cette zone moyenne, sans être perçu, puis de nouveau reparaît plus loin, nettement entendu. De même, le fracas des méthodes scientifiques nouvelles impressionne fortement les contemporains pour s'évanouir bientôt, dans un exil lointain, au lourd contact des années, et parfois renaître longtemps après, pieusement recueilli par les antennes attentives d'esprits curieux du passé et soucieux de l'avenir.

A l'heure actuelle, la méthode française d'Itard, systématisée, étendue, adaptée aux progrès de la phonétique, de la labiologie et de l'acoustique, occupe, tant dans l'enseignement auriculaire des sourds-muets que dans la rééducation auditive des sourds acquis, la place à laquelle elle a droit de par ses brillants états de service. La guerre, avec son cortège imposant d'infirmités, a jeté une lumière intense sur sa valeur thérapeutique et pédagogique. Jusque-là il n'est pas douteux que parfois le sourd était délaissé, livré à lui-même, portant avec infinie tristesse le poids de sa solitude ; il ne trouvait que bien rarement sur son chemin un éducateur capable de l'aider à regagner un peu du terrain perdu ou à organiser celui qui lui restait. Bien plus, on lui conseillait souvent de s'abstenir de tout essai. Mais voici qu'apparaissent les glorieux *mutilés de l'oreille*, une pitié agissante courbe les otologistes sur cette misère nouvelle : la rééducation auditive et la lecture sur les lèvres sortent de l'ombre ; de nombreux centres d'anacousie vocale et de labiologie se créent sous la vigoureuse impulsion d'otologistes clairvoyants, comme Moure à Bordeaux, Lannois et Chavanne à Lyon, R. Foy à Rennes, Texier et Liébault à Nantes, Lemariey à Rouen, Wicart à Vichy, etc... En janvier 1916, cette organisation devient officielle[1] et la plupart des Régions Mobilisées ont leur école de rééducation auditive, phonétique et labio-visuelle.

En mars 1916, sur l'initiative de M. COLLIGNON, directeur, l'*Institution Nationale des Sourds-Muets de Paris* offre asile à de nombreux mutilés de l'ouïe, qui reçoivent du personnel enseignant les leçons les plus profitables dans les meilleures conditions d'efficacité. Par ce geste, les professeurs de cette école ont perpétué la tradition de leurs prédécesseurs et des médecins attachés à la clinique otologique de la rue Saint-Jacques, créée par Itard. Dans une note à l'Académie de Médecine, A. CASTEX, chirurgien en chef de cette clinique, déclarait, dès 1915 : « *Pour compenser la surdité de guerre, nous avons actuellement deux moyens : la lecture sur les lèvres, la rééducation par la voix naturelle.* » Il ne faisait qu'exprimer de

1. Circulaire ministérielle nº 1095 3/7, du 22 janvier 1916.

façon catégorique l'opinion de nombreux otologistes français, non seulement sur le traitement rationnel de certaines hypoacousies d'origine traumatique, mais aussi sur celui de beaucoup de surdités chroniques progressives.

L'installation définitive de l'anacousie vocale et de la labiologie sur le terrain de la surdité marque une des étapes de cette thérapeutique agissante, en perpétuel progrès depuis le début du siècle, qui cherche le *développement méthodique de l'activité fonctionnelle*, tant pour relever la sensibilité de certains organes sensoriels, que pour redresser certains vices de fonctionnement. C'est ainsi, pour ne parler que de notre spécialité, qu'on a vu naître des procédés de *rééducation fonctionnelle nasale*, comme ceux de Robert Foy, qui semblent appelés à un long avenir, ou des méthodes physiologiques d'*orthophonie* et de *correction des défauts de prononciation*, comme celles de Chabert et Labernadie, des techniques raisonnées de *kinésie auriculaire*, comme celle de Ch. Fernet, de *massage phonique par le tube acoustique*, comme celle de E. Tillot, de *rééducation phonétique dans les aphonies nerveuses*, comme celle de Liébault et Coissard, etc.

Nous avons passé la période de l'indifférence

et de la critique stériles; c'est à construire qu'il faut désormais s'employer. Tout effort doit être continu et ordonné. Une méthode solide est indispensable; c'est pour essayer de la définir que nous présentons ce *Précis d'anacousie vocale et de labiologie*. Comme on pourra s'en rendre compte, nous nous sommes maintenu en étroit contact avec la physiologie normale et ses principes admis par tous[1], tant en ce qui concerne la régénération de l'oreille par le son de la voix, que dans l'enseignement de la parole et de la lecture sur les lèvres, suivant l'évolution naturelle du langage, depuis son apparition chez l'enfant jusqu'à son développement intégral chez l'adulte.

Nous sommes persuadé que des résultats utiles ne peuvent être obtenus qu'à ce prix, tant il est vrai que nous ne commandons à la nature qu'en nous soumettant à ses lois et qu'il n'est de bonne thérapeutique rééducatrice que celle qui épouse la forme de l'évolution fonctionnelle et du jeu normal des organes.

1. Citons en particulier parmi ces principes, celui de la *perfectibilité des fonctions sensorielles et psychiques*, celui de l'*excitation spécifique des organes sensoriels par des stimulants adéquats*, celui des *synergies fonctionnelles*, celui *des réflexes vasculaires et des suppléances fonctionnelles, etc.*

CHAPITRE II

NOTIONS GÉNÉRALES

I. — PERFECTIBILITÉ DES SENS. ACTIVITÉ FONCTIONNELLE

Il est parfaitement logique de concevoir des méthodes éducatives spéciales des fonctions sensorielles, propres à les développer lorsqu'elles sont insuffisantes, à les régulariser lorsqu'elles sont en état de déséquilibre, à les aiguillonner lorsqu'elles ont tendance à faiblir, à les suppléer au besoin par l'action compensatrice d'un des autres appareils de perception, lorsqu'elles sont déficientes.

Un sens normal est perfectible par une éducation appropriée ; un sens diminué sous une influence pathologique quelconque est perfectible de la même façon ; il n'y a dans les deux cas qu'une différence de point de départ.

Ce principe physiologique, base de toute rééducation, a la valeur d'un truisme, tellement il est évident, et pourtant il n'a pas été admis d'emblée et par tous.

Il n'y avait cependant qu'à jeter autour de soi un coup d'œil attentif pour constater par exemple que l'art sous toutes ses formes repose sur la culture intensive d'un appareil sensoriel, mis au service de dispositions naturelles, de facultés d'imagination et de tendances intellectuelles particulières.

Dans le domaine pathologique la preuve nous en est fournie chaque jour par la kinésithérapie dans certaines de ses applications, comme la rééducation du sens musculaire et de la sensibilité tactile.

« Entre tous les moyens propres à réhabiliter les fonctions défaillantes, écrit CH. FERNET[1], que cette défaillance soit due à l'usure de la vieillesse ou qu'elle soit une suite de maladie, l'activité fonctionnelle est peut-être le meilleur : en effet, l'éducation des fonctions et leur entraînement, bien conduits et bien disciplinés, entretiennent, développent et perfectionnent au mieux toutes leurs qualités ; et, après la maladie, la rééducation rend progressivement aux fonctions les qualités qu'elles ont perdues, elle corrige les infirmités, elle tend à rendre à l'organe et à la

1. CH. FERNET. *Journal de Médecine et de Chirurgie pratique*, nº du 25 avril 1915, p. 290.

fonction leur intégrité antérieure. On a dit, et on répète partout que « la fonction crée l'organe » ; en réalité, la fonction ou plutôt le fonctionnement ne crée rien, mais il développe et améliore ce qui existe ou ce qui subsiste encore, jusqu'à produire une restauration de l'organe capable de faire croire à une création nouvelle : tant que l'organe n'est pas foncièrement atrophié ou détruit, on peut, avec un entraînement méthodique, prétendre le restituer dans sa structure et rétablir sa fonction. En outre, le fonctionnement peut encore être perfectionné par l'intervention d'organes auxiliaires, qui ajoutent un concours efficace à l'organe insuffisant. Nombreux sont les exemples qu'on pourrait citer des bienfaits de la rééducation pour remédier à des infirmités très diverses : ataxie du mouvement chez les tabétiques, paralysie du mouvement à la suite de lésions cérébrales ou médullaires, impotence motrice dans le rhumatisme chronique déformant, etc. La surdité doit figurer aussi dans le cadre de ces infirmités curables et susceptibles d'amélioration, toutes les fois du moins qu'elle ne dépend pas d'une destruction de l'organe récepteur des sons dans le labyrinthe, ou d'une destruction du nerf auditif ou du centre nerveux de l'audition.

« Comment l'activité fonctionnelle produit-elle de pareils résultats dans des conditions d'ailleurs très différentes les unes des autres ? Sans entrer dans de plus amples détails, on peut tenir pour certain que c'est le plus souvent en réparant les désordres matériels que la maladie a laissés à sa suite, en corrigeant les lésions des tissus atteints par la maladie, en remplaçant dans l'organe compromis un mode nutritif vicié par un mode nutritif sain et normal (l'influence eutrophique de l'activité fonctionnelle est peut-être le plus grand bienfait qu'on puisse attendre de cette activité), ou encore en mettant en valeur les parties restées saines, en les adaptant, en les perfectionnant et en leur venant en aide par l'intervention d'organes auxiliaires. »

Il a fallu l'insistance inlassable des expérimentateurs pour fixer définitivement le principe de certaines rééducations et en particuler de la rééducation auditive. Personne, à l'heure actuelle, ne devrait le mettre en doute. Il ne peut exister de divergences de vues que sur la meilleure façon de l'appliquer.

Pour agir sur l'organe auditif, il est naturel qu'on ait utilisé la voix. Dans une première période très longue, on s'est servi de la parole nue ; depuis quinze ans, on a cherché à la remplacer par des sons artificiels, destinés à la reproduire avec toutes ses qualités. Les différents essais pratiqués ne furent pas également heureux, et depuis quelque temps on paraît revenir à la voix.

II. — LA VOIX : EXCITANT SPÉCIFIQUE DE L'OREILLE HUMAINE. NOTIONS ÉLÉMENTAIRES DE PHONÉTIQUE

Il est vrai que celle-ci semble être le véritable *réactif* de l'organe de perception auditive, puisqu'elle représente pour l'homme l'ensemble des sons qu'il est le plus souvent appelé à entendre. *Pour l'oreille humaine la voix est le son privilégié.*

De même que la vue ou le parfum (fumet) des aliments suffisent à déclencher l'afflux des sécrétions digestives et que les sucs ainsi produits ont une composition chimique adaptée au travail de transformation qu'ils ont à accomplir (sécrétion élective), de même au premier contact lointain d'une voix humaine, le sens de l'ouïe entre en excitation, le suc de l'attention se répand, noyant toute autre préoccupation sonore, le tractus auditif se tend en un effort de perception intense (sélection auditive).

Tout porte à croire que la voix est l'*excitant physiologique de l'oreille humaine*, mais comme le fait remarquer H. MARICHELLE, il n'existe pas de preuve expérimentale de cette action toute spéciale.

A en juger par son action rééducatrice, elle est, en tous cas, beaucoup supérieure aux sons simples diapasoniques ou aux seuls bruits. « Le procédé basé sur l'emploi de la voix naturelle n'en est plus à faire des preuves, quand il s'agit de réveiller le fonctionnement de l'ouïe défaillante... Il est vraisemblable que les appareils acoustiques nous rendront dans l'avenir, comme auxiliaires de la voix, des services appréciables, mais il faut les adapter au besoin de notre pratique. Pour ce qui est de la sirène en particulier, elle ne produit que cinq timbres quelconques, alors que la véritable rééducation auditive nécessite le plus souvent l'étude de tous les sons de la parole, voyelles et consonnes, isolées, puis groupées en mots et en phrases. » (MARICHELLE).[1]

A vrai dire, il est difficile de caractériser la voix humaine et personne ne peut se vanter,

1. *Revue générale de l'Enseignement des Sourds-Muets*, février 1915, décembre 1915 et passim. La sirène dont il s'agit, est celle de M. MARAGE, qui s'en sert à la fois comme appareil de rééducation et d'acoumétrie.

écrit le même auteur, de connaître exactement les éléments constitutifs du son laryngé.

Pourtant l'étude physique des sons vocaux a permis de dégager des notions précises qu'il importe de rappeler ici ; elles serviront d'introduction aux considérations phonétiques et acoustiques sur lesquelles nous nous arrêterons et qui nous conduiront sur le terrain des éléments indispensables à l'établissement d'une technique raisonnée d'anacousie orale et de démutisation.

1° *Caractères essentiels des sons vocaux.*

A. Hauteur. — La hauteur d'un son vocal dépend du nombre de vibrations effectuées en une seconde par les cordes vocales et l'air expiré.

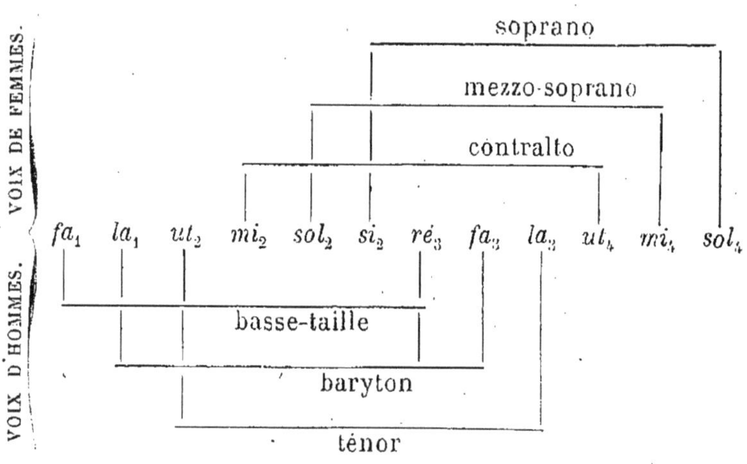

La voix humaine s'étend en général pour

chaque individu sur deux octaves, mais par l'exercice, on peut dépasser notablement ces limites.

Sur le tableau ci-contre les moyennes pour les diverses voix d'hommes et de femmes sont indiquées.

B. Intensité. — L'intensité du son vocal dépend de l'amplitude des vibrations des cordes vocales et par conséquent de la force de percussion du courant d'air expiré. L'intensité est donc en rapport direct avec l'élasticité pulmonaire, l'ampleur du thorax et la puissance des muscles expirateurs.

C. Timbre. — Le timbre, c'est la qualité des sons vocaux qui permet à l'oreille d'en reconnaître l'origine. Il est dû aux divers harmoniques qui, dans chaque cas, accompagnent le son fondamental et le renforcent.

D. Audibilité. — Elle peut se définir : la perceptibilité propre à chacun des sons vocaux compris entre la limite inférieure et supérieure du langage articulé parlé ou chanté, à intensité égale.

A force vive égale, la sensibilité de l'oreille change avec la hauteur des sons (Jamin).

On voit toute l'importance au point de vue

anacousique de cette qualité indépendante et fixe, propre à chacun des sons vocaux, comme à chacun des tons du clavier physiologique, vis-à-vis d'une oreille normale. Nous y reviendrons dans quelques instants.

E. Durée. — La durée d'un son vocal dépend du temps pendant lequel il impressionne l'organe auditif. En rééducation auditive, cette qualité physique du son est primordiale, comme nous aurons l'occasion de nous en rendre compte dans cet ouvrage.

2° Moyens d'étudier les sons vocaux : Impression auditive, description physiologique, méthodes graphiques, chronophotographie.

a) L'**oreille** permet de reconnaître les sons, de les identifier, mais nullement d'en faire l'analyse précise, au point de vue du nombre, de la hauteur et de l'amplitude des vibrations, ou de définir les caractéristiques des sons partiels composants.

b) La **description physiologique** des organes phonateurs, dans la position ou la forme qu'ils prennent pour chaque phonème, nous donne aussi des renseignements précieux auxquels nous puiserons largement dans ce chapitre même, quand nous étudierons la *phonétique statique*; pourtant, nous devons reconnaître qu'ils sont d'une exactitude relative. Il n'est pas douteux, en effet, que les mouvements de la langue, des lèvres, des maxillaires, du voile du palais, et les variations de capacité du résonateur buccal et pharyngien, ne peuvent être mesurés mathématiquement, parce que, pour une même voyelle émise, ils sont susceptibles de modifications d'étendue ou de forme très accusées, sans altération appréciable de la pureté du timbre.

Les nécessités que nous impose la pratique courante de la parole, nous obligent inconsciemment à nous éloigner des formules caractéristiques des sons vocaux isolés, à cause du choc et de l'enchevêtrement des phonèmes se succédant ininterrompus dans la phrase. Il y a adaptation du son émis à ceux qui l'on précédé et à ceux qui vont le suivre, conformément aux lois de transformation et d'évolution fonctionnelles.

Somme toute, on ne peut par simple impression auditive énumérer les harmoniques qui se superposent au son fondamental ou définir la forme de l'ondulation aérienne génératrice d'un complexus sonore. D'autre part, l'œil ne saurait nous renseigner sur la nature des phénomènes pharyngo-laryngiens de la phonation. Quant à mesurer l'écartement des maxillaires et des lèvres ou à rechercher les notes caractéristiques de chacune des voyelles, c'est courir le risque de contradictions flagrantes d'un expérimentateur à l'autre, sans apporter de solution au problème si compliqué de la parole humaine.

c) **Phonographe**. — L'appareil à flammes manométriques de Kœnig fournit de précieuses indications, mais l'expérience vocale terminée, les flammes s'évanouissent.

Marichelle a ouvert des horizons plus nets à la *phonétique expérimentale* en utilisant les hautes qualités du phonographe, qui « seul parmi tous les appareils enregistreurs, répète les sons inscrits, ce qui permet de vérifier par la synthèse la sincérité du tracé soumis à l'analyse. »[1]

L'ensemble compliqué des sons et des bruits, avec le ton caractéristique de la voix, « les timbres si imprécis que nous nommons *voyelles*, la division rythmique du flot sonore occasionnée par la consonne, les variations incessantes du mouvement vibratoire qui engendrent les diverses notes

1. H. Marichelle. La parole d'après le tracé du phonographe. Librairie Delagrave, 1897.

de la gamme, les inflexions plus ténues encore, plus souples et plus rapides par lesquelles s'expriment la nature et l'intensité de l'émotion intérieure,

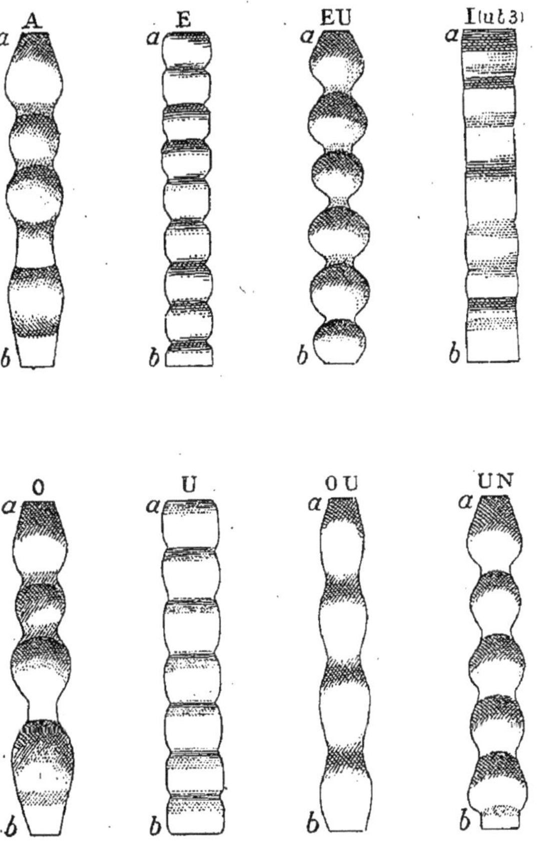

Fig. 1. — Tracés phonographiques de la parole.

tout est recueilli, tout est restitué avec une exactitude à peu près parfaite... Aux questions diverses que nous lui avons posées, le phonographe a constamment répondu, non pas toujours suivant nos secrètes prévisions, mais, du moins, avec une netteté et une assurance qui n'auraient souffert aucune réplique. Dans les cas litigieux, l'oreille appelée en témoignage, nous enlevait, d'ailleurs, nos dernières illusions sur la valeur de nos théories personnelles.

« C'est en cela, est-il besoin de le faire remarquer, que consiste la grande supériorité du phonographe sur les nombreux instruments qui enregistrent la vibration sonore : aucun de ces derniers appareils ne se prêtant à l'indispensable contrôle de l'oreille, il est toujours permis de mettre en doute l'exactitude des renseignements qu'ils procurent. »[1]

Ne pouvant entrer ici dans les détails de l'expérimentation phonographique, nous nous contentons de rappeler, d'après Marichelle, les principes de la lecture des tracés de la parole :

1° L'étude du tracé consiste en une double interprétation, physiologique et acoustique.

2° *La profondeur* de l'empreinte (visibilité) est déterminée, au point de vue acoustique, par l'*intensité* du son ; au point de vue physiologique, par le degré d'ouverture des orifices générateurs (surtout du resserrement linguo-palatal).

1. MARICHELLE. *Loc. cit.*, avant-propos, pages 11 et 12.

3° La forme de la période traduit : au point de vue acoustique, le timbre du son ; au point de vue physiologique, elle dépend surtout, mais non exclusivement, de la localisation des orifices générateurs.

Ainsi donc, le tracé nous renseignera sur les mouvements les plus délicats des organes phonateurs. Les caractères de fermeture et de localisation y sont figurés par des signes stables, précis et permanents, que l'on pourra classer et mesurer avec toute la rigueur désirable.

L'orifice générateur n'est autre que l'isthme momentané formé par le rapprochement du dos de la langue et la voûte du palais (*orifice linguo-palatal antérieur* : *i*, *é*, *è*, *in*) ; de la base de la langue et du voile du palais (*orifice linguo-palatal postérieur* : *ou*, *o*) ; des lèvres disposées comme dans le gonflement (*orifice labial* : *u*, *eu*, *e*, *un*).

d) **Chronophotographie**. — Donc le phonographe permet la fixation des sons vocaux recueillis. Restait à photographier les mouvements de la parole[1]. C'est le but qu'on chercha à atteindre au Laboratoire de la Parole de l'Institution Natio-

1. Parmi les expérimentateurs dont les recherches ont été les plus fécondes, nous devons citer MAREY et DEMENY, et aux Sourds-Muets, H. MARICHELLE.

nale des Sourds-Muets. Les expériences entreprises en ce sens ont été très utiles à l'étude plus précise des actes de la phonation, au perfectionnement des règles de l'enseignement de la diction et de la lecture sur les lèvres. « La chronophotographie, jointe aux autres procédés de la méthode graphique, permettra de substituer à l'étude de la **phonétique statique**, l'étude de la **phonétique dynamique**. Déjà, elle montre en action les lois de contiguïté, de durée, de tonalité et d'intensité, qui, dans la phrase courante, présidaient aux flexions organiques des éléments de la parole ; conséquemment, elle soumet à un nouvel examen la théorie des vocables généralement admise. » (MARICHELLE) [1].

3° *Mécanisme de la phonation.*

Le larynx peut être comparé à un *tuyau à anches membraneuses*, à travers lequel chemine de bas en haut un courant aérien venu des cavités pulmonaires : les muscles thyro-aryténoïdiens entrent en contraction, se transformant en anches vibrantes. D'où rétrécissement de la glotte, dont les différents degrés influent sur la hauteur des sons.

1. H. MARICHELLE. La chronophotographie de la parole. Paris, 1902.

A quoi sert donc la corde vocale élastique ? « On comprendra son rôle, écrit très justement Gley, si on se figure ce qui serait advenu si l'appareil phonateur ne s'était composé que d'un muscle recouvert seulement d'une muqueuse ; à chaque contraction du premier, la seconde se serait irrégulièrement plissée et aurait altéré le son, comme cela se produit dès que la moindre particule étrangère, ou autre, se trouve arrêtée sur la glotte. Il fallait donc là un appareil élastique qui rendît le muscle et la muqueuse indépendants l'un de l'autre, en s'interposant entre eux deux. C'est le rôle de la corde vocale, et ce que l'on sait de sa structure démontre assez qu'elle est admirablement conformée pour remplir ce rôle. »

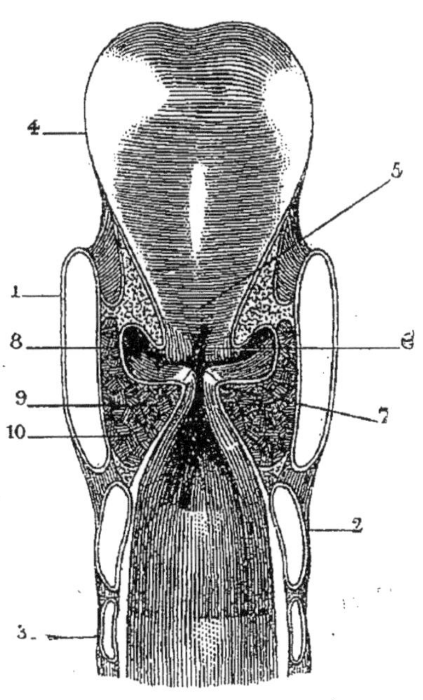

Fig. 2. — Coupe verticale du larynx.

1. Cartilage thyroïde. — 2. Cartilage cricoïde. — 3. Anneau de la trachée. — 4. Épiglotte. — 5. Son bourrelet médian. — 6. Cordes vocales supérieures. — 7. Cordes vocales inférieures. — 8. Ventricules de Morgagni. — 9. Muscles thyro-aryténoïdiens. — 10. Muscle crico-aryténoïdien latéral.

Le son produit au niveau de la glotte sous l'influence de l'archet aérien est renforcé par les vibrations sus et sous-laryngiennes (ascension ou descente du larynx suivant que le son est aigu ou grave ; mise en tension des parois trachéales formant appareil de résonance ; vibration des bronches, du poumon, et de la cage thoracique). Parvenu dans le haut larynx et le pharynx, le son se renforce, s'affirme, et se modifie suivant la participation des cavités annexes (fosses nasales, sinus, cavum, cavité buccale) et des organes mobiles de la phonation (voile, langue, lèvres, maxillaires).

4° Éléments essentiels de la parole. Voyelles. Consonnes.

A. Voyelles. — Elles sont produites par le passage de l'air dans les cavités sus-laryngées disposées d'une manière particulière pour chaque voyelle, mais dont les variations dans leurs formes et leurs dimensions n'ont rien d'absolu et de rigide. Ainsi on peut modifier la forme et la capacité de la bouche (en comblant, par exemple, avec de la cire, la voûte palatine) sans gêner l'émission d'une voyelle.

On peut pourtant déterminer la *formule statique*

moyenne de chaque voyelle et la fixer par le dessin, étant bien entendu que la description physiologique ne concerne qu'une voyelle-type émise isolément. Dès qu'il y a contiguïté de cette voyelle avec d'autres éléments du langage parlé, la formule varie par suite des phénomènes d'adaptation qui se produisent. C'est pourquoi on a fait appel, comme nous venons de le voir, aux représentations chronophotographiques ou aux tracés du phonographe pour compléter ces analyses physiologiques du langage : ces recherches ont pris le nom de *phonétique dynamique*.

B. CONSONNES. — Les consonnes sont des vibrations apériodiques, donc des *bruits*, résultant du mode de passage et de sortie du courant aérien qui traverse le conduit pharyngo-buccal, conformément aux lois de l'articulation, réglée par le jeu de certains organes : lèvres, langue, dents, maxillaires, voile du palais. Le timbre des bruits ainsi formés varie par suite du renforcement de tel ou tel son partiel, de la résonance des cavités aériennes, du choc de l'air sur les obstacles qu'il rencontre.

III. — CONSIDÉRATIONS PHONÉTIQUES ET ACOUSTIQUES SUR LE TIMBRE, L'AUDIBILITÉ, LA DURÉE, L'INTENSITÉ. — CLASSIFITION DES PHONÈMES : MOTS ISOZONAUX ET ISOPHONES. NOTES CARACTÉRISTIQUES DES VOYELLES.

1° *Timbre et audibilité.*

La richesse de timbre de la voix humaine est une des raisons essentielles de l'efficacité de son action éducatrice sur l'oreille.

Ce timbre dépend de la coexistence de sons partiels (harmoniques plus aigus ou plus graves) accompagnant le son fondamental. Le sourd doit s'exercer à reconnaître les timbres de la voix et à distinguer ses interlocuteurs par les particularités de timbre de leurs voix respectives.

Normalement l'oreille perçoit directement et sans artifice les sons partiels d'un son complexe. Dès le XVIe siècle, le compositeur français Rameau avait soupçonné cette loi physiologique ; elle fut formulée plus tard par le physicien Ohm. Il n'est pas sans intérêt de noter qu'elle marque une différence capitale entre la perception des sons et celle des couleurs. L'analyse d'une couleur est impossible à réaliser pour l'œil. Des couleurs que le spectroscope montre de composition très différente produisent sur la rétine une impression unique, sans distinction de couleurs composantes. L'oreille exercée parvient, au contraire, à disséquer un son et perçoit individuellement les éléments simples qui constituent le son complexe émis. Elle arrive même à reconnaître dans les sons complexes les véritables accords des sons simples qui les constituent, surtout après une éducation soutenue.

Ce n'est pas tout, l'oreille peut non seulement reconnaître la voix qui parle, mais aussi se rendre compte uniquement par le timbre de la *distance de la source sonore.*

En effet, en vertu des lois de l'audibilité, si heureusement rappelées par Escat [1], les harmoniques graves subissant par la distance un affaiblissement plus considérable et par suite plus rapide que les harmoniques aigus, ne tardent pas, à mesure que grandit l'espace compris entre l'observateur et la source sonore, à être dominés par les harmoniques aigus.

Il en résulte une déformation du timbre des sons par la distance, et la possibilité, grâce à l'habitude de l'audition de certains sons, d'apprécier l'éloignement de la source sonore, non seu-

1. Escat. *Annales des Maladies de l'oreille*, 1914, 4e livraison, p. 339.

lement par le degré de l'intensité du son, mais encore par les variations du timbre. Ceci à l'état normal. Que se passe-t-il chez le sourd ? Les uns ou les autres des harmoniques, suivant l'affection en cause, ne sont plus audibles ou le sont difficilement, d'où modification du timbre des voix et déformation ou altération des mots qu'il cherche à entendre. Dans ces conditions on comprend la nécessité de lui fournir à des distances progressivement croissantes des phonèmes à prédominance d'harmoniques graves ou aigus, suivant les cas. Par la richesse de son timbre, la voix humaine permet d'agir très efficacement en ce sens, quand on prend la peine de faire un choix judicieux des phonèmes, basé sur les plus récentes classifications phonétiques (voir ch. v).

2° *Durée des sons*

La division des mots, la répétition des phonèmes, même non perçus au début, forment des habitudes éducatives utiles, mais la durée des sons a aussi son importance. Une lettre criée à haute voix d'une façon brève ne sera pas toujours entendue. Si on prononce cette lettre, même avec une intensité moindre, mais d'une façon prolongée, elle arrivera à produire une sensation auditive. Pour ce faire il faudra la soutenir trois ou quatre fois plus que dans le langage ordinaire. Urbantschitsch avait d'ailleurs insisté sur ce point.

La durée a un rôle plus essentiel encore, car il est des cas où le premier vestige d'audition ne se manifeste qu'après contact prolongé avec un son et développement lent de l'excitabilité du labyrinthe sous cette influence. On a cité le cas de certains sourds qui, parlant à voix haute, n'entendaient pas leur voix tout d'abord, mais au bout de quelques instants découvraient quelques lettres, puis des syllabes, des mots, enfin des phrases entières.

Est-il besoin d'ajouter que la durée doit coïncider avec des variations d'intensité, parce que l'excès de régularité pourrait produire l'inaudition ?

3° *Intensité. Tube acoustique.*

L'intensité est une qualité primordiale du son, qu'il convient de pouvoir augmenter facilement dans la pratique de l'anacousie vocale. Le tube **acoustique** représente le moyen le mieux adapté à ce but, lorsqu'il est muni d'une embouchure susceptible de capter la majeure partie des ondes sonores émanées de la source, et qu'il peut conduire directement, avec un minimum de pertes, les vibrations jusqu'à la colonne d'air du conduit auditif et jusqu'au tympan.

L'onde sonore pénètre dans le tube acoustique suivant son axe et tend à s'épanouir, mais rencontrant la paroi de l'instrument sous une incidence oblique, chaque rayon sonore est réfléchi vers l'intérieur une première, une seconde et x fois.

La force vive arrive à l'autre extrémité du tube, non pas diminuée en raison du carré du chemin parcouru, comme dans la propagation à l'air libre, mais suivant une proportion beaucoup plus faible. Une petite partie seulement s'est communiquée à la paroi, qui l'a cédée à l'air ambiant. Il y a eu transformation d'ondes sphériques divergentes en ondes planes ou même en ondes sphériques convergentes.

Le tube avec son embouchure empêche la voix de se perdre à son émission et pendant son trajet jusqu'à l'oreille. Le conduit auditif remplit le rôle d'un second tube acoustique prolongeant directement le premier.

On peut comparer le tube acoustique transportant la colonne sonore jusqu'à la caisse tympanique, à un tuyau adducteur des eaux d'une source jusqu'à un réservoir. Dans les deux cas, le transfert se fait avec un minimum de déperdition et on évite l'épanouissement du son en directions secondaires, comme la diminution de la masse liquide du fait des irrégularités des bords et de l'évaporation.

D'autre part, on sait que conformément aux lois de la propagation du son dans les tubes acoustiques, l'*intensité est indépendante de la distance et reste sensiblement constante.*

Cet appareil permet donc, dans la pratique, à l'expérimentateur d'économiser sa voix, d'éviter la fatigue de la conversation au contact de l'oreille avec la fausse position qu'elle implique, privant le sourd de la vue de son interlocuteur. Au reste nous reviendrons en temps utile sur ce sujet et donnerons là description du **tube acoustique Tillot**, qui nous semble le mieux adapté aux principes ci-dessus énoncés (voir chap. v, p. 222).

Pour rendre plus efficace encore l'action de la voix, appuyée par le tube acoustique, on conçoit qu'il est tout indiqué de chercher à exciter l'oreille par des sons vocaux de hauteur différente s'étendant aussi loin que possible vers les limites du champ auditif parlé et musical. La **vocalise** rend à ce point de vue des services réels, puisqu'elle consiste à monter et descendre des gammes sur toutes les voyelles successivement ou sur les voyelles escortées de consonnes difficilement perçues. Comme nous le verrons, les vocalises chantées dans le tube acoustique préparent l'oreille, l'assouplissent et ne sont probablement pas sans exercer un certain massage vibratoire sur le tractus auditif (voir chap. v, p. 228).

4° *Classification des phonèmes.*

Tout rééducateur par la méthode orale doit connaître *la valeur sonore* des éléments du langage parlé ou chanté, par conséquent leur *valeur anacousique* sur une oreille malade.

Tout phonème comprend :

a) Un **ton fondamental** émis par l'appareil vocal proprement dit, avec ses harmoniques propres.

b) Des **harmoniques surajoutés** dus au renforcement des harmoniques propres par la résonance des cavités naso-pharyngiennes et buccales, modifiées dans chaque émission phonétique.

Chaque série de phonèmes a son audibilité particulière, puisque chacun des sons compris entre les limites supérieure et inférieure, à forces vives égales, a une audibilité propre, cette dernière étant, comme nous l'avons vu, une qualité fondamentale du son, au même titre que la hauteur, le timbre, l'intensité et la durée.

La notion de sensibilité auditive propre à chaque série de phonèmes comme à chaque ton constitue un des principes directeurs de la rééducation auditive, car il faudra, après avoir recherché les troubles de l'audibilité pour chaque catégorie de phonèmes ou de sons, établir des exercices acoustiques appropriés aux altérations constatées (voir chap. v, p. 228).

Ceci nous montre de quelle importance sera pour l'anacousiste la connaissance des règles de l'**acoustique physiologique**, et on ne saurait trop rendre hommage au judicieux effort accompli en ce sens par le professeur Escat (de Toulouse), qui a su extérioriser et mettre en valeur certaines données, sur lesquelles jusqu'ici les otologistes semblaient trop peu documentés. C'est ainsi qu'il a défini avec clarté l'*audibilité* et la *perceptibilité* des sons [1], la première étant la *capacité de perception de l'oreille humaine pour chacun des sons, à intensité égale*, la seconde dépendant à la fois de

1. Escat. *Annales des Maladies de l'oreille*, 1914, n° 4, page 329 et suivantes.

l'intensité et de l'audibilité et se développant avec elles.

Courbe d'audibilité. — Les lois de l'audibilité peuvent être figurées graphiquement par une courbe dont les deux extrémités répondent respectivement à la limite supérieure et à la limite inférieure des sons perceptibles, et dont le sommet répond au ton sol^6, soit 3072 v. d. (*summum d'audibilité*). La zone du langage articulé, qui nous intéresse spécialement ici, figure entre ut_2, soit 128 v. d., et ce même sol^6.

Cette courbe de l'audibilité, que nous reproduisons ici, a été établie par Escat et Vaquier, après contrôle des expériences de Zwaardemacker. Elle indique pour les *ut* et les *sol* de chaque octave la distance maxima à laquelle est audible le son correspondant : on aperçoit d'emblée les écarts énormes d'audibilité qui existent entre les divers sons à énergie égale.

Chaque phonème type étant assimilé à un ton, on pourrait tracer une courbe graphique plus restreinte donnant de même façon leur audibilité respective.

Les altérations de cette courbe commanderaient l'utilisation des phonèmes mal entendus pour essayer de combler les lacunes phonétiques, qui

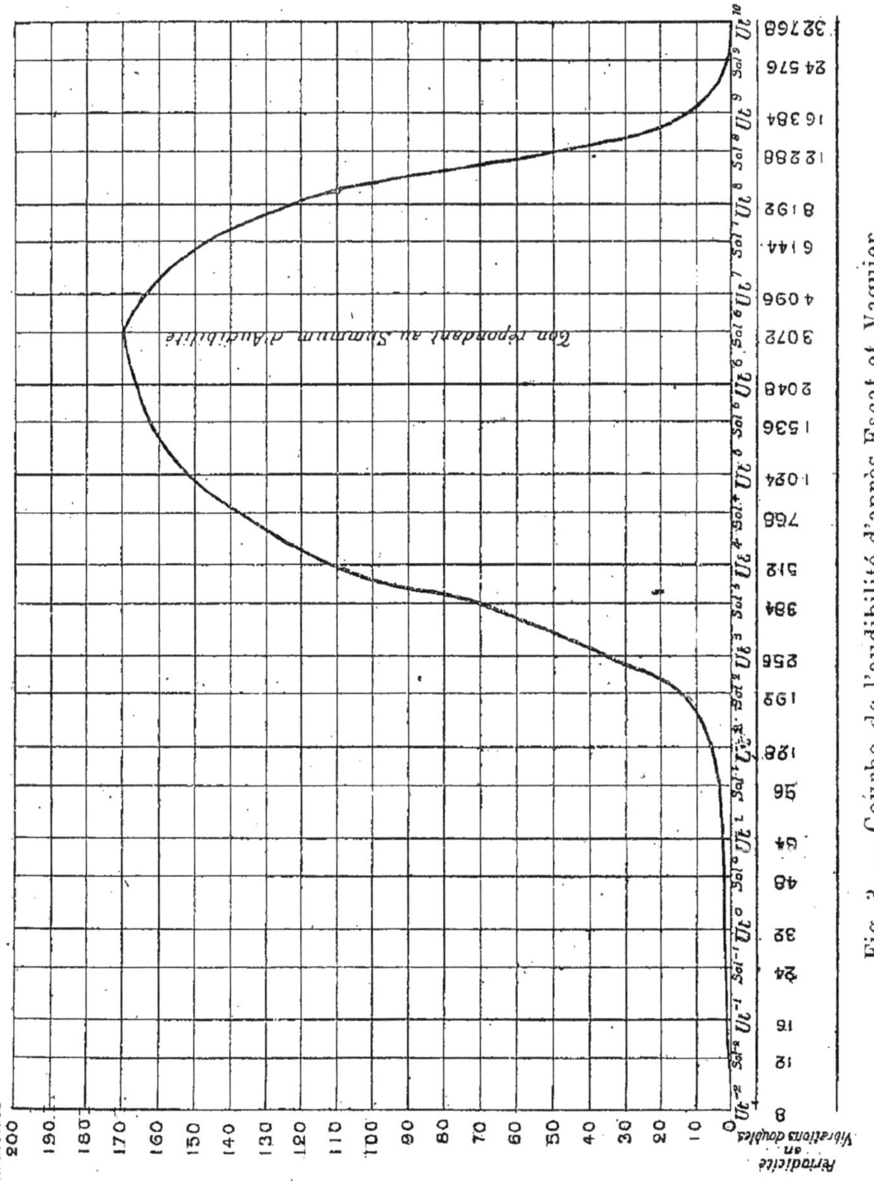

Fig. 3. — Courbe de l'audibilité d'après Escat et Vaquier.
(Cette courbe est formée par la réunion des points qui marquent les distances correspondant au seuil de l'audition de chaque ton, à énergie égale.)

voilent le langage, comme l'omission ou la rature obscurcissent l'écriture.

La courbe d'audibilité et ses variations pathologiques, d'une part, les recherches expérimentales de Siebenmann et Yoshy sur la sensibilité des diverses zones de la membrane striée du limaçon aux sons aigus ou graves, d'autre part, démontrent clairement qu'*à énergie égale les sons les plus nocifs pour l'oreille sont ceux qui affleurent de plus près le summum d'audibilité* (*sol*[6]). Autrement dit, les sons aigus sont les plus audibles, les plus pénétrants et ceux qui ont à leur actif le plus de malmenages auditifs dans les surdités professionnelles (Blanc)[1].

Inversement l'action des sons graves est beaucoup moins délétère, même quand elle est prolongée : l'observation et l'expérience[2] le prouvent surabondamment, d'où la possibilité en rééducation auditive de faire appel de manière très large, sans aucun danger de surmenage, aux phonèmes graves, et en général aux sons les plus rapprochés de la limite inférieure. On comprend ainsi *l'influence particulièrement heureuse de l'anacousie dans les affections de l'appareil de transmission, où la surdité est beaucoup plus marquée pour*

1. Thèse de Toulouse, 1912.

2. Dans les expériences de Siebenmann on n'a trouvé chez les cobayes soumis à l'action prolongée des sons graves que quelques lésions légères et non systématisées à une zone déterminée du limaçon.

les sons graves que pour les sons aigus, et par contre la nécessité de précautions judicieuses dans l'emploi des sons aigus pour relever la sensibilité auditive de l'appareil de perception, ceux-ci disparaissant les premiers dans ce genre d'hypoacousie, mais demeurant les plus traumatisants.

Mots isozonaux et isophones. — De tout ce qui précède, il résulte que les mots suivant leur caractéristique sonore et leur audibilité doivent être classés par séries, *chaque série répondant à un secteur de la zone du langage articulé.* Cette masse de phonèmes ainsi répartie est à la disposition du professeur, qui en présence de tel ou tel cas puise dans l'un des casiers de sa collection phonétique et offre à l'oreille de son élève autant de mots qu'il est nécessaire, sans difficulté, sans effort d'imagination. On trouvera plus loin des listes toutes prêtes où l'on pourra se reporter pour chaque genre de leçon (voir chap. v, p. 265).

Comme on le sait, ces mots sont appelés **isozonaux** et sont composés exclusivement de phonèmes de même nature, c'est-à-dire graves ou aigus, entendus approximativement à la même distance. Entre les deux prennent place les mots **hétérozonaux**, de constitution mixte, c'est-à-dire inégalement formés de sons graves et aigus.

Normalement les isozonaux graves sont perçus à 6 mètres, les isozonaux aigus à 25 mètres environ ; les hétérozonaux à 15 mètres. *A l'état pathologique on constate dans les affections chroniques scléreuses de l'oreille moyenne un abaissement de l'audition pour les isozonaux graves ; dans les labyrinthites, au contraire, les isozonaux aigus sont mal entendus.* Cette donnée générale est d'une importance capitale au point de vue de la marche à suivre dans l'enseignement auriculaire des sourds.

Nous donnons dès maintenant le tableau schématique des éléments phonétiques qui forment la base constituante de chaque série de mots (voir tableau ci-contre, tel qu'il est établi dans les traités classiques).

On y voit que le phonème le plus grave répond à la fausse diphthongue *ou* (128 v. d. environ) et le plus aigu à la consonne *s* (3072 v. d. environ).

Il ne faut pas confondre les mots **isozonaux** avec les mots **isophones** qui ont aussi au point de vue pédagogique un intérêt très grand pour la *différenciation des consonnes mal entendues ou confondues.*

Classification des phonèmes.

Sons graves.

VOYELLES	DIPHTONGUES fausses.	CONSONNES Nasales.	CONSONNES Liquides.
o	ou	m	l
o	au	n	r
e muet	eu	g	
	an		

D'après Quix, la zone grave est comprise entre Ut² (128 v. d.) et Ré⁴ (576 v. d.)

Sons aigus.

VOYELLES	DIPHTONGUES vraies.	CONSONNES Sifflantes.	CONSONNES Explosives.	CONSONNES Fricatives.	CONSONNES Gutturales.
â	ai	z	b, p	f	c
a	ei	c et s	d	v	g
é	ui	ss et ch	n	w	k
è		x	t		q
i					

D'après Quix, la zone aiguë est comprise entre le Ré⁴ (576 v. d.) et le sol⁶ (3072 v. d.)

Sons mixtes.

VOYELLE	DIPHTONGUES VRAIES (Voy. grave et voy. aiguë.)	DIPHTONGUES NASALES
U	oi	an
	oui	in et un
	oë	ian
		ion
		ien

Les limites de la zone mixte sont mal déterminées. (Les diphtongues nasales sont formées d'une voyelle aiguë ou d'une diphtongue aiguë et d'une consonne nasale.)

Urbantschitsch les utilisait déjà dans ses premiers essais.

Dans les mots *isophones*, c'est-à-dire de *même constitution phonétique et de même consonance*, un seul élément varie pendant que les autres restent constants. Exemple : *rassis*, *Passy*, *cassis*, *Massy*, *tassis*, *bassy*, *chassis*, *lacis*, *fassis*...

Ou *Varron*, *marron*, *larron*, *Caron*, *baron*, *charron*, *gnarron*, *Aaron*, *flarron*, *garons*, *farron*, etc.

On intercale dans ces séries des mots inexistants pour éviter la substitution intellectuelle ; on doit en faire un usage très large, sinon exclusif, en rééducation et surtout en acoumétrie vocales.

Les phonèmes constants de chaque série sont presque toujours entendus, puisque plusieurs fois répétés et connus du sujet : la difficulté consiste donc à percevoir l'élément qui seul varie, sans pouvoir le deviner. On peut d'ailleurs compliquer la leçon par la transposition de l'élément variable, soit à la fin, soit au milieu du mot isophone. Exemple : mar*mi*ton, Mar*go*ton, Ma*ra*thon, *si*marton, *fa*marton, marto*na*, marto*ni*. De là une quantité d'exercices de grande utilité pratique et pour lesquels des listes de mots ont été établies pour faciliter la tâche du rééducateur (voir p. 270).

5° *Notes caractéristiques des voyelles.*

Les physiciens ont cherché à déterminer la note propre à chacune des voyelles. Les résultats de leurs investigations ne sont pas concordants et ne peuvent pas l'être, parce que la capacité et la forme du *résonateur pharyngien*, compris entre l'isthme palato-lingual et la glotte, peuvent varier de façon assez marquée, sans toutefois gêner l'émission d'une voyelle. La preuve expérimentale en serait facilement faite en comblant, par exemple, la voûte palatine avec de la cire.

D'autre part, il semble que dans cette détermination des *vocables* des différentes voyelles, on n'ait pas tenu suffisamment compte du degré d'ouverture de l'*orifice palato-lingual et du sphincter labial*. Les variations de ces resserrements physiologiques ont une influence directe sur le timbre des voyelles.

Ces divergences tendent donc à prouver que suivant les individus, les circonstances phonétiques et le contexte sonore, suivant l'accent des pays, la cavité buccale présente par son polymorphisme inévitable des variations de résonance qui interdisent à de telles recherches des conclusions définitives.

Mieux vaut se contenter de classer les voyelles, comme les consonnes ou les diphthongues, en sons aigus, graves ou mixtes. Dans chacune de ces séries isozonales il y a encore une échelle d'intensité ; ainsi dans la zone aiguë l'intensité maxima appartient à l'*à*, la minima à l'*i*, la moyenne à l'*é*. Ceci tendrait à nous expliquer pourquoi, dans les surdités labyrinthiques, nous remarquons souvent la disparition de la lettre *i* avant celle des autres.

Même réflexion pour les consonnes : du plus au moins nous allons de *b* et *d*, à *s* et *ch*, en passant par *f*, *v*, *c*, *g*, *z*. A l'état pathologique, *s* et *ch*, comme la lettre *i*, sont fréquemment mal entendues.

Dans les maladies de l'appareil de transmission, où les sons graves sont les premiers atteints, c'est l'*e* muet, l'*ou* et l'*r* qui disparaissent le plus rapidement.

La méthode orale de rééducation doit donc remonter le courant de l'audition après contrôle pratique de ces données théoriques par l'exploration du champ auditif, en suivant l'ordre d'affaiblissement des phonèmes et en prenant point d'appui sur les éléments entendus pour faire entendre les autres. Par exemple, si l'*r*, le *ch* ou l's sont mal perçus, il faut leur adjoindre une voyelle-levier bien perçue, comme *a* ou *o*, suivant les cas.

IV. — PHONÉTIQUE STATIQUE

La description physiologique de la position moyenne des organes de la phonation, dans l'émission de chacun des éléments simples (voyelles, consonnes, diphtongues) qui forment par leurs diverses combinaisons les mots et les phrases, porte le nom de **phonétique statique**, par opposition à la **phonétique dynamique**, dont le but est de suivre les mouvements de la parole courante et de les fixer par des appareils inscripteurs (tracés du phonographe, vues chronophotographiques, radiographies, films, cinématographiques).

Entre ces deux modes d'étude, il y a la même différence qu'entre le schéma ou le dessin d'après nature et le film cinématographique ; aux premiers il manque la vie, la personnalité ; le second possède ces deux qualités.

Néanmoins, comme toute éducation doit aller du simple au composé, les renseignements fournis par la phonétique statique sont indispensables au professeur, afin de pouvoir enseigner séparément à l'élève chacun des temps des mouvements de la parole. Prenons un exemple. Avant d'obtenir la prononciation de la phrase : *Je suis arrivé hier soir,* avec toutes ses modifications morphologiques dues à la contiguïté des mots, aux liaisons, à l'adaptation indispensable des organes de l'articulation d'un phonème à l'autre et à la loi du moindre effort, le maître devra montrer à son disciple la position de la bouche, des maxillaires, des lèvres, de la langue, etc... dans l'émission des voyelles *eu*, *é*, *i*, *a*, des diphtongues *ui* et *oi*, et des consonnes *j*, *s*, *v*, *rr*. Et ceci représente de longs exercices. Ce n'est qu'après la répétition fréquente de chacune de ces lettres avec la gymnastique labio-glosso-buccale qu'elle comporte, que le sujet parviendra à prononcer chaque mot, puis toute la phrase, à la vitesse du langage courant, par conséquent à simplifier les mouvements articulatoires, à en réduire le champ et l'amplitude, à les lier et les adapter les uns aux autres.

Nous croyons donc, qu'au point de vue pédagogique, on ne saurait refuser une certaine valeur aux renseignements descriptifs fournis par l'observation directe, et nous allons les résumer brièvement, en les illustrant des figures classiques, où sont schématisées les positions des organes de la phonation dans l'émission des éléments de la parole.

Ces données que nous fournit la **phonétique statique** sont, il faut pourtant l'avouer, notoirement insuffisantes, et surtout pratiquement erronées en ce qui concerne la parole vivante, puisque nous savons par la chronophotographie que les mouvements des maxillaires, des lèvres et de la langue sont éminemment variables pour un même élément, suivant la combinaison phonétique dont il fait partie, et que par suite les dimensions du résonateur buccal n'ont rien d'absolu.

Le son caractéristique des voyelles, nous venons de le voir, n'est pour cette raison qu'approximatif, et comme l'a spirituellement écrit H. Marichelle, « les voyelles définies dans les traités spéciaux n'ont pas cours dans la vie ordinaire : organismes trop délicats, peu faits pour les chocs et les conflits de l'existence quotidienne, elles se brisent au premier usage... La parole usuelle, heureusement, se soucie fort peu des entraves dont on voudrait embarrasser ses mouvements. Souple et flexible, elle évolue sans contrainte, laissant prendre à ses éléments constitutifs, selon les besoins de la vie phonétique, les formes les plus variées...

« Si l'on voulait s'astreindre à réaliser les positions conseillées par la théorie statique, la prononciation de certains mots complexes deviendrait alors impossible. »[1]

N'empêche que la connaissance et la répétition des mouvements décomposés est indispensable en éducation vocale et labiologique, comme en gymnastique fonctionnelle ou dans les exercices sportifs. Aussi, malgré les réserves ci-dessus formulées, nous allons passer en revue les voyelles et consonnes de la langue française et les décrire conformément à la tradition classique.

1° *Voyelles.*

On peut les diviser en deux groupes : a) les *voyelles à glotte buccale unique*, c'est-à-dire celles où les lèvres n'entrent pas en jeu et où l'isthme glosso-palatal s'établit à la partie antérieure du palais et s'élargit progressivement de la lettre *i* à la lettre *a*, en passant par *é* et *è*. C'est d'ailleurs l'ordre qu'on devra suivre pour les enseigner aux élèves, en leur montrant le mouvement d'élévation du dos de la langue vers la voûte palatine,

1. H. MARICHELLE. La chronophotographie de la parole, *passim*.

la pointe de cet organe venant se placer derrière les incisives inférieures.

Si on obtient après *è* l'abaissement du voile, la résonance nasale donne la voyelle *in;* dans les mêmes conditions la voyelle *a* deviendrait *an*.

Si nous prenons chaque voyelle séparément, voici les caractéristiques de la position des organes phonateurs :

I.

Commissure des lèvres écartées : expression du sourire. Dents rapprochées, mais non au con-

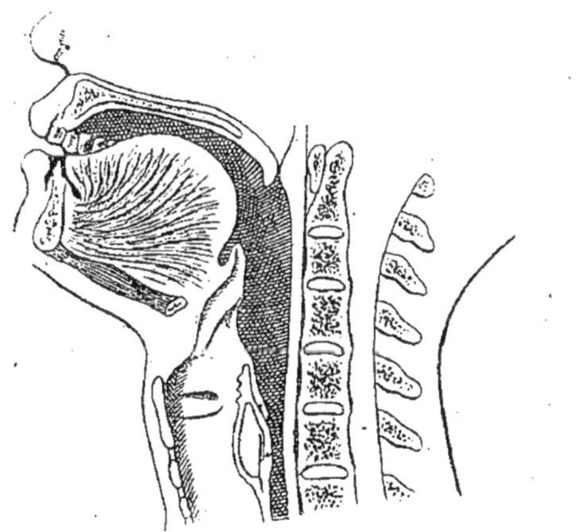

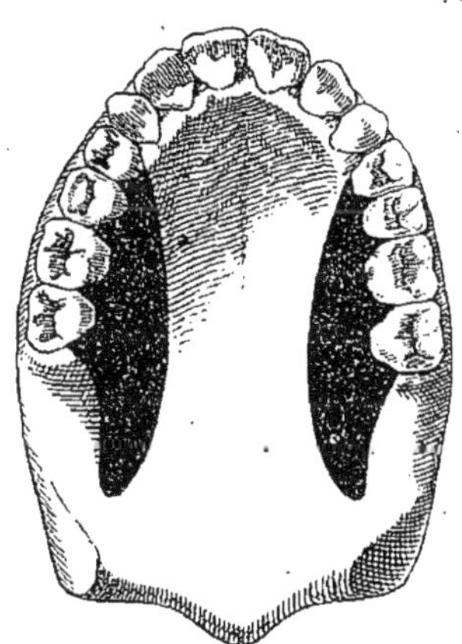

Fig. 4. — I.

tact. La pointe de la langue prend appui contre la face postérieure des incisives inférieures, tandis que le dos vient largement s'appliquer latéralement sur le palais antérieur, ne laissant à l'air qu'un étroit canal d'écoulement (d'où souffle sonore et vibrations transmises au crâne, voir fig. 4).

É.

Commissures écartées, mais un peu moins que pour *i;* lèvres entr'ouvertes laissant voir les dents et la langue, dont la pointe s'appuie encore contre

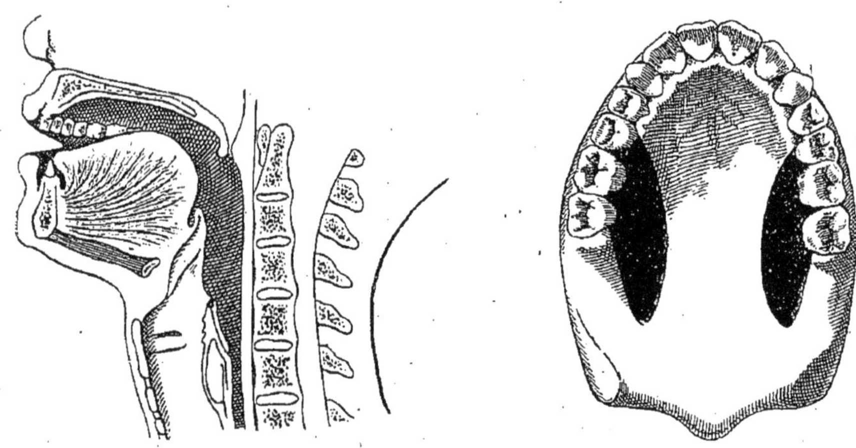

Fig. 5. — É.

les incisives inférieures et le dos sur la voûte, mais sur une moins longue étendue, au niveau des trois dernières molaires (voir fig. 5).

E ouvert.

Même position, mais les dents sont un peu moins rapprochées et le contact de la langue sur le palais un peu moins large.

A.

Bouche béante inerte : dents découvertes et langue couchée sur le plancher de la bouche, la pointe retirée à quelques millimètres des incisives inférieures. Le voile du palais se relève, le larynx vibre (voir fig. 6).

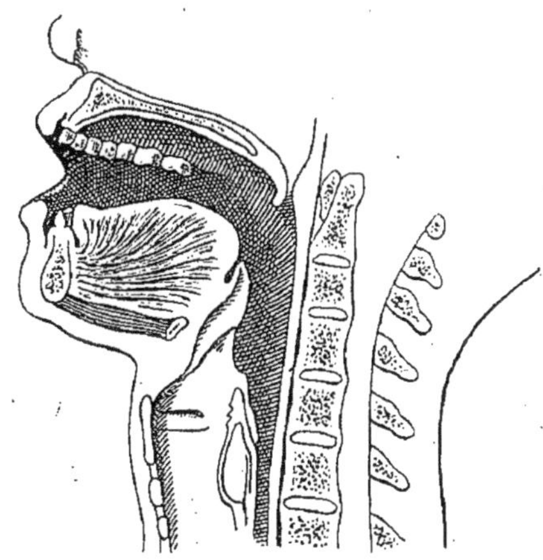

Fig. 6. — A.

An.

Même aspect que *a*, mais le voile du palais descend, ce qui permet à l'air de se frayer en partie un chemin vers les fosses nasales. Vibrations simultanées du larynx et des ailes du nez.

b) *Les voyelles à glotte buccale double*, c'est-à-dire celles où deux orifices successifs viennent modifier le son, l'orifice glosso-palatal et l'orifice labial. Ce sont : *u*, *eu*, *un*, *ou*, *o*, *on*.

A l'isthme glosso-palatal des lettres précédentes, *i* et *é*, s'ajoute une série d'orifices formés par les lèvres rapprochées et arrondies : dans ces conditions, l'*u* correspond à l'*i*, l'*eu* fermé à l'*é* fermé, et l'*eu* ouvert à l'*è* ouvert.

Pour ce qui est des lèvres, dans l'*u* elles sont arrondies et rapprochées, inversement à leur position dans l'*i*.

Par chute du voile du palais, l'*eu* donne la nasale *un*.

Pour les voyelles *ou* et *o*, le contact de la langue au palais s'établit vers les piliers et par la base de cet organe.

Par chute du voile du palais l'*o* devient *on*.

Si nous étudions chacune des voyelles de cette seconde série, nous pouvons définir leur position caractéristique de la façon suivante :

U.

Orifice ovale très réduit formé par les lèvres; langue établie comme pour la lettre *i*. Si la pointe n'appuie pas assez contre la ligne incisive inférieure et n'affleure pas suffisamment la voûte palatine, l'*u* devient *ou*; dans la langue anglaise l'*u* français n'existe pas et les sujets britanniques n'arrivent que bien rarement à prononcer correctement cette voyelle, que jadis les Grecs prononçaient *i* et les Latins *ou*.

EU.

Les lèvres forment une ouverture arrondie, à

travers laquelle on peut apercevoir la langue en position de *è*. Le voile du palais se relève, mais moins que pour *a*.

L'*E* dit muet, dans le corps d'un mot, est à *eu*, comme l'*é* fermé est à l'*è* ouvert. La langue est placée comme pour *é* et les lèvres comme pour *ou*.

UN.

C'est *eu* avec la résonance nasale.

IN.

C'est un *è* avec la résonance nasale.

OU.

Lèvres arrondies et projetées en avant ; dents

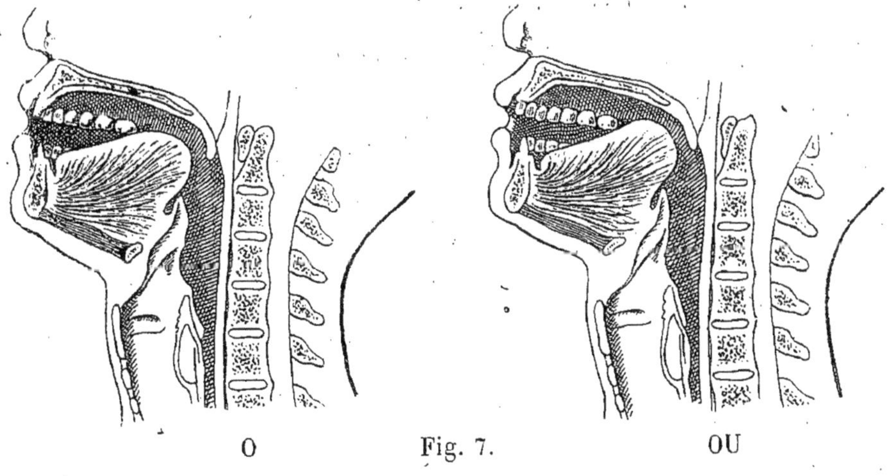

Fig. 7.

invisibles. La glotte buccale est formée par la base de la langue et le palais postérieur (voir fig. 7).

Le courant aérien produit par l'émission de *a*,

trop faible pour ébranler une feuille de papier, la repousse vivement quand on dit *ou*.

O.

Glotte labiale arrondie figurant un *o*; dents et langue invisibles à travers l'orifice ainsi formé. Une légère tranchée jugale se creuse de chaque côté; le voile du palais se relève; quant à la langue, affaissée à sa partie antérieure, elle forme un dôme dont l'axe se dirige en haut en arrière, vers le voile du palais, sans affleurer ni la voûte, ni l'arcade dentaire supérieure (voir fig. 7).

ON.

Ce son est un *o* avec résonance nasale, dans les mêmes conditions que *un* et *eu*, ainsi que *a* et *an*. La distinction de ces diphtongues par la seule vue est à peu près impossible : il faut utiliser le toucher pour reconnaître les vibrations du larynx et des ailes du nez.

L'étude de cette seconde série de voyelles, à glotte buccale double, ne doit être entreprise qu'après enseignement de *i*, *é*, *è* et *a*, car l'émission courante de ces dernières est la meilleure préparation au jeu des organes phonateurs dans la prononciation de *u*, *o*, et leurs dérivés.

2° *Consonnes.*

Dans les consonnes le son laryngien est moins assourdi que dans les voyelles et la fermeture buccale plus accentuée, allant parfois jusqu'à l'occlusion complète.

Les classifications des consonnes sont presque aussi nombreuses que les auteurs qui ont étudié cette catégorie de phonèmes.

Nous plaçant *au point de vue anacousique*, nous pouvons tenir compte de la *forme*, de la *valeur sonore du courant aérien*, venu du larynx, et qui rencontre en chemin divers obstacles s'opposant à sa sortie (voile du palais, langue, arcades dentaires, lèvres). Nous reconnaîtrons ainsi cinq types différents de consonnes, suivant le : a) *mode continu, fricatif ;* b) *mode soufflant ;* c) *mode explosif ;* d) *mode sifflant ;* e) *mode vibrant.*

1° **Mode continu, fricatif** : (*f*, *v*) ; dans lequel le souffle sort à frottement et horizontalement entre la ligne dentaire supérieure et la lèvre inférieure repliée, affleurant sans les toucher les dents supérieures.

Pour *f*, la lèvre supérieure relevée découvre les incisives supérieures. La lèvre inférieure vient se placer sous l'arcade dentaire supérieure, laissant libre la sortie de l'air.

Le voile du palais se relève, la langue touche le palais au niveau des deux dernières molaires, sur un champ restreint. Le larynx ne présente aucune vibration.

V.

Tout au contraire il y a vibration laryngée dans la production du *v;* c'est d'ailleurs l'unique différence qui existe entre ces deux consonnes (voir fig. 8).

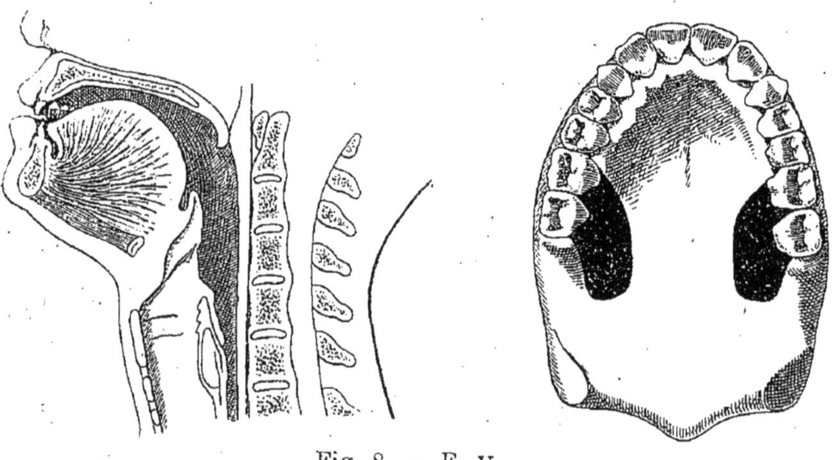

Fig. 8. — F. V.

2° **Mode soufflant** : *ch* et *j*, dans lequel le courant s'échappe en colonne nourrie entre les deux arcades dentaires, séparées par un étroit espace, et s'écoule entre les lèvres, s'avançant en entonnoir.

CH.

A travers cet entonnoir on aperçoit les dents un peu séparées, mais placées sur un même plan vertical. La langue s'appuie à la voûte palatine sur ses parties latérales, ménageant ainsi un

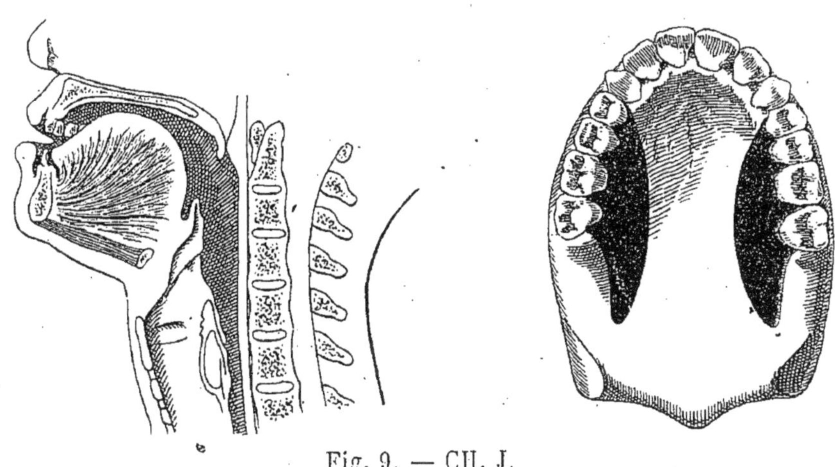

Fig. 9. — CH. J.

large couloir pour le passage de l'air. C'est de tous les éléments celui qui entraîne la plus large dépense de souffle (voir fig. 9).

J.

La bouche a le même aspect caractéristique et le courant aérien revêt la même forme nourrie, serrée, chaude. Seule la vibration laryngée différencie cette dernière lettre, d'où de fréquentes substitutions dans le langage (Alsaciens).

3° **Mode explosif** : *p, b ;* dans lequel le souffle

remplissant la cavité buccale close (le voile du palais relevé et les lèvres pressées l'une contre l'autre) force la barrière labiale en son milieu et se projette violemment au dehors. Le *b* est un *p* accompagné d'un bruissement laryngien et d'un léger gonflement sus-hyoïdien.

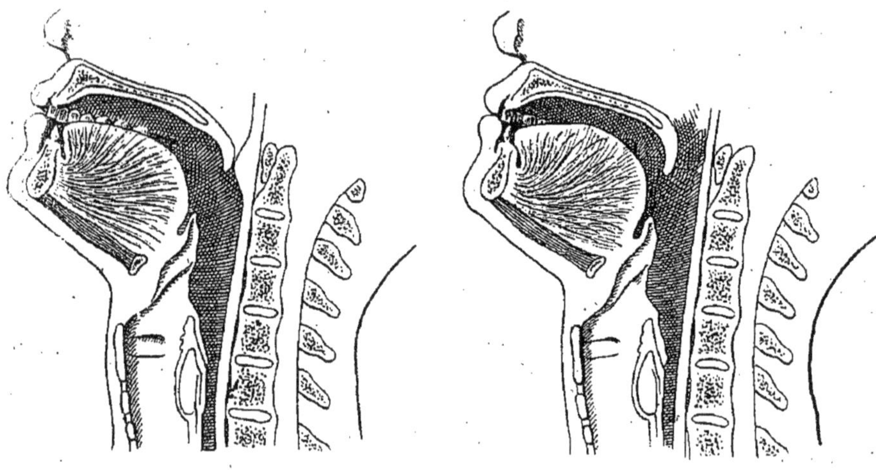

Fig. 10. — P. B. Fig. 11. — M.

Pour la lettre *m*, l'explosion est moins marquée, l'air s'échappant sur toute l'étendue des lèvres et en partie par les fosses nasales. Les lèvres sont moins fortement appuyées que pour l'émission de *p* et de *b*. Le voile du palais reste abaissé, les ailes du nez vibrent.

Les consonnes *t*, *d*, *n*, participent aussi du mode explosif, mais ce ne sont pas les lèvres qui se séparent brusquement, comme pour *p*, *b*, mais la langue qui fermant l'espace interdentaire le rend subitement libre par une retraite rapide derrière les incisives inférieures.

Pour le *t*, la langue s'appuie circulairement, tout le long du bord interne de l'arcade dentaire supérieure, formant barrière devant le courant

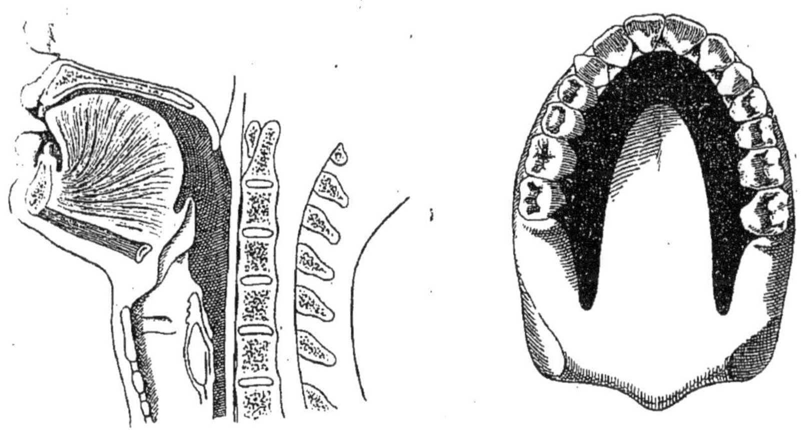

Fig. 12. — T. D.

aérien ; subitement la barrière tombe derrière les incisives inférieures, d'où explosion (voir fig. 12).

Le mouvement de retrait de la langue varie d'étendue suivant la voyelle contiguë au *t* ; il est à peine marqué pour *a*, *é*, *i*, *eu*, *u*, plus pour *o*, et surtout pour *ou*.

D.

Le bruit d'explosion est précédé d'un bruissement laryngien ; en même temps la région sus-hyoïdienne s'abaisse (voir fig. 12).

M et *N*.

Le voile du palais est abaissé, donc l'air s'échappe par le nez et les ailes vibrent. A part cela, le jeu des organes est le même que pour *t* et *d* (voir fig. 12 et 13).

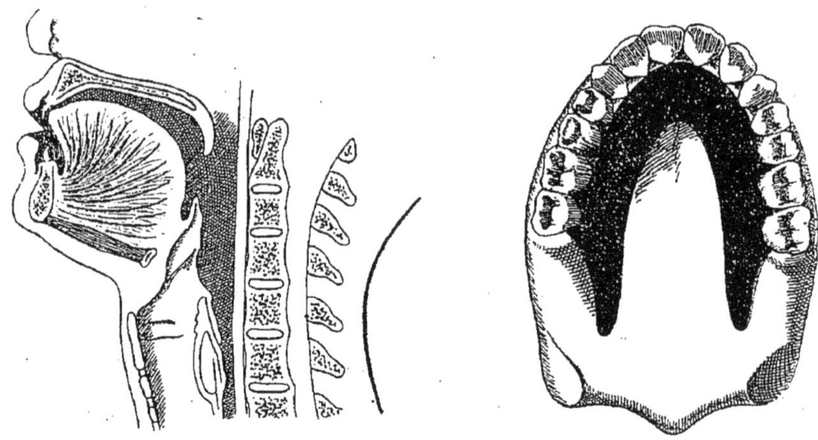

Fig. 13. — N.

Pour la lettre *k* et *c* dur, la base de la langue s'accole au voile du palais, qui lui-même rejoint la paroi postérieure du pharynx, par conséquent tout passage de souffle est interrompu. D'un seul coup la langue s'abaisse, le passage devient libre et la consonne explose (voir fig. 14).

GU.

C'est un *k* avec vibration laryngée. Le palais reçoit une empreinte linguale un peu plus étendue ; la pression est plus énergique.

Somme toute, il y a trois séries de consonnes

explosives : dans la première l'occlusion est produite par les lèvres (*p*, *b*, *m*) ; dans la seconde elle est produite par la pointe de la langue et les

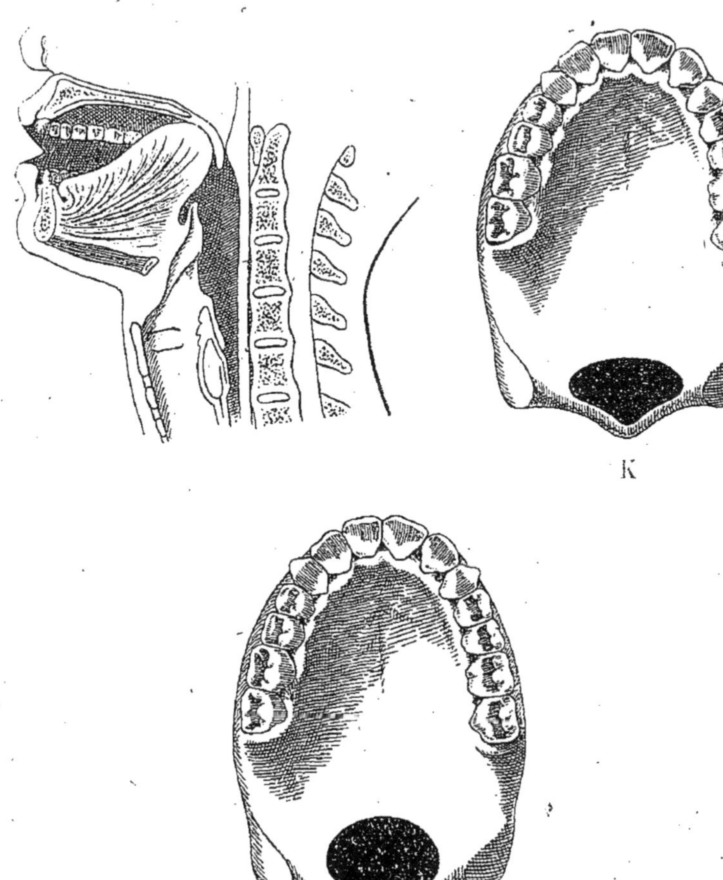

Gu.

Fig. 14. — K. Gu.

dents (*t*, *d*, *n*) ; dans la troisième par la base de la langue et le palais (*k*, *gu*).

Les lettres *p*, *t*, *k* sont muettes ; les lettres *b*,

d, *gu* sont sonores à résonance buccale, et *m*, *n*, *gn*, sonores à résonance nasale.

4° Mode sifflant : *s*, *z* ; dans lequel le couloir réservé au souffle est réduit au minimum et l'air vient se briser contre les incisives inférieures, avec violence, d'où production d'un sifflement très caractéristique. Il y a occlusion incomplète

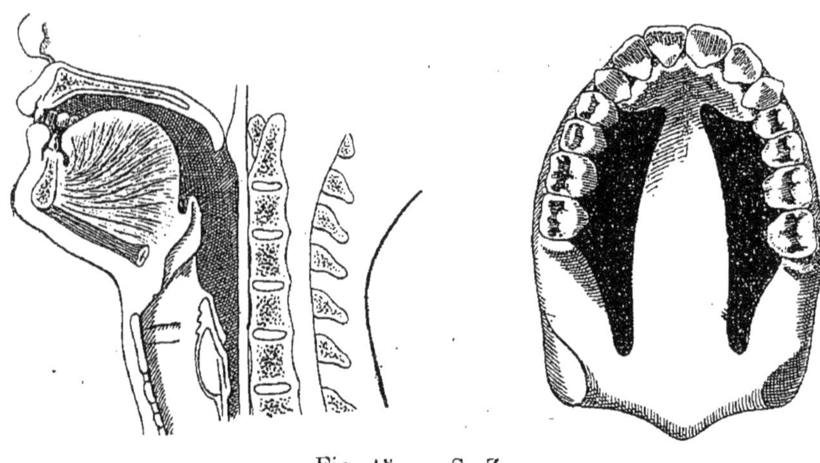

Fig. 15. — S. Z.

produite par la pointe de la langue et les dents (voir fig. 15).

S.

On voit les deux arcades rapprochées et découvertes, la langue tendant à déborder très légèrement au niveau des canines. La langue est abaissée en avant derrière les incisives inférieures, contre lesquelles elle s'appuie ; elle prend position, d'autre part, entre les molaires et les canines supérieures.

Aucune vibration laryngée. Consonne muette.

Z.

Dans *z*, au contraire, le larynx entre en vibration. Consonne sonore à résonance buccale.

5° **Mode vibrant** : *l*, *r* ; dans lequel le souffle glisse le long des bords de la langue, les mettant en vibration ainsi que les joues, et s'échappant

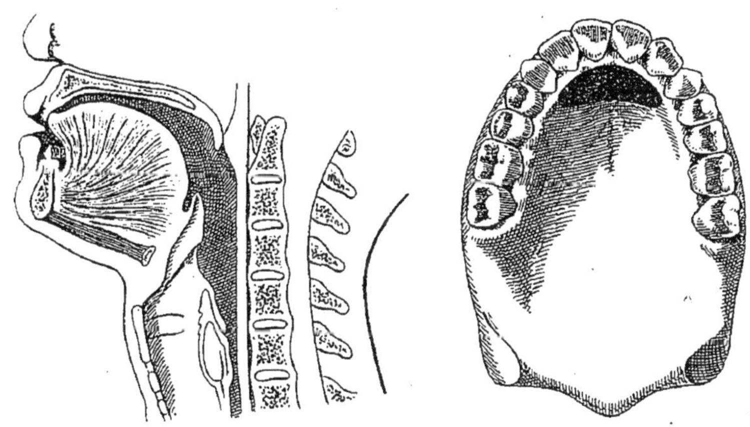

Fig. 16. — L.

au dehors, pendant que la pointe de la langue, rapidement relevée, vient affleurer la ligne gingivale des incisives supérieures (*l*) ; ou inversement, pour l'*r* lingual, le souffle met en vibration toute la pointe de la langue demeurée derrière les incisives inférieures. Les bords de la langue s'appuient contre l'arcade dentaire supérieure et les vibrations se transmettent aux organes voisins (voir fig. 16).

L'r *guttural* est dû à une occlusion alternativement complète et incomplète par les vibrations de la luette. La langue reste inerte (voir fig. 17).

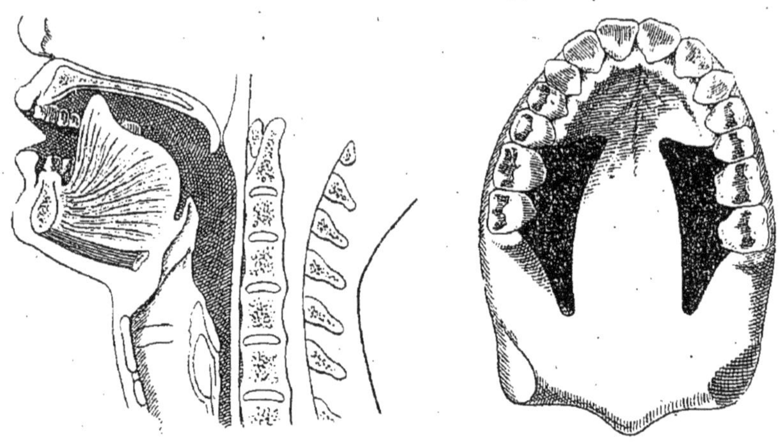

Fig. 17. — R.

Les différents *r*, comme *l* et *ill* sont sonores à résonance buccale. *Ill* est dû aussi à une occlusion incomplète produite par le dos de la langue et le palais. C'est la plus ouverte des consonnes. Dans la prononciation méridionale, elle résulte du passage sifflant de l'air entre les bords de la langue et les joues, le dos de la langue au contact du palais : c'est l'*l* mouillé[1].

1. Voir la formule labio-faciale de toutes les lettres ci-dessus décrites dans les différentes figures du chapitre VIII.

Remarques.

1° Toutes les consonnes sont des *bruits* qu'on peut imiter par la production artificielle de souffles, vibrations, frottements, explosions, sifflements. Ces *bruits imitatifs* forment pour l'oreille une excellente préparation à l'audition des lettres, car on peut à volonté en exagérer ou en réduire la formule en poussant à l'extrême ou en diminuant les mouvements qui concourent à leur formation. Et c'est là pour l'anacousiste une application importante des notions théoriques sur les consonnes. Il a presque autant d'intérêt à être initié aux principes de la *phonétique statique* que le démutiseur.

2° Tous les détails que nous venons de donner sur les voyelles et les consonnes, sur la classification des phonèmes et les qualités physiques des sons vocaux, sur l'activité sensorielle et l'existence des excitants spécifiques des sens, représentent pour l'éducateur de la phonation ou de l'audition la base scientifique de la technique qu'il devra employer. Il sera évité ainsi beaucoup de marches et contre-marches, de vains tâtonnements ; la progression fonctionnelle s'accomplira d'autant plus facilement qu'on connaîtra mieux les îlots et points résistants, d'où l'on peut déboucher pour essayer de gagner du terrain.

3° Une science tactique solide, faite de phonétique et d'acoustique physiologique, éclairée par un service d'exploration et de renseignements bien organisé (épreuves acoumétriques, recherches des audibilités, délimitation des trous auditifs ou des simples ondulations du champ tonal, etc.), permettra peu à peu de s'avancer en zone silencieuse et de planter quelques nouveaux jalons sur le chemin de l'audition meilleure.

La campagne contre la *surdi-mutité* est une longue patience : avant tout il faut créer des voies d'accès nouvelles vers l'oreille en utilisant les routes collatérales (toucher, vue), de façon à mettre les chances de son côté et à partir d'une position solide.

Contre la *surdité acquise* on agit par contre-attaques : il n'y a donc qu'à se servir des travaux déjà faits et des cheminements non encore détruits, pour s'avancer en terrain plus ou moins bouleversé par les lésions en cause, mais d'autant plus facile à réorganiser qu'il aura été évacué de moins longue date.

Dans les deux alternatives on doit aller du simple au composé ; seul le point initial diffère suivant le degré d'hypoacousie. Chez le sourd-muet il sera impossible en général de commencer d'emblée l'enseignement oral : toute une série d'exercices préparatoires devront être entrepris pour l'éducation de la vue, du toucher, de l'appareil respiratoire et vocal, pour le développement du don d'imitation que tout enfant possède[1]. La parole est le premier effet de cette imitation naissante, et ITARD avait déjà signalé les rapports sympathiques des organes de la phonation et de l'audition, surtout remarquables dans la jeunesse[2].

Nous verrons à propos de la technique de la méthode orale et de l'initiation phonétique, comment on doit commander l'imitation et de quelle façon la vue et le toucher peuvent concourir à l'éducation du sens auditif.

4° Les sons articulés, comprenant plusieurs éléments, doivent être *décomposés et prononcés en plusieurs temps*, afin de diviser le travail de l'oreille et de le simplifier.

On devine l'importance de cette précaution, lorsqu'on se rend compte du retard de perception et d'interprétation que présentent la plupart des

1. Voir chap. VI.
2. ITARD. T. II, p. 361.

sourds, et de la confusion qui résulte pour eux de l'enchevêtrement inextricable des sons présentés à leur oreille en groupements pressés.

Dans beaucoup de cas les sujets doivent réfléchir aux lettres et aux mots prononcés, et ce n'est qu'après ce temps de réflexion qu'ils traduisent en une idée les sensations acoustiques reçues. Il est d'ailleurs d'observation courante que, même à l'état normal, il existe de ces retards d'audition. Urbantschitsch fait remarquer que le sens de la vue est aussi l'objet de phénomènes semblables. « J'ai souvent été frappé, dit-il, de ce que parfois un coup d'œil furtif sur un objet bien connu de moi, ne me permettait pas de le distinguer au premier moment, et de ce qu'il me fallait quelquefois plusieurs secondes ou même un temps assez long pour distinguer avec certitude la chose en question. Ceci a lieu lorsqu'on ne voit pas distinctement, ainsi que j'ai eu l'occasion de m'en rendre compte en qualité de myope. La combinaison qui, pour l'oreille, consiste dans l'utilisation de certaines lettres ou syllabes isolées pour en tirer des mots et des phrases, peut certainement jouer pour l'œil un rôle important, la réflexion permettant de reconnaître un objet déjà vu très rapidement et d'une manière plus nette. »

5° *Les sons non perçus au début finissent par impressionner l'organe de Corti, si on en prolonge l'action.* Ceci est d'ailleurs conforme à une loi de physiologie générale qu'on peut ainsi formuler : *des forces qui, isolées, paraissent impuissantes, deviennent efficaces lorsqu'elles sont répétées, car elles ont, malgré leur inefficacité apparente, augmenté l'excitabilité de l'organisme.*

Il faut une certaine énergie à l'excitant sonore pour vaincre la résistance de la cellule auditive : si l'excitation est inférieure au pouvoir de résistance de la cellule, l'accusé de réception sera nul, et la cellule restera inerte.

Mais cette inertie n'est qu'apparente, car l'organe de Corti mis en activité deviendra le siège de modifications intimes, non appréciables par l'observateur ni par le sujet, parce que le changement d'état de la cellule a été trop faible ou trop limité. Pour qu'il y ait perception, un ébranlement plus intense et plus étendu est nécessaire. Néanmoins cette minime tranformation de la cellule a eu une conséquence : la *variation de son excitabilité.* L'équilibre qui était stable est devenu moins stable, de sorte que si l'on fait intervenir de nouveau une excitation identique, celle-ci produira un effet tangible qu'elle n'avait pas produit tout d'abord, et qui trouve sa raison d'être dans l'accroissement de l'excitabilité cellulaire.

V. — ATTENTION ET AUDITION

Le rôle de l'attention dans l'audition est prépondérant, bien que la passivité de l'organe soit évidente. *Par l'attention la perception est ou n'est pas.* Il y a dans l'attention un état psychique particulier qui produit la concentration des forces nerveuses. La sensibilité sensorielle et générale entre en état d'éréthisme et d'excitation (Gellé).

La diminution de l'attention constitue un des stigmates de la surdité. Il y a donc urgence pour l'anacousiste à tendre au maximum cette faculté de premier ordre au point de vue auditif et la méthode orale lui en fournit le moyen infaillible, pourvu que le sujet y mette à la fois de la bonne volonté et de la volonté. Le sourd et le sourd-muet ont un rôle à jouer dans leur éducation : leur énergie entre en jeu dans l'acte d'écouter, à la condition qu'on proportionne l'intensité du mot à entendre au pouvoir auditif du sujet.

L'*excitabilité des centres acoustiques est en raison directe de l'effort d'attention.* La gymnastique psycho-auditive, à laquelle se livre le sourd, se constitue peu à peu en habitude sous l'influence d'exercices constamment renouvelés.

L'audition est automatique et inconsciente jusqu'à la limite où elle devient difficile soit par la distance, soit par les lésions. A partir de ce moment elle exige la participation constante de l'attention et de la volonté. Les mots isophones, dont nous avons parlé plus haut, permettent de fixer l'attention sur le seul élément qui varie et par suite d'exercer l'audition différentielle. Beaucoup d'autres procédés sont, d'ailleurs, à notre disposition pour réveiller l'activité psychique des sourds et la fixer énergiquement vers un point donné. Nous aurons l'occasion de les passer en revue et d'étudier de plus près l'attention et son rôle physiologique.

CHAPITRE III

ACTION ET INDICATIONS DES EXERCICES ACOUSTIQUES PAR LA MÉTHODE ORALE ET DES PROCÉDÉS DE KINÉSITHÉRAPIE AURICULAIRE (MASSAGE EXTERNE ET GYMNASTIQUE)

I. — EXCITATION SPÉCIFIQUE DES ORGANES SENSORIELS RÉACTION VASCULAIRE. — MASSAGE SONORE.

Chaque appareil nerveux a un excitant spécifique adéquat. *Les terminaisons sensorielles sont anatomiquement conformées de manière à subir une influence extérieure bien déterminée, à l'exclusion de toutes les autres.*

Normalement chaque nerf centripète répond exclusivement aux appels de son irritant spécifique. L'excitant adéquat du nerf optique est la lumière (vibrations de l'éther d'une certaine longueur d'onde) ; celui du nerf acoustique est le son (certaines vibrations de l'air) ; ceux des nerfs centripètes de l'intestin et des conduits excréteurs des glandes, les actions chimiques exercées par des aliments et des sécrétions.

Les nerfs centrifuges ont aussi leurs excitants spécifiques, consistant dans l'excitation des cellules nerveuses centrales qui en sont l'origine.

S'il n'existait pas de stimulant adéquat agissant sur les extrémités de chaque nerf, il y aurait anarchie dans le fonctionnement du système nerveux, de par la multiplicité des influences irritatives possibles, sur toute la longueur du nerf. Au reste, les terminaisons périphériques de la plupart des nerfs — de l'auditif en particulier — sont anatomiquement disposées de telle façon que seul l'excitant spécifique y trouve un accès facile et qu'au contraire les excitants généraux des nerfs en sont écartés. Tout désordre physiologique est ainsi évité.

Aucune modification morphologique ne révèle l'excitation spécifique d'un nerf ; celle-ci ne se traduit que par les phénomènes localisés à l'organe auquel se rend le nerf : sensation spéciale, contraction musculaire ou sécrétion, action d'arrêt, etc.

Les nerfs sont tous de simples conducteurs, dans lesquels l'état d'excitation paraît identique. Seules les terminaisons périphériques semblent adaptées à la réception de l'excitant spécifique.

L'intensité de la sensation dépend de l'intensité de

l'excitation, conformément à la *loi psycho-physique de* FECHNER, qu'on peut ainsi formuler : quand l'excitation croît suivant une progression géométrique, 1, 2, 4, 8, la sensation croît suivant une progression arithmétique, 1, 2, 3, 4. Autrement dit, la sensation croît comme le logarithme de l'excitation, puisque les logarithmes des nombres qui forment une progression géométrique sont en progression arithmétique.

L'intensité de la sensation dépend encore du degré d'irritabilité des appareils sensoriels au moment de l'excitation. On conçoit qu'à l'état pathologique cette irritabilité est essentiellement variable, et que par conséquent l'excitation spécifique doit être modifiée proportionnellement aux troubles fonctionnels existants.

Mêmes variations dans le *temps de réaction* propre à chaque organe sensoriel, puisqu'il dépend de la vitesse d'excitation de l'appareil terminal phériphérique, et que celle-ci est plus ou moins ralentie suivant l'état des organes de transmission.

Il est certain que le temps de réaction est modifié aussi par l'attention, l'exercice, la fatigue, l'âge, les intoxications, etc. La moyenne des temps de réaction pour les excitations auditives est de 0,120 à 0,150 millièmes de secondes, d'après les calculs établis par plusieurs expérimentateurs[1], c'est-à-dire un chiffre à peu près identique à celui des excitations tactiles, mais inférieur à celui des excitations lumineuses, thermiques, sapides, et surtout des excitations douloureuses (0,900).

L'excitation des nerfs sensoriels provoque non seulement une réaction spécifique (sensation visuelle, auditive, gustative), mais aussi une réaction simultanée des centres vaso-constricteurs et vaso-dilatateurs des petits vaisseaux (Gley). On comprend l'importance de ce *réflexe vasculaire* pour déterminer dans un organe mal nourri,

1. On sait que tout récemment MM. Jean Camus et Nepper sont parvenus à mesurer la vitesse des réactions aux sensations visuelles, auditives, tactiles et émotives, ce qui présente un intérêt capital dans l'appréciation méthodique de l'aptitude physique des militaires à certaines armes (aviation). Le chronomètre de d'Arsonval rend à ce point de vue grand service. L'aiguille est à l'arrêt quand passe le courant d'un accumulateur ou d'une forte pile (au bichromate de potasse), et marche quand on interrompt le courant.

La sensation tactile, auditive ou visuelle est déterminée par un petit marteau. Quand le sujet perçoit le bruit, le contact ou la vue de ce marteau, il appuie sur une presselle appropriée qui arrête le mouvement de l'aiguille du chronomètre. La vitesse de réaction est ainsi facilement inscrite sur le cadran en centièmes de seconde. Pour les bons candidats à l'aviation, les temps moyens sont de 19/100 de seconde pour les réactions psycho-motrices d'origine visuelle, et de 14 à 15/100 de seconde pour les réactions d'origine sensitive et émotive. (Voir art. du *Paris-médical*, 18 mars 1916).

l'*oreille scléreuse* par exemple, un mouvement sanguin capable de modifier rapidement la nutrition des tissus lésés.

Le *massage sonore* peut très bien déclencher ce réflexe et combattre efficacement les *troubles trophiques du labyrinthe et de la caisse.*

D'ailleurs la physiologie normale nous montre de nombreux exemples de réactions vasculaires : telle est la dilatation des vaisseaux de la glande maxillaire par l'excitation de la langue ; la vaso-dilatation gastro-intestinale par excitation de la muqueuse de l'intestin, etc.

De ce qui précède on peut déduire logiquement les *indications* de l'excitation dosée de l'organe auditif et du massage sonore physiologique par les exercices acoustiques méthodiques. Au double titre de *stimulant de l'appareil de perception et de modificateur de la circulation auriculaire*, le son artificiellement produit ou celui de la voix humaine ne peut être employé qu'avec grand profit dans tous les cas où l'activité fonctionnelle du nerf auditif et des organes de transmission est déficiente, du fait de *lésions trophiques* des muscles, des muqueuses, des osselets, du périoste. Dans les cas d'*otospongiose*, de *sclerose* et d'*artério-sclérose* des oreilles moyenne et interne, de *névrite acoustique*, le développement de l'irrigation sanguine sera suivi d'une hypernutrition des muqueuses et de tout le tractus auditif, et par conséquent d'un arrêt du processus de dégénérescence, d'atrophie ou d'irritation.

S'il y a *suppuration chronique* ces modifications circulatoires amènent la suppression des stases sanguines, génératrices d'infection, et favorisent l'infiltration des cellules rondes à travers l'épaisseur de l'épithélium : il y a diapédèse et phagocytose.

Il se produit, d'autre part, une prolifération active et une épidermisation rapide au niveau des ulcérations anciennes parsemées sur la muqueuse de la caisse.

L'accélération des phénomènes vaso-moteurs met opposition à l'évolution des lésions d'artériosclérose, à l'endo-péri-artérite des petits vaisseaux, au spasme des artérioles, plus tard au processus de nécrobiose par thrombose et dénutrition. Le rétrécissement des artères amène en effet une irrigation insuffisante des tissus auriculaires ; de plus elles perdent de leur élasticité et de leur contractilité ; il s'ensuit pour les vasomoteurs l'impossibilité de régler l'afflux du sang à l'organe, selon les besoins de son fonctionnement et, qui plus est, de véritables altérations anatomiques par suppression complète de l'irrigation sanguine.

Les *vocalises avec le tube acoustique*, *les excitations par des bruits prolongés et divers*, le *massage*, marquent leur action par l'*hyperémie de la membrane tympanique*, visible à l'otoscopie, la *sensation de chaleur* qu'éprouve le malade au fond du conduit et au pavillon de l'oreille, souvent la *réapparition de cérumen* que tous les anacousistes ont pu observer, quelque soit le procédé de rééducation dont ils se servent, et dans certains cas l'*assèchement des otorrhées* (massage électrophonoïde).

Le *son de la voix*, le plus complexe, le mieux nuancé que l'homme soit appelé à entendre à chaque minute de son existence, produit selon toute probabilité l'*excitation optima de l'organe de Corti.* La complexité et la finesse de construction de l'oreille humaine semblent particulièrement adaptées au travail d'analyse si délicat que comporte l'audition de la parole.

Théoriquement ce n'est pourtant là qu'une hypothèse, car ni la physiologie expérimentale, ni l'anatomie comparée ne démontrent avec certitude que la voix nue soit l'excitant d'élection du nerf auditif de l'homme. L'anacousie, sous toutes ses formes, n'a pu apporter de preuve décisive à ce sujet, puisque les procédés mécaniques procurent des améliorations notables de l'ouïe, égales, sinon supérieures, à celles que donne la voix humaine nue. Il est vrai que tous cherchent à reproduire la voix avec ses qualités physiques distinctives. S'ils y réussissent, même en partie, leur action bienfaisante n'est pas pour infirmer la spécificité du rôle de la voix, en tant que stimulant de choix de l'oreille humaine.

Quoi qu'il en soit, malgré la difficulté que l'on peut avoir à expliquer scientifiquement l'extension du pouvoir auditif par le son de la voix nue ou artificiellement reproduite, le fait brutal du réveil de l'ouïe existe : il est indéniable. En définir mathématiquement le mécanisme serait à l'heure actuelle une audacieuse imprudence. On ne saurait pour le moment avoir d'autre prétention que d'essayer, comme nous venons de le faire, de discerner certains éléments générateurs de ce perfectionnement et de ce renouveau sensoriels, à la lumière des faits, du raisonnement, et des notions générales de physiologie acoustique que nous avons rappelées dans un précédent chapitre.

II. — L'ATTENTION ET SON DÉVELOPPEMENT PAR L'EXERCICE

L'attention — complexus psycho-physiologique — quand elle est artificiellement produite, se trouve sous la dépendance de l'éducation et de l'entraînement. Dans l'attention auditive, le rôle de *la méthode orale* sera prépondérant, puisqu'elle *met en action l'oreille et l'oblige à écouter*, par conséquent à mieux entendre. Aucun autre procédé anacousique ne permet d'obtenir en ce sens des résultats aussi marqués.

L'attention n'est pas, comme on l'a cru, un acte pur de l'esprit, à mécanisme insaisissable, mais un *acte essentiellement moteur*, ainsi que l'a démontré TH. RIBOT, accompli par des muscles sous l'influence d'un mouvement cérébral. « Elle est une discipline et une habitude, une imitation de l'attention naturelle, qui lui sert à la fois de point de départ et de point d'appui. »

L'état intellectuel d'attention est accompagné d'un état local d'accommodation, suivant le sens mis en éveil. Pour l'audition, toute la masse musculaire de l'oreille se met en branle, aussi bien dans l'oreille moyenne que dans l'oreille externe. L'expression « tendre l'oreille » indique bien cet effort physique de l'organe vers le son.

L'acte d'attention engendre dans les éléments nerveux centraux un changement moléculaire qui se propage le long du nerf acoustique et des plexus nerveux péricellulaires jusqu'à l'oreille. Par action réflexe les muscles de l'oreille entrent en une certaine tension. En ce qui concerne le *muscle du marteau* on peut expérimentalement prouver la nature réflexe de sa contraction. Sur un chien dont on a ouvert la cavité du tympan, on provoque des secousses de ce muscle par la production de son dans le voisinage de l'animal. D'après les expériences faites par Hensen sur des chats, chaque son commande immédiatement une secousse du muscle tenseur du tympan. Il n'est pas douteux, d'autre part, qu'on puisse contracter volontairement le muscle tenseur du tympan : c'est le *muscle de l'attention.*

Le *muscle de l'étrier* participe à la fonction accommodative, en qualité d'antagoniste du précédent, soit sous l'impulsion psychique de l'attention, soit sous l'influence de la production d'un bruit assez intense.

Quels sont les éléments de cet arc réflexe d'accommodation auditive? En voici la description, d'après MOLINIÉ[1].

1° VOIE CENTRIPÈTE. — Elle comprend :

a) Un neurone sensoriel, en l'espèce les extrémités nerveuses du nerf auditif, le ganglion spiral et les filets du nerf cochléaire venant aboutir au tubercule latéral et au noyau accessoire.

b) Un neurone de relai, formé par les noyaux signalés ci-dessus et le ruban de Reil latéral qui vient se rendre dans les tubercules quadrijumeaux.

2° CENTRES GANGLIONNAIRES. — D'après Testut et Jacob, les *tubercules quadrijumeaux antérieurs* sont le siège de l'*accommodation auditive* et de l'accommodation optique réflexes. Cette coexistence de deux fonctions dans un même sens explique les *réflexes oculaires d'origine auditive*, dont MOLINIÉ nous a donné une heureuse description (contractions de l'orbiculaire, alternatives de myosis et de mydriase, extension plus ou moins lointaine des mouvements musculaires aux régions voisines). La recherche de ces réflexes donne de pré-

1. Voir *Revue de Laryngologie de Moure*, n° 17, 15 septembre 1916.

cieuses indications dans l'examen des sourds de guerre.

3° Voie centrifuge. — Elle est formée par les fibres descendantes qui se dirigent des tubercules quadrijumeaux vers le bulbe, et qui, se mêlant aux fibres de la bandelette longitudinale postérieure, se terminent dans les noyaux bulbo-protubérantiels. Dans l'espèce, c'est le *noyau du facial* qui reçoit l'influx moteur et le transmet au *nerf de l'étrier*.

Plus l'effort est violent ou le son intense, plus la mobilisation musculaire prend du champ. Le frontal est le premier à manifester sa contraction : le sourcil s'élève, le front se plisse transversalement, l'œil est grand ouvert. Le pavillon s'oriente lui-même vers la source sonore par la rotation horizontale de la tête. Tout le territoire du facial émerge, soulevé par l'irritation motrice qui vient d'être provoquée. Contre un son trop intense et nocif, l'oreille, assistée par tous les muscles du visage, se met en *état de défense ;* vers le son attendu ou désiré, par un mécanisme analogue, elle entre en *état d'attention*.

Dans les cas extrêmes la bouche s'ouvre largement. Chez les enfants et chez beaucoup d'adultes, il y a même protrusion des lèvres. FREYER[1] a essayé d'expliquer ce jeu de physionomie par une influence héréditaire. « Tous les animaux, dit-il, dirigent d'abord leur attention vers la recherche de la nourriture. Les objets que peuvent atteindre leurs lèvres, leurs poils tactiles, leur trompe ou leur langue, sont ceux sur lesquels se font leurs premières investigations. Tout examen, toute recherche de nourriture, s'accompagne donc d'une activité prépondérante de la bouche et de ses annexes. »

L'expression physique de l'attention comprend encore l'immobilité des yeux et de tout le corps ; le ralentissement du rythme de la respiration. Il est d'observation courante que les mouvements d'un auditoire sont d'autant plus accentués qu'il porte moins d'intérêt à ce qu'il entend et inversement.

D'après TH. RIBOT et la plupart des auteurs, il est admissible que l'attention est accompagnée d'*hyperémie locale de certains secteurs du cerveau.* « La vascularisation des parties intéressées augmente par suite d'une activité fonctionnelle plus grande. Cette hyperémie locale a pour cause une

1. FREYER. L'âme de l'enfant, p. 250 et suivantes.

dilatation des artères, qui a elle-même pour cause l'action des nerfs vaso-moteurs sur les tuniques musculaires des artères. Les nerfs vaso-moteurs dépendent du grand sympathique, qui est soustrait à l'action de la volonté, mais qui subit toutes les influences des états affectifs[1]. » Autrement dit, la circulation est plus active dans l'organe cérébral pendant qu'il travaille que pendant le repos et l'*attention agit comme une sorte de gymnastique et de massage*. Elle fait entrer en activité les muscles accommodateurs de l'oreille, développe les phénomènes circulatoires de toute la région auriculaire. Cet effort d'adaptation et de nutrition se traduit par un perfectionnement de la perception et une rénovation rapide des tissus. *Toutes les affections otitiques chroniques* ne peuvent donc que bénéficier des *exercices d'attention et d'accommodation*.

L'anacousiste doit réaliser chez son malade la concentration de l'attention par la suppression de tous les mouvements inutiles. Ne doivent se produire que les *contractions synergiques des muscles voisins de ceux directement en action*. On interdira à l'enfant par exemple la diffusion des mouvements (bras, jambes, tête, etc...), afin d'obtenir

1. Th. Ribot. Psychologie de l'attention, p. 22.

le maximum de rendement auditif avec le minimum d'effort. Après quelques exercices il se placera de lui-même en position d'attention auditive et sa physionomie se modifiera dans le sens indiqué plus haut. La répétition de cette contraction volontaire psycho-motrice diminue peu à peu la somme d'énergie à déployer, mais n'enlève pas au sujet la sensation de l'effort attentionnel qui accompagne l'acte d'écouter.

Naturellement la rééducation de l'attention doit se pratiquer suivant une marche progressive, en tenant compte de ce fait que l'attention volontaire est un état anormal, passager, produisant assez rapidement un certain degré d'épuisement, pouvant aller en certains cas jusqu'à l'inactivité fonctionnelle. Un dur d'oreille écoutant à la distance-limite de son audition la voix d'un interlocuteur ne pourra supporter cet état de haute tension sensorielle que pendant un temps relativement court. Au delà, il tombera dans la *confusion auditive par courbature musculaire*. D'où la nécessité de leçons fréquentes et courtes. Nous en reparlerons par ailleurs.

Le perfectionnement de l'attention par la méthode orale a pour conséquence directe une utilisation plus rapide des sons perçus et un *accroissement marqué de la vitesse de perception.* Chez tous les sourds, livrés à leur infirmité, il y a en effet retard plus ou moins accentué par absence d'entraînement de leur organe auditif. Les facultés d'attention sont à l'état pathologique comme à l'état normal parfaitement variables d'un sujet à un autre et l'anacousiste devra s'adapter à la puissance attentionnelle de son élève.

Il est à peine besoin de faire remarquer que l'homme a un pouvoir d'attention plus développé que la femme de par son mode d'existence et son éducation ; que l'activité fonctionnelle des vieillards est inférieure à celle des adultes.

Chez un même sujet, d'un jour à l'autre, sous une influence morbide, l'attention peut varier. De nombreux expérimentateurs se sont pourtant attachés à en mesurer la *vitesse de réaction*, en millièmes de seconde. Il serait intéressant de renouveler ces recherches chez les sourds à différentes époques de leur maladie ou pendant leur traitement anacousique et dans la période consécutive à leurs exercices acoustiques.

Voici, à titre documentaire, les chiffres indiqués

par les physiologistes et rapportés par Th. Ribot[1] :

A l'état normal : 133 σ[2].

A l'état pathologique (céphalée) : 171 σ.

A l'état de fatigue et de somnolence : 183 σ.

Chez un malade, atteint de paralysie générale au début, le temps moyen était de 166 σ ; à la deuxième période de son affection, alors que l'état du sujet était tout juste compatible avec l'investigation expérimentale, on a obtenu 281 σ et jusqu'à 755 σ.

D'un autre côté, Stanley Hall, qui a eu la chance de rencontrer un sujet pouvant réagir correctement à l'état d'hypnotisme, a constaté une diminution très sensible du temps de réaction, qui passe d'une moyenne de 328 σ (état normal) à 193 σ (état hypnotique), résultat qui pouvait être prévu en raison du monoïdéisme propre à l'hypnose.

Quand la surdité est très ancienne, l'attention est tellement atrophiée, que lors des premiers exercices acoustiques le sourd a beaucoup de difficulté à accomplir l'effort de tension qu'on réclame de lui : il éprouve un sentiment de malaise ou

1. *Loc. cit.*, p. 108.

2. L'unité dans tous nombres donnés est le millième de seconde = σ.

d'inquiétude qui persiste parfois assez longtemps.

Pour éviter ce côté pénible de la rééducation, on doit, dans les premières leçons, se maintenir sur le même sujet pendant quelques instants, de manière à faciliter la tâche du sourd, à préparer une impression par une impression antérieure, à évoquer des images prévues ou présumées, à donner libre cours en un mot à la collaboration de la mémoire, de l'association des idées, de la combinaison psychique et de la suppléance mentale.

Tout autre sera le procédé à employer quand l'audition sera parvenue à un certain degré de perfectionnement ou qu'il s'agira de la mesurer : il faudra en ce cas interdire au malade de mobiliser ses facultés intellectuelles pour deviner ou interpréter ce qu'on lui dit, en prononçant des *mots inexistants* ou en défigurant à dessein la physionomie d'une phrase ou d'un texte.

Dans l'audition l'attention ne se limite pas à l'organe de l'ouïe : la vue, le toucher y participent dans des proportions variables et apportent au cerveau des renseignements complémentaires d'une incontestable utilité, surtout chez les sourds-muets ou les grands sourds acquis. Il convient donc chez ces infirmes de développer l'*activité du sens tactile et visuel*, de manière à obtenir leur collaboration efficace vers le but recherché.

Jusqu'à la limite où, soit par la distance où l'on parle, soit par les lésions en cause, l'audition devient difficile, son mécanisme est automatique et inconscient ; c'est à partir de ce point extrême que l'attention volontaire entre en jeu avec les facultés de suppléance mentale. La *rééducation* devient alors véritablement *active*, car l'accommodation musculaire locale et la tension cérébrale doivent se manifester, grâce aux exercices d'audition différenciée auxquels le sujet est soumis.

Le rôle de l'attention volontaire dans l'audition peut d'autant moins être mis en doute qu'à l'état physiologique, sous l'influence de cette activité psycho-motrice, l'ouïe normale devient passagèrement plus fine, et cette réceptivité plus grande s'étend aux deux oreilles du fait de l'augmentation de l'excitabilité des centres acoustiques. A ce dernier point de vue, qui représente une des particularités les plus intéressantes de la rééducation auditive, on doit rappeler que des observations de même nature peuvent être relevées dans les fonctions visuelles : la vue monoculaire attentive développe le pouvoir visuel des deux yeux par excitation des centres optiques.

Pour le sens tactile, Volkmann[1] a démontré que si l'on perfectionne par l'exercice le sens localisateur du toucher en un point déterminé, le point symétrique correspondant devient lui-même plus sensible. D'autres expérimentateurs ont pu prouver un phénomène identique, en ce qui concerne les muscles.

Élément psychique de la surdité. — On sait que certaines surdités sont disproportionnées dans leurs manifestations avec les lésions objectives qui les accompagnent : ce déséquilibre fonctionnel est produit par un faisceau imposant de **troubles psychasténiques**, relevant d'une insuffisance plus ou moins marquée du *pouvoir de l'attention* et de la volonté, une certaine paresse des phénomènes d'interprétation et de suppléance mentale, une méfiance injustifiée de la valeur de l'audition.

Cette sorte de sidération paradoxale de l'ouïe relève d'un élément psychique surajouté, contre lequel il convient de réagir. L'*éducation de l'attention, la suggestion, les excitations fortes et répétées* permettent de combattre efficacement ces symptômes, qui au premier abord paraissent inquiétants, et dont Boulay et Le Marc-Hadour ont

1. Volkmann. *Rapport à la Société des Sciences de Saxe*, 1858.

tracé un tableau très fidèle[1]. « Tantôt il s'agit d'une simple inattention du malade, qui cesse de prêter l'oreille aux bruits extérieurs, convaincu qu'il ne les entendra pas, tantôt cette inattention finit par prendre dans la psychologie inconsciente du sourd une part si importante qu'elle augmente notablement son infirmité en créant une maladie véritable de la volonté, une sorte d'impossibilité d'entendre, une aboulie auditive. Dans les cas où on ne peut modifier la lésion matérielle, cause primitive de la surdité, on peut espérer en neutralisant l'élément psychique améliorer l'audition... Si on démontre à un scléreux au moyen d'exercices auditifs, par exemple, qu'il entend mieux qu'il ne le suppose, on supprime le côté psychique de la surdité et on diminue d'autant cette dernière. Et ce qui est vrai de la surdité l'est tout autant des troubles concomitants, bruits subjectifs et vertiges. »

Chez tous les sourds, on découvre des troubles d'auto-suggestion d'incapacité fonctionnelle, par le fait même que l'audition est une fonction psycho-motrice. *Les indications de la méthode orale et de la rééducation de l'attention n'ont donc d'autres*

1. BOULAY et LE MARC-HADOUR. *Congrès d'Otologie de Bordeaux*, 1904.

limites que celles du territoire des surdités chroniques.

Les phénomènes nerveux sont à ce point démesurés chez certains malades qu'ils semblent en proie à une véritable **phobie de la surdité**. Nous devons à notre distingué collègue, Maurice FOURCADE[1], qui avant de se consacrer à l'anacousie avait longuement approfondi les problèmes de psychiatrie dans les Asiles, une étude très originale de ce genre d'affection, si peu connue jusqu'ici. Il en fait un produit de l'*émotivité morbide* et non de la suggestibilité comme la surdité hystérique.

En présence d'une situation où il devrait entendre, le phobique éprouve une réaction émotive, qui peut aller de l'inquiétude à l'angoisse en passant par tous les phénomènes propres à l'anxiété, c'est-à-dire le tremblement, l'altération de la parole, la sécheresse de la bouche, les hyperhydroses locales et généralisées. Un écran émotif s'interpose entre lui et son interlocuteur, et l'acuité auditive diminue par inhibition du pouvoir d'accommodation de l'oreille moyenne.

De même que l'agoraphobique se trouve abso-

1. M. FOURCADE. *Revue de rééducation auditive, vocale, respiratoire.* 4e trimestre 1913 et 1er trimestre 1914.

lument incapable de traverser sans tomber une place publique, de même que l'éreutophobique ne manquera pas de rougir dans les circonstances où il redoute cette rougeur, de même le phobique sourd n'entendra pas chaque fois qu'il se trouvera dans des circonstances où il redoute que son oreille soit en défaut. L'état émotionnel, l'anxiété, provoquent infailliblement le vertige de l'un, la congestion de la face de l'autre, l'inhibition de l'appareil accommodateur du troisième.

Un pas de plus, et l'idée de la surdité deviendra la compagne inséparable de tout état émotionnel, une véritable *obsession*, reposant sur la conviction inébranlable d'une maladie auriculaire grave : d'où inattention auditive, hypoexcitabilité de l'organe de Corti, parésie fonctionnelle de l'oreille, inhibition chronique.

Tous ceux qui par profession manient les sourds et vivent au milieu d'eux ont pu observer l'échelle de ces symptômes, à tous les degrés et à tous les âges. Les jeunes sujets, atteints de sclérose juvénile, n'échappent pas à ce genre de troubles. Les arthritiques, les névropathes à constitution émotive, sont le plus souvent touchés.

Abandonnés à eux-mêmes, les phobiques sourds voient rapidement leur infirmité s'aggraver, et en effet les lésions objectives dont ils sont porteurs sont de plus en plus profondes.

Dans ce genre d'affection la rééducation orale et l'excitation du pouvoir attentionnel ont une heureuse influence, car non seulement elles permettent d'augmenter la perceptibilité de l'oreille interne, de développer l'élasticité du tympan et de la chaîne des osselets, mais elles donnent confiance au malade en lui prouvant que par des exercices appropriés il peut entendre mieux qu'il n'entend.

Cette conviction établie, on peut entamer la partie psychique de cette œuvre pédagogique, en tendant peu à peu l'arc de l'attention consciente, volontaire, tout en dissipant le nuage d'anxiété qui enveloppe le malade et exagère ses troubles fonctionnels.

Peut-être les procédés mécaniques électrophonoïdes doivent-ils être préférés dans les cas graves, tout au moins au début, car ils donnent à l'anacousiste la possibilité d'augmenter l'acuité de l'ouïe sans réveiller l'émotivité? Pour s'attaquer efficacement à l'insuffisance auditive sans déclencher le réflexe émotif, on doit faire appel en effet à une méthode thérapeutique entièrement *passive*. Les premiers progrès accomplis (perception et transmission), rien n'empêche de revenir à la *rééducation orale*, essentiellement *active*, puisqu'elle exige du sujet un vigoureux effort d'attention, en l'obligeant non seulement à *entendre*, mais à *écouter*. Un tel effort, aux premiers jours du traitement, ne manquerait pas de provoquer un *paroxysme anxieux*, ce qu'il faut éviter à tout prix ; après quinze à vingt jours on engage la lutte contre les troubles d'émotivité et d'accommodation, c'est-à-dire ceux qui sont sous le contrôle de la volonté. On pratiquera ainsi, comme l'a si bien dit Fourcade, une « véritable psychothérapie par persuasion, en imposant quotidiennement à l'esprit du malade les distances auxquelles son oreille lui permet d'entendre. »

L'isolement relatif qu'on avait pu heureusement conseiller au début du traitement doit être progressivement supprimé, de manière à remettre le sourd en présence de toutes les situations auditives susceptibles autrefois de l'impressionner et de réveiller sa phobie.

Un traitement du même genre, accompagné des mêmes précautions, a permis de surmonter rapidement les troubles fonctionnels qui accompagnaient les **surdités émotionnelles de guerre** par commotion, sans lésions objectives marquées. La méthode orale, après quelques jours de repos complet, loin du bruit, a rendu dans ces cas les plus éminents services, en l'appuyant sur une thérapeutique générale appropriée (décongestion à distance, médication valérianée ou bromurée, injections quotidiennes de pilocarpine, ponctions lombaires, etc.).

III. — DIFFÉRENTS MODES D'EXCITATION ACOUSTIQUE EN ANACOUSIE. — LEUR ACTION PHYSIOLOGIQUE

Tous les anacousistes ont remarqué que les exercices acoustiques pratiqués d'un seul côté amélioraient très fréquemment, dans une certaine mesure, le pouvoir auditif de l'autre côté.

Il est des cas où l'entraînement concomitant de l'organe non directement soumis à l'excitation sonore ne se manifeste qu'après une longue préparation et quand le réveil fonctionnel de l'oreille rééduquée est déjà assez marqué. Très rarement enfin le mouvement provoqué vers l'audition meilleure reste unilatéral. Conclusion : *il ne faut jamais omettre de faire bénéficier les deux oreilles des bienfaits des exercices acoustiques, même si l'ouïe se rapproche de la normale d'un côté, car nul n'est sensé ignorer qu'une audition normale est perfectible, comme toute autre fonction sensorielle.*

Le tube acoustique bi-branche rend des services évidents pour agir simultanément à droite et à gauche : les procédés mécaniques présentent aussi à ce point de vue de réels avantages, car ils permettent de donner en même temps à chacune des oreilles l'intensité sonore qu'elle réclame.

Nous devons signaler la nécessité d'une *action binotique* dans les cas de *surdité double subtotale*, où les sons intenses et répétés n'éveillent pas la moindre sensation acoustique, ni d'un côté ni de l'autre. Urbantschitsch a réussi quelquefois à déterminer une réaction auditive en agissant à la fois sur les deux oreilles à l'aide d'un tube en Y. Un de ses malades qui n'entendait ni à droite ni à gauche le *a* crié à haute voix, au contact du pavillon, percevait ce son lorsque deux personnes le criaient ensemble dans les deux oreilles ; un sourd-muet n'entendait le mot *lampe* que dans les mêmes conditions,

La même expérience fut pratiquée en faisant intervenir sur une oreille une voyelle, sur l'autre un son d'accordéon correspondant à cette voyelle. Le savant viennois attribue « l'accroissement de la fonction acoustique dans l'audition binotique au fait qu'à chaque oreille, à l'impulsion auditive venant de l'extérieur s'ajoute une irritation subjective d'origine centrale produite par l'action des centres acoustiques d'un côté sur les centres acoustiques de l'autre côté. Ainsi des sensations acoustiques trop faibles pour être perçues par une oreille peuvent agir sur les centres acoustiques de l'autre oreille. Il en résulte que, dans l'audition binotique, la meilleure oreille peut être renforcée par l'autre, même lorsque la perception auditive de cette dernière est inférieure à la limite de perception. »

Les excitations sonores intenses et alternatives, passant rapidement d'une oreille dans l'autre, comme on peut le faire en anacousie avec un double tube à deux embouchures ou mieux avec l'appareil électrophonoïde, ont aussi une influence très heureuse sur l'audition, car elles permettent à la réaction auditive de s'éteindre avant que ne se produise une nouvelle irritation sonore. Ces périodes de repos laissent à l'organe auditif le temps de se reprendre, de se remettre en équilibre et de supporter un nouveau choc sans fatigue.

Tout au contraire, pour pratiquer le massage physiologique du tractus auditif et l'excitation progressive de l'oreille interne, c'est aux *sons prolongés*, dont la hauteur variera sans cesse, qu'on fera appel. Faute d'un appareil produisant des sons appropriés, l'anacousiste se servira des *vocalises* méthodiquement établies pour atteindre ce but, car elles offrent à l'oreille du sourd, sous une forme douce et continue, les sons les plus souvent perçus du langage musical ou parlé, en passant par toutes les intonations possibles.

La vocalise consiste en effet à monter ou descendre des gammes sur toutes les voyelles successivement et au besoin à accoupler une consonne mal entendue aux voyelles perçues, ces dernières servant de véhicules à la première pour la porter jusqu'à l'audition nette.

L'usage du *tube acoustique* est tout indiqué pour les exercices de vocalisation, puisqu'il appuie le son en l'amenant à l'oreille dans son intégralité, et que d'autre part, il économise l'effort du professeur tout en lui donnant la facilité d'agir simultanément sur les deux oreilles.

La vocalise, qui parcourra autant que possible la zone du langage articulé dans toute son étendue, produit une vibration tympanique prolongée et par suite une oscillation de la chaîne des osselets qui peut se transmettre au liquide labyrinthique et de là aux terminaisons du nerf auditif.

Avec le procédé électrophonoïde ce massage se traduit par une sensation de chatouillement et de vibration au fond du conduit, et l'effet mécanique produit est très probablement plus intense, plus rapide et plus efficace. Quoi qu'il en soit l'une ou l'autre méthode provoquent une sorte de mouvement d'assouplissement, dont la répétition prépare l'oreille à mieux supporter les excitations particulières et différenciées, auxquelles elle devra se prêter dans la suite.

Cette *gymnastique auriculaire* a probablement pour résultat une *excitation de la sensibilité* et de la *contractilité musculaires*, ce qui ne laisserait pas que de donner une certaine élasticité à l'*appareil d'équilibre ostéo-arthro-musculaire* que représente la chaîne des osselets. Dans l'*otite moyenne chronique cicatricielle*, dans les *arthrites goutteuses ou rhumatismales des osselets*, dans la *dégénérescence fibreuse des ligaments et muscles de la caisse*, une telle action ne saurait être que très profitable. Encore une fois nous donnons la préférence pour atteindre ce but à l'onde sonore artificiellement produite, dont on peut faire varier à volonté l'intensité et la hauteur, suivant le degré de sensibilité et la nature des lésions de l'oreille à relever. La vocalise ne représente à ce point de vue qu'un moyen secondaire. Par contre elle est d'un grand secours pour mettre le sourd en état de régler, dans la mesure du possible, la durée, l'intensité et la hauteur de l'émission vocale en général et de chaque voyelle en particulier. Nous aurons à parler par ailleurs des exercices qu'il y a lieu d'instituer à cet effet, en utilisant les judicieux conseils de Thollon [1].

IV. — AUDITION DIFFÉRENTIELLE. — ACTION COMPARÉE DES MÉTHODES ORALE ET ÉLECTROPHONOIDE

L'attention volontaire, le massage sonore, l'excitation de l'organe de Corti par son stimulant spécifique, ont pour résultat une compréhension acoustique plus nette et une différenciation plus exacte des sons de la parole et de tous les autres sons.

Grâce aux *exercices oraux* l'oreille apprend à distinguer ce qu'elle n'entendait que confusément jusque-là ; c'est une langue étrangère qu'elle commence à apprendre ou tout au moins un idiome tellement oublié qu'il ne représente plus qu'une succession de mots inintelligibles. Je ne parle ici que des sourds-muets ou des grands sourds acquis.

1. THOLLON. Directions pédagogiques pour l'enseignement de la parole aux sourds-muets, p. 49.

De plus le retard de l'interprétation acoustique, privilège des infirmes de l'oreille, disparaît peu à peu et la réaction auditive tend à devenir plus rapide.

L'audition différentielle étant améliorée, le sujet n'a plus à se livrer à ce jeu de patience, qui consiste à mettre sur pied un mot ou une phrase en prenant pour béquille une lettre ou une syllabe entendues, et à attendre non sans inquiétude qu'apparaisse à l'oreille la phrase non perçue, retardée dans sa transmission.

On a souvent observé que des sujets possédant une ouïe normale ne perçoivent qu'après quelques instants certains mots, malgré une attention soutenue. Le sens de la vue est aussi le siège de phénomènes semblables. Il faut parfois quelques secondes pour distinguer avec certitude un objet, qu'un premier coup d'œil rapide n'a pas permis de reconnaître. Là aussi, la combinaison peut jouer un rôle important. A plus forte raison, à l'état pathologique, doit-on fréquemment observer des phénomènes accentués de perception et de traduction retardées.

Pour lutter contre ces *troubles psycho-sensoriels*, il est certain que les *exercices oraux sont beaucoup plus efficaces que tout autre procédé mécanique* : ils sont même indispensables pour obtenir l'audition différenciée de la parole et habituer l'oreille à distinguer les consonnes jusque-là confondues.

Ce n'est pas tout. Dans la conversation ordinaire on prononce les mots très vite en n'appuyant guère que sur la syllabe accentuée, *mangeant* à peu près les autres, si bien que l'auditeur doit pour ainsi dire saisir au vol les mots par un travail mental extrêmement rapide. Dès que l'audition baisse, cette gymnastique cérébrale devient de plus en plus pénible. On conçoit que pour lui rendre sa souplesse, il soit nécessaire de faire appel aux *exercices vocaux*, qui permettent au professeur de regagner progressivement la vitesse de l'élocution courante, après avoir dans les premières leçons profondément ralenti le débit de la parole et exagéré l'articulation de chaque phonème. Seule, la méthode orale a qualité rééducatrice en ce sens, après réveil préalable de la sensibilité acoustique par le son, artificiellement produit ou non.

On voit que les procédés oraux et mécaniques ont chacun leurs indications particulières : on a tout intérêt à les utiliser de concert. De cette étroite collaboration naîtra un résultat plus satisfaisant. L'erreur lourde serait de rejeter de parti-pris l'un ou l'autre. C'est ainsi qu'on peut juger imprudente l'assertion de ceux qui condamnent au nom de la phonétique les appareils électrophonoïdes, car même s'ils ne remplissent pas leurs engagements au point de vue de l'identité physique des sons artificiels qu'ils produisent avec ceux de la voix humaine, ils sont pratiquement très efficaces, et leur valeur éducative est d'autant plus importante qu'ils ont le grand mérite de donner des sons réglables dans leur intensité et variables dans leur hauteur ou leur durée, au gré de l'expérimentateur.

Bien plus, il est admis depuis Itard et Urbantschitsch, que la parole prépare l'oreille à entendre mieux les sons musicaux, comme ceux issus de diverses sources sonores non perçues auparavant (diapason, clochettes, tambourins, harmonium, etc). Inversement les sons musicaux ou les bruits peuvent contribuer à l'amélioration de l'ouïe vis-à-vis de la parole. C'est pourquoi beaucoup d'anacousistes par la méthode orale emploient non seulement les vocalises sur toute la hauteur de la gamme, mais aussi les sons de divers instruments musicaux et les bruits les plus variés, et inversement, ceux qui se servent d'appareils à sons artificiels font appel aux sons de la voix pour compléter leur action rééducatrice.

Conclusion : les deux méthodes doivent vivre en bonne intelligence, voisiner, et même se pénétrer intimement l'une et l'autre. A l'expérimentateur de savoir doser judicieusement suivant les cas le rôle qui doit être dévolu à chacune d'elles et la place qu'il convient de leur accorder dans le travail de rénovation à accomplir. De même que la méthode électrophonoïde déclenche certains effets physiologiques particuliers que ne peuvent produire les exercices oraux, de même ces derniers procurent des avantages que ne possèdent pas les procédés mécaniques. Nous venons d'en voir des exemples, et c'est ainsi que les *exercices vocaux apprennent aux sourds à écouter*, développent les *fonctions d'accommodation auriculaire*, *réveillent les facultés d'attention*. Grâce à eux, le malade tend à la fois l'oreille et l'esprit : il travaille. Il y a effort didactique du maître vers l'élève et application de celui-ci à le recevoir, à le mettre à profit.

La *méthode électrophonoïde*, au contraire, *fait subir au sourd l'action physiologique de l'onde sonore* : le labyrinthe cochléaire se laisse exciter, la chaîne des osselets est passivement ébranlée, la circulation est activée. *On l'oblige à entendre.*

Dans le premier cas il y a *rééducation active*, dans le second cas *excitation passive*, et ces deux actes thérapeutiques ne s'excluent pas; l'un doit être le compagnon obligé de l'autre sur le chemin de l'audition meilleure. Nous verrons plus loin que beaucoup d'autres moyens accessoires doivent être mis en jeu par l'anacousiste suivant les circonstances, et nous voudrions qu'après avoir lu ce livre, l'*auriste ou le professeur de sourd-muet soit bien persuadé que l'éclectisme impartial est, en matière d'éducation auditive et vocale, la meilleure garantie du succès.*

V. — INFLUENCE EUPHONIQUE DES EXERCICES ORAUX CHEZ LES GRANDS SOURDS ET LES SOURDS-MUETS

Avec la perception plus nette des sons de la voix, le sujet acquiert automatiquement des qualités d'intonation, de rythme et d'accentuation, qui avant son traitement, lui faisaient plus ou moins défaut. C'est ainsi que disparaissent tour à tour le timbre guttural, les faux pas ou bruits de galop de la parole saccadée, l'instabilité de la voix mal posée, tous défauts si désagréables à entendre chez le sourd-muet ou le grand sourd acquis.

De par la marche même des études qu'ils suivent, les élèves, fussent-ils d'intelligence moyenne, deviennent des observateurs plus fins et leurs dons d'imitation se perfectionnent par le continuel entraînement auquel on les soumet. Par suite ils saisissent mieux les nuances de la parole du maître (durée, hauteur, accentuation), ce qui leur permet de les mieux reproduire.

Lehfeld[1] démontre qu'après une série prolongée d'exercices acoustiques, l'enfant peut arriver non seulement à modifier le ton de sa voix, mais aussi à donner aux voyelles plus de pureté, à établir plus couramment les différentes syllabes d'un même mot. A mesure qu'augmente la perception auditive, le sujet distingue peu à peu deux sortes de tons, un ton bas — ton ordinaire de la parole —, et un ton plus élevé — celui de l'intonation.

Chez les élèves qui sont seulement durs d'oreille, il sera possible d'atteindre une plus grande modulation de la voix. Montrer la manière de prononcer, faire toucher du doigt le larynx, renforcer le son sur certaines syllabes et certains mots, tout cela ne suffit pas à apprendre la modu-

1. Lehfeld. Treizième rapport annuel de l'Ecole des Sourds-Muets d'Ober-Döbling, année scolaire 1893-1894.

lation. Ce n'est que lorsque la sensation acoustique réveillée et ravivée viendra à notre secours, que nous arriverons à des résultats remarquables et que nous pourrons ainsi améliorer beaucoup la prononciation des sourds-muets et lui donner une expression naturelle.

Une des conditions du succès réside dans les qualités d'*imitation vocale* que possède le sujet et qui l'incitent à établir d'utiles comparaisons entre les phrases qu'il perçoit et celles qu'il émet. « Il parvient ainsi, écrit Marichelle[1], grâce à toute une série de tâtonnements très longs et très laborieux, à reproduire enfin avec beaucoup de fidélité les sons du langage, dont son organe auditif lui permet d'apprécier suffisamment les qualités de hauteur, d'intensité et de timbre. »

Pour reconnaître les modifications perpétuellement renaissantes de l'intonation et en reproduire les caractères mouvants, puisqu'ils consistent en des mouvements peu définis et voilés qui se traduisent chez l'interlocuteur par des sensations passagères, l'ouïe seule peut être l'initiatrice éclairée, c'est dire l'*importance de l'éducation auriculaire chez les sourds-muets et les grands sourds.*

1. MARICHELLE et DUFO DE GERMANE. L'enseignement auriculaire dans les écoles de Sourds-Muets, 1900.

La vue n'a aucun rôle à jouer en l'occurrence : elle ne peut saisir que le mécanisme de l'articulation qui s'extériorise du fait de son siège principal dans la bouche ; elle ne saurait permettre au sourd de reconnaître les inflexions si variées de la voix, qui donnent à la parole l'animation et la vie.

Entendre et se souvenir : telles sont les conditions indispensables à une intonation juste et colorée. Nous étudierons dans la technique de la méthode orale quels sont les moyens pratiques de faciliter au sourd-muet la révélation des secrets de l'intonation, et au grand sourd le retour progressif à la parole normale, c'est-à-dire rythmée et subissant le flux et le reflux du sentiment intérieur qui la dicte.

Sans le contrôle de l'ouïe le sourd-muet ne peut avoir à sa disposition pour apprécier sa parole que le *sens musculaire*, mais les renseignements qu'il fournit sont loin d'être aussi précis que ceux donnés par l'oreille et certaines erreurs d'articulation peuvent parfaitement échapper à son observation. Peu à peu il prend ainsi de mauvaises habitudes, faute d'être rappelé à l'ordre par une ouïe vigilante, et la loi du moindre effort y aidant, il en arrive à déformer ses *ou* en *o*, à prononcer des *s* insuffisants, etc... Aussi convient-il, comme le conseille THOLLON[1], de reprendre l'élève chaque fois qu'il articule mal, et de revoir fréquemment les phonèmes isolés et les syllabes simples, directes ou inverses ; l'alphabet écrit sera donc répété, pendant toute la durée des études, une ou deux fois par semaine. L'articulation est ainsi conservée et perfectionnée, en l'absence d'audition, chez les sourds complets de naissance.

VI. — RÉÉDUCATION MUSCULAIRE DE L'OREILLE

Au point de vue du réveil fonctionnel de l'organe de l'ouïe la rééducation musculaire est d'une importance primordiale : elle consiste en **exercices actifs de gymnastique auriculaire** et en **exercices passifs de massage externe**. Ces derniers peuvent être institués dans tous les cas et chez tous les malades ; les premiers, au contraire, ne sont pas à la portée de tout le monde, car ils exigent un long apprentissage et ne sont pas exempts d'une certaine complication. Nous en exposerons plus loin la technique, en suivant les directives fournies par CH. FERNET, auquel nous sommes redevables de cette méthode kinésithé-

1. THOLLON. Directions pédagogiques. pp. 58 et 59.

rapique. Nous n'avons ici qu'à rechercher quelle peut être l'action de la gymnastique et du massage auriculaires ?

Un principe physiologique domine le problème posé, c'est celui de la *contraction synergique des muscles voisins*, *quand on excite artificiellement par le massage manuel ou électrique un muscle ou un groupe de muscles*.

D'après Jung, l'excitation artificielle d'un des muscles de l'oreille provoque la contraction simultanée de tous les autres. Austoni[1] a même démontré expérimentalement que cette contraction peut dépasser le domaine de l'organe auditif pour s'étendre à tous les peauciers de la tête. Le même auteur a remarqué que la contraction de l'occipito-frontal s'accompagne toujours d'un mouvement d'élévation de la conque (ce dont on peut s'assurer en introduisant le doigt dans l'oreille), ce qui suppose une action synergique du frontal avec les auriculaires supérieur et antérieur.

On sait qu'à l'état pathologique les muscles contigus ou voisins des parties atteintes d'inflammation participent à ce mouvement inflammatoire.

1. Austoni. Muscoli auriculari extrinseci dell' uomo. *Archivio di anatomia*, 1908.

Après amélioration ou guérison des lésions primitives, ces muscles restent diminués fonctionnellement, exemple : parésie des muscles de la trompe après otite moyenne aiguë, ou parésies laryngées après abcès amygdaliens. « Il en va de même, dit Fernet, pour les affections de l'oreille : plusieurs des troubles, notamment ceux de l'audition, qui sont consécutifs aux maladies de l'oreille moyenne ou à celles de la gorge, sont imputables au retentissement que ces maladies ont eu sur les muscles moteurs de la chaîne, sur les fibres musculaires de la membrane du tympan ou de la trompe ».

Dans toute affection auriculaire chronique, la masse musculaire est atteinte soit directement, soit par contiguïté. On doit donc essayer, conformément à la loi des synergies fonctionnelles, d'agir sur les fibres musculaires profondes par l'intermédiaire des muscles accessibles à l'action kinésique immédiate.

Il est certain que chez l'homme les muscles du pavillon, c'est-à-dire les trois auriculaires (sup. ant. post.), le temporal superficiel, les muscles du tragus et de l'antitragus, de l'hélix et de l'anthélix, n'ont qu'un rôle accessoire, car à l'état normal l'oreille est à peu près complètement immobile, contrairement à ce qui se produit chez beaucoup d'animaux qui peuvent diriger le pavillon vers la source sonore en action [1]. Il n'en est pas moins vrai que moyennant une éducation spéciale ils peuvent remonter le courant de leur dégradation fonctionnelle, donner naissance à des mouvements limités du pavillon et du conduit, et par conséquent, agir synergiquement sur les muscles accommodateurs de l'oreille moyenne, dont le rôle de premier ordre dans l'audition n'est pas à démontrer, et sur ceux de la trompe d'Eustache, régulateurs de la pression aérienne dans la caisse.

Cette synergie est d'autant plus évidente pour les muscles intrinsèques et extrinsèques de l'oreille, qu'ils ont presque tous la même innervation et par conséquent une étroite solidarité dans leurs contractions.

1. Chez les mammifères le pavillon a un développement variable : les animaux nocturnes ou ceux qui sont obligés de se tenir en perpétuelle défensive ont un pavillon de grande dimension (lapin); les cheiroptères et particulièrement la chauve-souris oreillard ont une oreille externe démesurée par rapport aux dimensions du corps. Chez les mammifères vivant sous terre (taupe), le pavillon s'atrophie, et il disparaît complètement chez les cétacés.

Ch. Richet fait remarquer que chez l'homme la rotation de la tête remplace l'action du cornet si mobile chez certains animaux. Ceci ne veut pas dire que le pavillon n'ait pas un rôle sérieux dans la réception des sons et la localisation des bruits dans l'espace. Les expériences de Weber, Schneider et Gellé père prouvent que la neutralisation des pavillons assourdit le son (écraser les deux pavillons sur la tête en effaçant leurs saillies ou combler les cavités en les remplissant avec une masse molle de cire).

L'action du *nerf facial* dépasse d'ailleurs les limites de l'organe auditif, puisqu'elle s'étend à tous les muscles de l'épicrâne et de la face. C'est ce qui prouve l'utilité des mouvements kinésiques non seulement des muscles auriculaires, mais aussi des muscles de la tête. Il en est de même dans le domaine du *trijumeau ;* c'est ainsi que toute contraction un peu énergique des muscles masticateurs s'accompagne d'une contraction du muscle interne du marteau, parce que ce dernier est innervé par un filet venu du ganglion otique, dont l'une des racines motrices provient du nerf masticateur, c'est-à-dire du trijumeau. Il existe des sujets qui peuvent volontairement contracter le muscle interne du marteau et tendre ainsi la membrane tympanique. Cette tension se manifeste par un claquement isochrone à chaque contraction musculaire. L'otoscopie permet d'ailleurs de suivre les mouvements de la membrane sous l'influence de ces contractions volontaires. Beaucoup de physiologistes sont parvenus à reproduire expérimentalement cette contraction (Bérard, Müller, Wollaston, etc..).

D'autres muscles de l'oreille sont aussi accessibles à l'excitation volontaire, les auriculaires postérieur et supérieur par exemple ; par conséquent, ils sont susceptibles d'acquérir par l'exercice une élasticité plus grande. La seule action *d'écouter*, c'est-à-dire l'effort d'adaptation de l'organe sensoriel à la perception d'un son, produit une excitation des muscles accommodateurs, dont on peut avoir distinctement la sensation. Il est donc parfaitement logique d'accorder à la *gymnastique auriculaire*, telle que l'a enseignée Ch. Fernet, un *accroissement de la contractilité musculaire*, une *augmentation de puissance active* et par suite un *perfectionnement de l'audition*.

S'il fallait une preuve de plus de la communauté de mouvement des muscles de l'oreille et de ceux de la face, nous pourrions la trouver dans les *réflexes oculaires d'origine auditive*, décrits par Molinié, et dont nous avons eu déjà l'occasion de parler. Il est évident que l'irritation motrice, par massage, gymnastique, bruit intense, qui suit le minuscule rameau nerveux, issu du facial, dont est possesseur le muscle de l'étrier, a tendance à s'épanouir vers les autres branches du facial, d'abord dans les rameaux supérieurs, puis dans tout le domaine de ce nerf. Cette irradiation se traduit par le réflexe palpébral, la contraction du frontal et dans certains cas de l'ensemble des muscles du visage. Inversement les mouvements provoqués de ces différents muscles peuvent produire la contraction du muscle de l'étrier, et l'on sait toute l'importance de cette contraction, puisqu'elle détend le tympan, dégage la platine de l'étrier, décomprime le labyrinthe.

Là ne s'arrête pas l'action des procédés kinésiques : elle atteint la *circulation péri et intra-auriculaire*, ce qui a pour conséquence une amélioration des *troubles trophiques*, *inhérents à presque toutes les affections chroniques de l'oreille.* Sous l'influence de ces modifications heureuses au point de vue de la nutrition du tractus auditif, certaines lésions peuvent régresser.

D'après les recherches de A. Castex[1] le massage agit en détergeant une partie des matériaux diversement nuisibles que la maladie a versés dans les tissus, en ramenant progressivement les parties vers leur état normal et en prévenant de la sorte les processus de sclérose diffuse qui en seraient résultés.

L'abondance des *filets du grand sympathique et des nerfs vaso-moteurs* sur le territoire de l'oreille externe suffisent à expliquer combien il est facile

1. Castex. *Archives de médecine*, 1892.

par une action appropriée d'activer la circulation auriculaire, d'autant plus que l'irrigation sanguine de la région est particulièrement riche. Le territoire de la caisse est d'ailleurs fort bien partagé à ce point de vue et les deux carotides, surtout l'externe, lui fournissent un abondant réseau vasculaire. Toutes les artérioles s'anastomosent entre elles et forment un filet à mailles très fines, qui s'étend à la fois sur la muqueuse de la caisse, sur le périoste et sur certains points de la surface osseuse. La plupart des anatomistes admettent même avec Politzer que la paroi labyrinthique laisse passer un grand nombre de canaux anastomotiques.

Le *massage et* la *gymnastique* permettent l'utilisation de cette richesse circulatoire, parce qu'on obtient par leur intermédiaire la *contraction des muscles* et par conséquent, conformément aux règles de la physiologie, une *vaso-dilatation énergique*. Cette dilatation vasculaire, compagne obligée de la contraction musculaire, a été constatée directement au microscope par Gaskell ; d'autres expérimentateurs (Ludwig, Chauveau, Kaufmann) ont montré que le débit des veines musculaires augmente notablement en période de contraction.

Comment mieux marquer les effets des mouvements actifs ou passifs, que de citer l'hypertrophie du cœur dans les cas d'obstruction du courant circulatoire, le développement remarquable de certains muscles par habitude professionnelle (plantaire grêle chez les danseuses, biceps chez les boulangers ou les forgerons, interosseux chez les pianistes, etc...)? L'exercice, l'effort répété, suffisent donc à transformer les muscles et à les développer, à activer la circulation et à diminuer les stases sanguines, à rendre en partie l'élasticité et la souplesse à des appareils ostéo-arthro-musculaires raidis ou ankylosés par des processus pathologiques. On comprend ainsi toute la valeur thérapeutique du *massage externe de l'oreille et de la gymnastique auriculaire* dans les *scléroses de la caisse*, les *otites chroniques cicatricielles*, les *otites par intoxication hématogène*, avec tout leur cortège de raideurs articulaires, de rétractions ligamenteuses, d'atrophies musculaires et de troubles trophiques des muqueuses, du périoste et des surfaces osseuses.

DEUXIÈME PARTIE

TECHNIQUE

CHAPITRE IV

EXAMEN DU SOURD

Avant de décider s'il convient d'entreprendre des exercices acoustiques ou labiologiques, il faut procéder avec un soin méticuleux à l'interrogatoire et à l'examen local et général du sourd. Nous n'avons nulle intention de passer en revue toute la symptomatologie otitique : il s'agit là de notions élémentaires que nous considérons comme acquises. Nous insisterons *inégalement* sur les différents points de cet exposé, suivant l'intérêt qu'ils présentent en ce qui concerne le sujet qui nous occupe.

I. — Surdi-mutité.

A. — Interrogatoire des parents

Il est à remarquer que les parents du jeune sourd-muet vivent en pleine illusion sur l'état auditif et intellectuel de leur enfant. Ils prennent son agitation et sa nervosité pour une manifestation de vive acuité psychique ; ils croient reconnaître un certain pouvoir auditif dans le fait que l'enfant perçoit les vibrations aériennes ou solidiennes qui accompagnent la chute d'un objet, les allées et venues des personnes de l'entourage, les claquements de porte ou de fenêtre, etc. ; ils sont persuadés d'un simple retard de la parole, quand ils l'entendent articuler plus ou moins indistinctement quelques syllabes ; par suggestion, ils traduisent ces bruits inintelligibles en les appellations tant espérées de *papa* et *maman*. Leur étonnement est grand lorsque le médecin placé derrière le petit patient fait vibrer un sifflet ou sonner une cloche sans provoquer chez lui la moindre réaction.

Voici les principales questions à poser aux parents :

1° **Dans quelle région** l'enfant est-il né et a-t-il passé ses premières années? On a remarqué en effet que l'on rencontrait surtout la surdi-mutité dans les régions montagneuses, comme le goître et le crétinisme. L'eau potable est peut-être responsable de ces affections, mais plus encore les conditions hygiéniques défavorables dans lesquelles vivent les montagnards.

2° Quels sont les **rapports de consanguinité** des parents? — D'après mon maître Castex[1], qui a décrit avec compétence et originalité le rôle du médecin à l'égard des enfants sourds-muets, 10 p. 100 de ces infirmes sont issus de parents consanguins, dont les tares se superposent et se multiplient; parmi celles qui pèsent le plus lourdement sur les générations successives, figurent l'hérédo-syphilis, la tuberculose, le rachitisme, l'alcoolisme.

Le nombre des *surdi-mutités congénitales* est certainement supérieur à celui des *surdi-mutités acquises*, d'autant plus qu'avec notre collègue R. Jouet[2], nous croyons qu'il est logique de comprendre dans les congénitaux, non seulement les sourds-muets de naissance, mais encore ceux de bas-âge, car on conçoit qu'il est très difficile de savoir, dans la toute première enfance, si un enfant entend ou non.

3° L'interrogatoire sur les **antécédents patho-**

1. *Consultations oto-rhino-laryngologiques*, Paris, Baillière édit., 1912.

2. *Prophylaxie de la surdi-mutité*, in Revue générale de l'Enseignement des Sourds-Muets, juin 1914.

logiques doit être très serré. Il permet souvent de découvrir la cause de la surdi-mutité, la date de l'apparition des troubles auditifs et celle plus reculée des troubles phonateurs (3 ou 4 mois après, environ).

Les *surdi-mutités acquises* trouvent leur origine dans les *otites suppurées doubles*, *à marche foudroyante*, *de l'enfance*, en particulier celles qui relèvent de l'infection streptococcique, scarlatineuse, rubéolique, ourlienne, et les *labyrinthites infectieuses primitives* (maladie de Voltolini).

La *méningite cérébro-spinale*, les *lésions des centres acoustiques* (méningite et encéphalite), les *traumatismes céphaliques* avec hémorragies labyrinthiques et fractures des rochers, les *infections typhiques* ou *paratyphiques*, la *variole*, la *grippe*, la *coqueluche*, jouent un rôle d'importance variable et peu défini par les statistiques, dans l'étiologie de la surdi-mutité acquise. Cette affection ne se produit, de façon générale, que chez les sujets au-dessous de 8 ans. Ajoutons que le nombre des surdi-mutités acquises a une réelle tendance à diminuer, du fait des progrès de l'otologie, des soins plus rapides accordés aux enfants otorrhéiques, des interventions rhino-pharyngées précoces (adénotomies, cornétomies, amygdalotomies, etc.).

4° **Antécédents héréditaires** de surdi-mutité et de névropathie (hystérie, épilepsie, tics, bégaiement, folie), de rachitisme (malformations de la base du crâne, des tibias, du thorax), d'insuffisance thyroïdienne, de syphilis, etc.

Au point de vue hérédité similaire, la transmission de la tare est loin d'être la règle. D'après Lannois, parmi les enfants de parents sourds-muets, il n'y en a pas plus de 1 p. 100 qui subit l'héritage de cette infirmité.

On doit savoir si l'enfant est né avant terme, s'il a des frères et sœurs, si l'accouchement a été difficile (traumatisme), etc.

B. — Examen clinique du sourd-muet

Nous nous contentons d'un tableau schématique, puisqu'il s'agit de données classiques; nous le complèterons par les quelques remarques qui nous semblent intéressantes.

1° Facies

Mobilité de la physionomie et du regard.

Mouvements nerveux, grimaces, tics.

Sentiments affectifs exprimés (gaieté, inquiétude, anxiété).

Masque adénoïdien.

Déformations ou effondrement des os propres du nez (syphilis héréditaire).

2° Épreuves stato-cinétiques

a) Station uni et bipodique, les yeux ouverts, puis fermés.

b) Marche en avant et en arrière.

c) Troubles de l'équilibration, titubation.

3° Examen oto-rhino-laryngologique

Pavillon : malformations ou cicatrices { gommes / gangrène / hématome

Conduit : exostoses, atrésie, obturation et condylomes.

Tympan : traces de perforations, mobilité, épaisseur, calcification, enfoncement, sensibilité au stylet boutonné.

Fosses nasales : dysosmies, perméabilité, déformation ou hypertrophie des cornets ou de la cloison. Atrophie des ailes du nez. Rétrécissement des fentes narinaires. Impotence fonctionnelle.

Cavum : végétations adénoïdes ou polypes naso-pharyngiens, queues de cornets.

Trompe : perméabilité.

Cavité buccale : déformation de la voûte palatine (ogive).

Perforations du palais.

Mobilité et coloration du voile.

Déformations et implantations vicieuses des dents (hérédo-syphilis). Triade d'Hutchinson.

Réflexe pharyngé.

Malformations et mobilité de la langue.

Oreille interne :

Épreuves vestibulaires { caloriques / rotatoires / galvaniques

Nystagmus spontané et provoqué.

Démarche. Réactions locomotrices.

Diagnostic étiologique des troubles vertigineux.

Larynx : pratiquer un examen laryngoscopique chez les adolescents : vérifier si les cordes vocales sont d'aspect normal et si le développement de l'organe est en rapport avec l'âge du sujet. Cet examen est généralement négatif, puisque l'enfant n'est muet que parce qu'il est sourd.

4° EXAMEN OCULAIRE

Acuité visuelle : cet examen est d'une importance capitale pour l'avenir de l'enseignement phonétique et labiologique.

Symptômes de névropathie et d'hérédo-syphilis (voir plus loin).

5° Examen général

a) *Fonctions respiratoires* : périmètre du thorax et capacité pulmonaire.

Courant respiratoire { taches respiratoires
spirométrie
rhino-manométrie

Symptômes de tuberculose.

b) *Fonctions circulatoires* : état du cœur.

Troubles vaso-moteurs et trophiques.

Hématose. Anémie.

Tension artérielle.

c) *Facultés intellectuelles* : Attention.

Mémoire.

Compréhension des gestes et des mouvements.

Réactions mentales.

d) *Système nerveux* : Recherche de zones anesthésiques et hyperesthésiques.

Hémianesthésie.

Paralysies, parésies.

Chorée, tremblements, tics.

Réflexes cornéen, rotulien, pharyngé, etc.

Réactions sensorielles (visuelles, tactiles).

Incoordination des mouvements.

e) *Système osseux* : Recherche des traces de rachitisme et des déformations hérédo-syphilitiques.

Morphologie crânienne { crâne : asymétrique, olympien, natiforme

Atrophie du maxillaire supérieur par insuffisance d'aération.

Hyperostose du tibia et de la crête iliaque.

f) *Fonctions d'assimilation et de désassimilation* :

Entérite, gastrites.

Albuminurie.

C. — Remarques

Telles sont les directives générales que l'on doit suivre dans l'examen du sourd-muet. L'interrogatoire des parents, tel que nous l'avons résumé, suffit bien souvent à mettre sur la piste de la cause pathologique héréditaire ou personnelle de l'infirmité ; il nous apprend en même temps si l'enfant a déjà parlé et jusqu'à quelle époque.

La découverte d'une tare syphilitique peut nous conduire à l'essai d'un traitement mixte, à la fois chez l'enfant et chez les parents, ce qui présente, au double point de vue thérapeutique et prophylactique, un intérêt capital.

L'examen oto-rhino-laryngologique commande souvent certaines interventions chirurgicales libératrices, qui favorisent beaucoup l'initiation phonétique, en ouvrant largement les voies respiratoires, et portent l'enfant vers son développement physique intégral. S'il y a insuffisance respiratoire, ce qui est fréquent, on fait appel à la rééducation fonctionnelle nasale et aux exercices classiques de kinésithérapie, tels que nous les décrirons plus loin.

Quant aux investigations que l'on opère sur le domaine du **système nerveux**, elles sont particulièrement indiquées, lorsqu'on soupçonne chez un adolescent une *surdi-mutité hystérique*. Cette affection est d'ailleurs une rareté ; son début est brusque, à la suite d'une émotion violente ou d'un traumatisme, la guérison rapide, les symptômes névropathiques plus ou moins marqués (anesthésie du conduit, du tympan et du pharynx, zones d'anesthésie et d'hyperesthésie, etc.). La *surdi-mutité de guerre par inhibition fonctionnelle* répond à ce tableau en y ajoutant l'aspect plus ou moins stupéfié du commotionné, l'hypoexcitabilité fréquente du labyrinthe postérieur, la diminution ou la disparition des réflexes cochléo-palpébraux, l'abolition des autres réflexes (conjonctivaux, tympaniques, etc.), des troubles de la pression artérielle et des vaso-moteurs, etc.

En présence de troubles choréiques, de tics, de trémulation caractérisée, de paralysies ou parésies, d'incoordination des mouvements, etc., on devra sonder les antécédents du malade et rechercher les tares de dégénérescence névropathique, sur lesquelles a pris pied la surdi-mutité ; ceci à titre de direction thérapeutique et prophylactique.

L'étude des **réactions visuelles, tactiles et mentales**, de leur rapidité et de leur qualité, n'est pas non plus inutile, car elle indique dans une certaine mesure ce que l'on peut attendre des phénomènes de suppléance fonctionnelle, s'ils sont méthodiquement provoqués et développés par des exercices systématiques.

Pour terminer cet exposé de la valeur de l'examen clinique minutieux, tant au point de vue de l'étiologie et du pronostic de l'infirmité en cause, qu'à celui de la marche à suivre dans l'enseignement auriculaire, la préparation vocale et mentale du sourd-muet, nous tenons à insister sur l'importance de l'interrogatoire de la **fonction visuelle**. Meilleure sera l'acuité visuelle, plus facile se présentera l'instruction de l'enfant. Pour la mesurer, il est indispensable d'avoir recours à des tableaux spéciaux, comme ceux de Wecker ou de Parinaud, où sont inscrits des signes simples que le sourd-muet désignera par gestes. Mieux encore on pourrait construire une échelle de gravures, figurant des objets usuels, connus des infirmes, et que ceux-ci montreraient, au fur et à mesure de leur identification à distance, sur un album placé à leur portée. Les dimensions de chacun des dessins seraient systématiquement établies par l'ophtalmologiste, de manière à suppléer pour lui les tableaux de lettres, dont il fait habituellement usage.

Là n'est point la seule recherche à faire ; il convient de déceler les symptômes de **névropathie**, quand on soupçonne la présence de cette tare à la base de la surdi-mutité. Les troubles de l'accommodation, et en particulier la myodésopsie (mouches volantes) sont une confirmation des signes fournis par l'examen général. Pour ce qui est de l'**hystérie**, elle est caractérisée par l'anesthésie ou l'hypoesthésie cornéenne et conjonctivale, le rétrécissement concentrique du champ visuel, l'interversion des couleurs, la diplopie monoculaire. Les paralysies oculaires ne sont pas rares, ainsi que l'amblyopie, due à une sorte d'anesthésie rétinienne passagère, et l'érythropsie (vision rouge).

La partie la plus intéressante de l'examen des yeux consiste à dépister les symptômes d'hérédo-syphilis, que nous classons de la façon suivante :

1° *Symptômes de quasi-certitude* : *kératite interstitielle et leucomes* consécutifs, surtout si cette lésion coexiste avec des déformations dentaires[1] et palatines. La *gomme de l'iris* serait aussi très caractéristique, mais c'est une affection rare.

2° *Symptômes de probabilité* : *atrophie des nerfs optiques*, totale ou partielle, accompagnée de chorio-rétinite péripapillaire. — Foyer de *chorio-rétinite-périphérique* atrophique et pigmentaire. — *Ostéo-périostite* du rebord orbitaire, surtout du rebord supérieur. — *Signe d'Argyll.*

3° *Symptômes de possibilité* : *ptosis ; paralysies*

1. Ces malformations sont les suivantes : atrophie cuspidienne de la première grosse molaire, érosions en cupule de la couronne, échancrure semi-lunaire du bord libre, dents en forme de tournevis, etc...

oculaires; nystagmus; *affections lacrymales* (dacryocystite).

D. — Examen acoumétrique du sourd-muet

La surdité absolue est rare. Dès 1899, Ménière, Castex et Grossard, chirurgiens de la clinique otologique de l'Institution Nationale des Sourds-Muets de Paris, concluaient d'un examen des nouveaux élèves de l'école : « Cinq fois seulement (sur 29 cas) la surdité était complète et coïncidait avec des lésions otiques de faible importance ou unilatérales. Cette constatation légitime l'espoir fondé sur les exercices acoustiques[1]. »

Dans toutes les écoles de sourds-muets, il existe toujours une proportion notable de *demi-sourds*, dont il est malaisé de mesurer avec exactitude l'acuité auditive. L'*acoumétrie phonique*, là comme dans la surdité acquise, semble fournir les indications les plus utiles, non seulement au point de vue du pouvoir auditif, mais surtout à celui de la direction à imprimer à l'enseignement auriculaire.

1° Les **épreuves vocaliques** sont les premières à entreprendre; elles doivent être faites sur le

1. Voir *Bulletin de Laryngologie*, 30 décembre 1899, page 250.

ton de la voix de la conversation, à la distance maximum de perception. Plusieurs expériences successives permettent d'établir une moyenne indépendante des changements accidentels de conditions.

2° Les épreuves d'audition différentielle comprennent la présentation des voyelles accouplées par deux, l'une d'elles restant constante. Exemple :

a — è	è — a	o — a
a — é	è — i	o — è
a — i	è — eu	o — é
a — o	è — o	o — i
a — ou	è — ou	o — ou, etc...

Les 18 consonnes sont étudiées de la même façon, en les accolant tour à tour aux voyelles. Exemple :

fa — pa	da — fa	la — pa
fa — da	da — pa	la — ta
fa — ma	da — ta	la — fa
fa — na	da — ma	la — ma
fa — ta...	da — na...	la — na, etc...

et ainsi de suite.

On peut enfin, comme le conseille Marichelle, grouper les éléments 3 par 3, puis 4 par 4, pour « arriver avec de très rares élèves, à la présentation d'ensemble du tableau presque complet des voyelles et des consonnes. Des groupements binaires aux groupements ternaires, et de ceux-ci aux suivants, il existe autant de degrés auditifs bien marqués. Cet examen, quand il est fait avec soin facilite beaucoup le premier classement des élèves soumis aux exercices ; renouvelé de temps à autre, il permet d'apprécier avec la plus grande sûreté les progrès accomplis. »[1]

3° **Audition de mots et de phrases.** — Le pouvoir auditif du sourd-muet au début de son enseignement atteint rarement une acuité suffisante pour différencier des mots et surtout des phrases ; il faut plusieurs années d'enseignement auriculaire pour obtenir ce résultat chez les demi-sourds particulièrement bien doués et qui entendent leur propre parole, à la condition que leur intelligence se soit perfectionnée de façon assez marquée pour leur faciliter la compréhension des phonèmes, le travail indispensable de combinaison psychique et le développement de la faculté d'interprétation.

4° **Acoumétrie instrumentale.** — On peut « tâter » l'audition du sourd-muet par les bruits les plus divers, en choisissant ceux qui l'amusent,

1. *Rapport au XIIIe Congrès international de Médecine* (section d'otologie), 1900.

de façon à lui faire prêter l'oreille. Quelques mensurations sont relevées et l'on prend note des différences au fur et à mesure des exercices. Le tambour, la cloche, les sifflets, les petites trompettes d'enfants, les crécelles, peuvent être utilisés et produisent parfois la première sensation auditive.

« Dès que le son des cloches (grosse sonnette de porte de maison) est perçu à 20 centimètres de l'oreille, le patient est bien près d'entendre sa propre voix » (Tillot)[1].

Le piano, l'accordéon, le phonographe, rendent parfois des services dans la recherche des vestiges d'audition, surtout si le sourd-muet s'arme d'un tube acoustique.

Dans plusieurs des observations publiées par Tillot, en 1913, le diapason *la*^{3} était perçu avant le commencement des exercices acoustiques, et chez plusieurs sourds-muets, la durée de perception a augmenté considérablement au cours du traitement rééducateur.

On sait que Bezold[2] avait proposé d'examiner l'oreille du sourd-muet au moyen de la série con-

1. *Le réveil de l'ouïe dans quelques cas de surdi-mutité*, in Revue Médicale de Normandie, avril 1913.

2. *Rapport au Congrès des Otologistes de Vienne*, 1899.

tinue des tons, depuis la limite inférieure jusqu'à la limite supérieure, de manière à dépister les îlots auditifs et les hiatus du champ auditif tonal.

« D'après les résultats obtenus, déclarait-il, je puis considérer l'examen par l'échelle tonale comme la base la plus sûre et la seule qui soit exacte, quand on veut choisir les sourds-muets susceptibles d'être instruits par l'oreille. » Ce à quoi Marichelle répondait très justement : « que cette méthode semble accorder à l'une des trois qualités du son — la plus facilement mesurable — la *hauteur musicale*, une importance un peu exagérée... une appréciation tant soit peu précise de l'*intensité* sonore ferait beaucoup mieux notre affaire... Si nous osions nous permettre une comparaison vulgaire, nous rappellerions qu'on ignore totalement la capacité d'une boîte, quand on n'en a mesuré que la profondeur ou l'une quelconque des deux autres dimensions. »

Ajoutons que les diapasons, au point de vue du timbre, ne peuvent supporter la comparaison avec la voix humaine, particulièrement riche en harmoniques, et que le procédé acoumétrique proposé par Bezold repose sur l'erreur du labyrinthe-résonateur de Helmholtz. On ne saurait donc lui réserver dans l'examen de l'acuité auditive du sourd-muet qu'un intérêt limité. Rappelons pourtant que Bezold basait sur cette épreuve la catégorisation méthodique des sourds-muets au point de vue pédagogique et que, d'après lui, seuls les enfants capables de percevoir les sons compris entre *si*^{3} et *sol*^{4} pouvaient apprendre à parler. Au reste voici les six groupes de cette classification : 1° îlots auditifs ; 2° trous auditifs simples ou doubles ; 3° trous étendus dans la moitié supérieure de l'échelle ; 4° trous étendus au niveau de la limite inférieure ; 5° trous de la partie inférieure de l'échelle dépassant quatre octaves ; 6° trous de la partie inférieure de l'échelle ne dépassant pas quatre octaves.

En réalité, une telle acoumétrie est plus théorique que pratique. Il y a des *sourds complets*, des *demi-sourds* (ceux qui distinguent la plupart des voyelles à la voix nue, avant tout enseignement auriculaire), et, entre ces deux catégories, les sujets qui entendent parfois la voix au moyen d'un tube acoustique ou tout au moins *certains bruits plus ou moins intenses.* Quant à une classification en groupes plus nettement différenciés, elle semble pour le moment à peu près impossible. De tous les moyens employés, « c'est la parole, dit Castex, qui constitue le meilleur moyen pour l'examen de l'ouïe »[1]; c'est aussi bien l'avis de Marichelle[2] et de la plupart des expérimentateurs, en l'absence « d'un instrument de mesure qui nous permette d'apprécier à son exacte valeur le degré d'audition des sujets mis en expérience. Cet appareil devrait nous fournir, soit des sons d'*intensité mesurée*, soit des sons d'*intensité fixe*, propres à nous servir de termes de comparaison. »[3] Rien n'empêche d'ailleurs de compléter l'examen à la voie nue par l'épreuve de bruits variés, de sons simples ou complexes, et c'est là un procédé mixte qui permet de reconnaître : 1° si l'enfant différencie les voyelles et perçoit quelque peu sa propre voix (demi-sourd) ; 2° s'il entend la voix criée ou renforcée par le tube sans aucune différenciation, ainsi que certains bruits ; 3° s'il est enfermé dans un silence absolu. Le tableau ci-contre indique cette série d'investigations.

II. — Surdité acquise.

L'examen du sourd avant la rééducation comprend l'interrogatoire, l'inspection de l'oreille et

1. *Bulletin de Laryngologie*, 30 décembre 1900.
2. *Loc. cit.*, p. 14.
3. *Loc. cit.*, p. 12.

FICHE AUDITIVE N°

OREILLE DROITE			EXAMEN			OREILLE GAUCHE		
				DATES | DATES				
				Voix nue.				
				Voix transmise par tube acoustique.				
			la^3	Diapasons os et air.	la^3			
			ut^5		ut^5			
			sol^6		sol^6			
			N° 1	Cloches.	N° 1			
			N° 2		N° 2			
			N° 3		N° 3			
				Tambour.				
				Sifflet de Galton.				
				Bruits divers.				
				. . . .				
				. . . .				
				. . . .				

du rhino-pharynx, les épreuves diapasoniques, l'étude du syndrome vertigineux, s'il existe, et la recherche des réactions nystagmiques et locomotrices spontanées et provoquées. De cette façon, on connaît la topographie, la nature, et dans une certaine mesure, le pronostic des lésions auriculaires. L'état général fournit aussi d'utiles indications étiologiques et thérapeutiques. Il reste ensuite à définir le plus exactement possible les limites et la qualité de l'audition ; là n'est pas la moindre difficulté, malgré les services éminents que peut rendre l'acoumétrie phonique, lorsqu'elle est méthodiquement employée.

Ici encore, nous nous contentons de mentionner les données classiques, en ne nous arrêtant que sur certains points présentant en anacousie une importance particulière.

A. — *Interrogatoire.*

Il portera sur l'âge, la profession, l'habitat et les antécédents héréditaires et personnels du malade.

Age. — Les résultats obtenus par les exercices acoustiques sont d'autant plus marqués que le sujet est plus jeune et l'affection moins ancienne.

Les tissus de l'oreille réagissent mieux et plus rapidement aux excitations du massage phonique; la gymnastique mentale est plus efficace. La *sclérose juvénile* est souvent améliorée par le traitement anacousique.

Profession. — Le traumatisme sonore chronique auquel est soumis le sujet dans certaines professions (soldat, chaudronnier, chauffeur, tonnelier, etc.), est particulièrement pernicieux pour l'oreille. La surdité de guerre, si fréquente, en est la meilleure preuve. L'exposition aux intempéries et à l'humidité n'est pas sans influence sur le développement des hypoacousies, puisque les inflammations répétées du rhino-pharynx en sont les conséquences à peu près inévitables (marins, aviateurs, égoutiers, etc.).

Habitat. — Pour la même raison, le séjour prolongé dans un climat pluvieux et froid, surtout au bord de la mer, est extrêmement préjudiciable aux sourds, comme aux individus porteurs de lésions du cavum ou des fosses nasales, prédisposés aux affections de l'oreille.

Hérédité. — Certaines familles offrent l'exemple de la transmission de la surdité et l'*otosclérose héréditaire* n'est point rare. D'autre part, les antécédents hérédo-syphilitiques, arthritiques et alcooliques se retrouvent souvent, comme cause prédisposante de cette infirmité.

Antécédents personnels. — Dans l'histoire pathologique du sourd, il faut relever soigneusement les *maladies de l'enfance* qui s'accompagnent fréquemment de lésions auriculaires : scarlatine, oreillons, rougeole, diphtérie, végétations adénoïdes, méningite cérébro-spinale, broncho-pneumonie, etc.

Naturellement les *traumatismes craniens*, les *diathèses* (artério-scléroses, diabète), constituent de lourds antécédents au point de vue otique, de même que les *auto-intoxications*, surtout celles qui sont d'origine gravidique, brightique ou gastro-intestinale, les *intoxications médicamenteuses répétées* (quinine, salicylates, arsenic, chloroforme, etc.).

Quant à la *syphilis*, on connaît son influence néfaste sur l'audition, et les exercices acoustiques sont absolument inefficaces contre ses manifestations auriculaires. La soudaineté de la perte de l'ouïe est parfois telle que l'on pourrait dire, avec notre maître Castex, « labyrinthite apoplectiforme, foudroyante. » Elle s'accompagne de nausées, vomissements, nystagmus, vertiges avec chute, bourdonnements, troubles oculo-moteurs, phénomènes douloureux intenses[1].

Tous ces renseignements pris, on peut poser des questions précises sur les symptômes qui ont marqué les débuts de la surdité (date, douleur, fièvre, suppuration, affection causale), sur la marche qu'elle a suivie et sur les traitements antérieurs, sur les troubles subjectifs ressentis (*bourdonnements*).

Paracousie de Willis. — Il ne faudra pas omettre d'interroger le sourd sur les modifications possibles de son audition en présence du bruit. S'il entend mieux en voiture, en chemin de fer, c'est un symptôme favorable pour l'avenir et qui permet de compter sur une amélioration à peu près certaine. Il prouve, en effet, que l'organe de perception est facilement excitable, c'est-à-dire tout préparé à l'action bienfaisante des exercices acoustiques. Répétons avec Lermoyez : « jusqu'ici la paracousie de Willis n'a servi que de signe pronostique : il y a mieux à faire d'elle, c'est de

1. Voir notre article : *Etiologie des surdités bilatérales subites*, in Bulletins et mémoires de la Société française d'oto-rhino-laryngologie, Congrès de 1910.

l'utiliser comme indication thérapeutique. Ces sourds, qui disent n'être soulagés qu'au milieu du bruit, nous tracent notre ligne de conduite sans qu'ils s'en doutent... Puisque le bruit est le seul remède qui leur procure un soulagement manifeste, traitons-les donc par le bruit[1]. »

Bourdonnements[2]. — On peut demander au malade quelques précisions sur la nature de ses bourdonnements et recueillir ainsi des renseignements utiles au point de vue étiologique ou thérapeutique. Sont-ils d'origine auriculaire ou générale ? Le diagnostic est délicat. Pourtant les bruits rythmiques, intermittents, et que le sujet appelle battements, sont généralement dus à des troubles de circulation ; la compression de la carotide et de la jugulaire interne les arrête.

La suppression du médicament suffit à interrompre les bourdonnements d'origine toxique (salicylates, quinine). La vaso-dilatation produite par l'inhalation de quelques gouttes de nitrite d'amyle agit de même pour les bourdonnements

1. Préface de la traduction française des *Exercices acoustiques* d'Urbantschitsch, p. 9.

2. Nous reprenons ici une question que nous avons déjà traitée dans les *Principes d'Anacousie* de Zünd-Burguet, p. 175 et suivantes.

d'origine ischémique (chlorose, irritation du sympathique, hémorragies répétées, etc.).

L'interrogatoire révèle parfois des troubles gastro-intestinaux chroniques : un traitement approprié fait disparaître les bourdonnements.

En présence de bruits intermittents, d'intensité variable, on doit toujours songer à la névropathie (hystérie, neurasthénie) ; d'ailleurs la surdité, en ce cas, est, elle aussi, intermittente.

Le malade accuse très fréquemment des douleurs névralgiques dans toute la région périauriculaire, et ceci est une présomption en faveur des bourdonnements otitiques ; ces troubles subissent une exacerbation très nette sous l'influence de l'humidité et du froid.

On a voulu assigner à chaque type distinct d'otopathie un genre particulier de bourdonnements. C'est peut-être aller trop loin, d'autant plus que les sourds ne savent pas bien eux-mêmes définir le caractère des bruits qu'ils entendent ! Néanmoins, à titre documentaire, répétons avec les classiques, qu'un sifflement rappelant le mot *djü* indique une sclérose tympanique primitive et de l'otite adhésive survenue après l'assèchement d'une otorrhée ; que les chants d'oiseaux, le bruit du roulement d'un train sous un tunnel, et les sons musicaux en général, coïncident avec une sclérose labyrinthique ; qu'un sifflement très aigu est caractéristique d'une contracture du muscle du marteau, et concluons sagement avec Lannois que « la valeur diagnostique des bourdonnements est fort relative. »

B. — *Examen physique et fonctionnel.*

Un examen physique minutieux des conduits auditifs, des membranes tympaniques, du pavillon de l'oreille, suivi d'une exploration des fosses nasales, du rhino-pharynx et des trompes, doit être pratiqué. Cette première série d'investigations nous conduit bien souvent tout près du diagnostic. Pour arriver à une certitude sur la nature, l'étiologie et le pronostic de l'affection en cause, sur la topographie des lésions et leur tendance à l'extension ou à la régression, il est nécessaire d'accorder la plus grande attention à l'examen fonctionnel du malade, tant au point de vue de la mesure de l'audition, qu'à celui des troubles de conduction des ondes sonores et de la participation plus ou moins complète du labyrinthe et des centres auditifs. Les épreuves diapasoniques sont indispensables à pratiquer, malgré l'incertitude fréquente de leurs résultats et les contradictions auxquelles on peut se heurter. On cherchera à apprécier la mobilité de l'étrier par l'*épreuve de Gellé* et à comparer la conduction osseuse et la conduction aérienne par le *Rinne* (diapason *ut*[1]). La latéralisation de l'impression sonore (diapason de Bonnier au vertex) du côté le plus atteint (*Weber*) ne se produit pas toujours suivant nos prévisions et la valeur de cette épreuve est réservée. Peut-être faut-il accorder plus de poids à l'épreuve de *Schwabach* (diapason *ut*[2]), car la diminution de la durée de perception osseuse d'un diapason, par rapport à la durée normale préalablement fixée, indique assez clairement une lésion du labyrinthe antérieur et une hypoexcitabilité du nerf auditif.

L'épreuve de la *paracousie lointaine de Bonnier*, plus sensible que celle de la *paracousie prochaine de Weber*, semble être un signe pathognomonique de surdité progressive, lorsque le malade perçoit le son à distance par transmission solidienne au lieu d'une simple trépidation muette. Le pied du diapason de 100 v. d. est appliqué sur une crête osseuse sous-cutanée, facilement accessible (saillie radiale, malléole, rotule). Certains paracousiques entendent d'autant mieux le diapason — du côté de leur oreille lésée — que la vibration est provoquée sur un point du squelette plus éloigné. Presque tous les auristes admettent la constance de la paracousie lointaine, comme signe avant-coureur d'*oto-sclérose tympanique progressive*. Par contre elle fait souvent défaut « dans un grand nombre de cas d'oto-sclérose tropho-neurotique à début labyrinthique » (Escat). En réalité, cette épreuve constitue un excellent moyen de révélation d'une paracousie fruste, que le *Weber*, moins sensible, n'aura pas décelée. Grâce à elle, une atteinte, fût-elle légère et insidieuse, de l'appareil de transmission, pourra être découverte.

Au point de vue anacousique, l'ensemble de ces épreuves permet, avec l'examen clinique et fonctionnel du malade, de reconnaître des *syndromes définis*, dont l'identification a une réelle importance en ce qui concerne l'indication et le pronostic des exercices acoustiques.

C'est ainsi que la constatation d'une ankylose complète de l'étrier avec hypoacousie très accentuée, imperméabilité de la trompe, Schwabach raccourci, Rinne redevenu positif, antécédents vertigineux, doit nous faire porter le pronostic le plus réservé sur une amélioration possible de l'audition.

Par contre, un des groupes symptomatiques les plus favorables à l'anacousie est le suivant : surdité lentement progressive, peu accentuée, Rinne négatif, Schwabach prolongé, Gellé positif, trompes perméables, bourdonnements intermittents à timbre grave, faibles, tympan peu modifié physiquement, mobile, peu ou pas de troubles vertigineux, paracousie de Willis.

Aussi encourageant, au point de vue anacousique, est l'otocopose chez les adolescents avec bruits continus (sifflements, chants d'oiseaux), tympan enfoncé, opaque, peu mobile, Rinne négatif, quelques vertiges, articulation stapédio-vestibulaire gênée dans ses mouvements. Attaqués à leur apparition, ces désordres fonctionnels peuvent être complètement enrayés, sans doute à cause de la puissance réactionnelle de l'organe auditif et de la souplesse de la circulation chez les jeunes sujets.

Les améliorations constatées sont non moins intéressantes, quoique moins marquées, en présence de signes caractéristiques d'insuffisance motrice de la chaîne, de rétraction de la membrane, de gêne des mouvements stapédiens, par hypertrophie de la muqueuse ou production d'adhérences conjonctives, perméabilité tubaire réduite, avec Rinne négatif, Gellé douteux ou positif, Schwabach prolongé et Weber latéralisé du côté malade, bourdonnements continus et généralement uniques : bruit de coquillage, échappement de gaz, etc..., sensation de plénitude céphalique.

Arrêtons-nous encore devant un autre tableau symptomatique : tympan normal, trompe perméable, Gellé positif, Rinne positif, abaissement de la limite supérieure de l'audition, congestion céphalique fréquente, surtout après les repas, troubles labyrinthiques passagers et en particulier vertiges ; hypertension artérielle et retentissement exagéré du second bruit au foyer aortique, dyspnée asthmatiforme, etc... ; l'anacousie, de concert avec le traitement général approprié, permet de combattre efficacement, à leur période initiale, ces phénomènes circulatoires dans leurs manifestations locales et régionales, de diminuer les vertiges et les bourdonnements, d'arrêter l'évolution du processus de dénutrition et d'améliorer par là-même l'audition.

Comment les exercices acoustiques peuvent-ils agir sur des syndromes aussi différents les uns des autres ? Sans doute, par l'éclectisme de leur action. Nous l'avons étudiée en détail dans le chapitre précédent et nous savons que : 1° *l'excitation phonique* provoque le réveil fonctionnel de l'ouïe; 2° *le massage phonique* (vocalises) mobilise physiologiquement le tympan et la chaîne des osselets; 3° *la kinésithérapie auriculaire* accélère la circulation et les échanges nutritifs du tractus auditif; 4° *la gymnastique mentale* développe les facultés de mémoire, d'interprétation et de compréhension (audition psychique). Et cette multiplicité d'action suffit à expliquer le bienfaisant rayonnement des procédés anacousiques vers les affections otitiques les plus différenciées dans leur physionomie clinique et leurs manifestations fonctionnelles. Au reste, les améliorations sont essentiellement variables d'un malade à l'autre, pour une affection de même nature, parce que la *valeur des résultats dépend de l'état général du sourd.*

Suivant la judicieuse remarque du professeur Roger, « les organismes vivants sont construits de telle façon que toute modification, survenant en un point de l'économie, retentit sur l'économie entière. »

Beaucoup de maladies générales ont une répercussion sur le labyrinthe ; par contre toute maladie auriculaire ne reste pas locale ; les réactions sont plus ou moins nettes, parfois même imperceptibles, elles n'en existent pas moins.

C'est par voie réflexe ou circulatoire que les troubles fonctionnels généraux retentissent sur l'oreille. Comme l'a fait observer Boulai (de Rennes) [1], les filets nerveux sensitifs, altérés ou non, transmettent jusqu'au domaine auriculaire des excitations nerveuses vaso-constrictives ou dilatatrices, spasmodiques, hyperesthésiques ou asthéniques, à point de départ très éloigné, intestinal, génital, gastrique.

D'autre part, il y a souvent localisation auriculaire d'auto-intoxication générale, gravidique par exemple, par gêne de la circulation, insuffisance rénale, névrites toxiques, ou par constipation chronique, ptose viscérale, entérite, congestion céphalique, etc... Il faudra donc tenir compte pour le pronostic des résultats de ces facteurs chroniques d'intoxication et faire toutes les réserves que comporte l'examen général du sourd.

La surdité progressive s'établit fréquemment sur terrain arthritique, goutteux, névropathique, syphilitique, rhumatismal, etc..., par conséquent sur des organismes en état de moindre résis-

1. Les réflexes éloignés en oto-rhino-laryngologie. La Clinique, 20 février 1914.

tance : moins marquées seront les empreintes de ces causes prédisposantes, meilleurs seront les résultats de la rééducation auditive.

Le tabagisme, le quinisme, l'alcoolisme, toutes les intoxications chroniques en général, influent défavorablement sur la valeur des résultats ; on doit donc les combattre par une thérapeutique vigilante.

Quant à la syphilis, elle constitue une menace perpétuelle de surdité complète apoplectiforme, ou tout au moins d'aggravation des troubles de l'audition dans les scléroses auriculaires ; quand on en sait l'existence, on doit toujours réserver le pronostic prochain ou éloigné de l'hypoacousie, prévenir le malade de la perte possible, subite ou progressive, de l'amélioration obtenue, et de l'incertitude des résultats.

Mais le degré d'amélioration dépend par-dessus tout de l'état du système cardio-vasculaire ; il est probable que la plupart des affections auriculaires ont leur point de départ dans des troubles de la circulation locale et générale.

La stase sanguine, le défaut d'irrigation des tissus de l'oreille, l'endo-péri-artérite des vaisseaux, sont l'origine de l'infection chronique de la région auriculaire, de l'atrophie des éléments nobles du labyrinthe par hypo-nutrition et envahissement con-

jonctif, de la dégénérescence atrophique ou interstitielle de la muqueuse de la caisse.

Les perturbations circulatoires favorisent l'évolution des inflammations périostées, des capsulites spongieuses. Les foyers d'ostéite ont une origine vasculaire et sont « le résultat d'une altération des vaisseaux nourriciers du labyrinthe osseux, branches de la stylo-mastoïdienne et circulant par le limaçon et ses canalicules accessoires. »

Après les épreuves diapasoniques on étudiera *les troubles de l'équilibration* et les *symptômes nystagmiques*, de façon à établir s'il y a participation du labyrinthe postérieur dans l'affection en cause. *Un examen de l'état général* complètera ces investigations. Nous n'avons pas ici à entrer dans le détail de ces recherches cliniques, qui sont longuement exposées dans les traités d'otologie et dont tous les auristes possèdent la technique[1].

C. — *L'acoumétrie phonique en rééducation auditive.*

On sait les limites de la zone du langage articulé, c'est-à-dire *Ut*[2] (128 v. d.) jusqu'à *Sol*[6]

1. Voir le travail de Moure et Pietri, sur l'*Organe de l'audition pendant la guerre*, in Revue de Laryng., avril 1917.

(3.072 v. d.). On connaît, d'autre part, la classification des phonèmes en graves, aigus et mixtes. Une épreuve méthodiquement dirigée, à l'aide de mots classés en séries isozonales, doit permettre de constater les lacunes ou les fléchissements qui se produisent dans l'audition des sons du langage articulé, et par conséquent de se rendre compte de ceux des phonèmes qu'il faut présenter de préférence au malade au cours de son enseignement auriculaire.

1° **Exploration de la zone grave.** — *Ut*[2] à *Ré*[4] (576 v. d.), à l'aide des mots ci-dessous, ou de tous autres artificiellement établis sur les mêmes bases phonétiques, c'est-à-dire composés des éléments suivants :

Voyelles	*ô, o, e* muet.
Fausses diphtongues.	*ou, an, eu, œu.*
Consonnes	*m, n, gn, l, r.*

Exemple :

L'eau	ognon	roue	l'heureux	le nord
loup	nous	Rome	aulne	morne
mot	mou	Laure	normaux	Renoult
aumône	le Rhône	Roux	rogne	Renault
Orne	monome	lounorme	launerou	angnero
nous	eux	lourd	honneur	honore
rôle	môle	Leroux	molle	gnolle
louno	Roule	rouleau	auroux	mougnero

Le sujet est assis, l'index posé sur le tragus qui vient obturer l'orifice du conduit, de manière à éliminer, au moins en partie, l'audition de l'oreille non soumise à l'épreuve. L'assourdisseur de Lombard permet de l'annihiler plus complètement.

L'expérimentateur placé sur une ligne perpendiculaire à celle occupée par le sourd commence par se tenir à la distance où il ne peut être entendu et se rapproche peu à peu (*audition centripète*). Il note au passage la distance à laquelle le malade a une première perception de la voix globale, sans distinguer les syllabes. C'est la *limite de l'audition indistincte*, premier point de repère pour les épreuves futures.

Quand les mots isozonaux graves, ayant ou non un sens, sont répétés sans erreur, on mesure exactement avec un décamètre la distance entre le lobule de l'oreille du sujet et la fossette mentonnière de l'expérimentateur. Le chiffre ainsi reconnu est inscrit sur une fiche d'observation, comme celle dont nous donnons le modèle à la fin de ce chapitre ; il marque *la distance de l'audition distincte* pour les phonèmes graves.

2° **Exploration de la zone aiguë.** — *Ré*^{4} à *sol*^{6}, à l'aide des mots ci-dessous, ou de tous autres établis sur les mêmes bases phonétiques, c'est-à-dire composés des éléments suivants :

Voyelles.	*á, a, è, é, i.*
Consonnes.	*b, p, d, t,*
	f, v,
	k, gu, s, z, ch, j.
Diphtongues.	*ai, ei, ui.*

Exemple :

état	abbé	farci	série	sabir
été	Itard	ferré	acacia	Assas
divaguer	Athis	sabbat	adhésif	assis
sachet	Adige	abat	débiter	Eschyle
bâcher	gâter	affaissé	sidi	abatis
hésiter	vidi	aphasie	idéale	appas
papa	éphèbe	Icare	ibis	chassé
Zacharie	chassis	abbaye	affairé	appuyer

On pratique l'épreuve de la même façon, *du plus loin au plus près*, en notant d'abord *le seuil de l'audition*, puis *la distance de perception distincte* des mots aigus. Les résultats sont consignés, comme précédemment, sur la fiche d'*acoumétrie phonique quantitative* (Voir page 210).

3° **Exploration de la zone mixte,** dont les limites sont mal déterminées, à l'aide des mots ci-dessous, ou de tous autres établis sur les mêmes bases phonétiques, c'est-à-dire composés des éléments suivants :

Voyelle	*u.*
Diphtongues.	*oi, oui, oë,*
	an, in, un,
	au, iou, ien.

Exemple :

oui	ennui	enduit	bain	minute
un an	union	rendu	banc	Aryens
une oie	Dunois	rien	minois	choix
bien	liens	Zoë	minuit	Liancourt
Crusoë	Lyon	sien	désarroi	Louis
Ionnienne	Urubu	Sion	déçu	Indoustan
Lannois	Duruy	quoi	Urbain	induit
Durand	doigt	burin	chien	Royan

Ces mots, dits *hétérozonaux*, comprennent à la fois des phonèmes aigus et des phonèmes graves ; il y a donc intérêt à les utiliser comme moyen de contrôle. La manière dont le sourd les perçoit doit apporter une confirmation aux deux précédentes épreuves, en marquant bien si ce sont les isozonaux aigus ou graves qui sont les mieux entendus. On prend note des *syllabes ou lettres troubles* sur la feuille d'observation réservée aux *recherches qualitatives* et on tirera grand profit de ces renseignements au cours des exercices d'anacousie, mais il n'y a pas de chiffre à inscrire sur la fiche acoumétrique quantitative.

Précautions de technique. — Dans les affections à type labyrinthique, on reconnaîtra souvent la disparition plus marquée des phonèmes aigus ; dans les maladies de l'appareil de transmission, les mots graves seront en général voilés.

Il faudra naturellement tenir compte du facteur *audibilité* dans ces comparaisons acoumétriques, et ne point perdre de vue que normalement les isozonaux aigus sont perçus à 25 ou 30 mètres et les graves à 5 ou 6 mètres (d'après Quix).

Si, par exemple, le mot *Rome* est entendu à 4 mètres, son maximum d'audibilité étant 6 mètres, il sera relativement mieux perçu que le mot *acacia*, répété à la même distance et même un peu plus loin, puisque l'audibilité des isozonaux aigus dépasse 25 mètres.

Il n'est point non plus inutile de tenir compte des différences d'*intensité* que présentent entre eux les phonèmes de chaque série. Comme le fait très justement remarquer Escat, le maximum d'intensité répond à la voyelle *a*, le minimum à la voyelle *i*.

L'échelle d'intensité décroissante pour les voyelles aiguës est donc : *a*, *è*, *é*, *i*.

Le phonème *sa* sera entendu plus loin que le phonème *sè*, *sè* plus loin que *sé*, *sé* plus loin que *si*.

Pour les voyelles graves, l'échelle d'intensité décroissante est : *ô*, *o*, *eu*, *ou*.

4° **Mots isophones.** — Il y a avantage à rechercher les éléments phonétiques particulièrement mal entendus, de manière à appuyer l'enseignement auriculaire sur des données solides et à garantir aux exercices acoustiques le maximum d'efficacité. Les *mots isophones*, c'est-à-dire ceux de même consonance et de même constitution phonétique, dont un seul élément varie, les autres restant constants, permettent à l'expérimentateur de découvrir rapidement les lettres ou syllabes *mal perçues ou confondues*. D'autre part, au point de vue acoumétrique, de tels phonèmes évitent la substitution intellectuelle ; le sujet ne peut deviner l'élément mobile, d'autant plus qu'on intercale dans les listes des mots inexistants.

Exemple : autant, latent, chatant, sultan, Wotan, Chautemps, j'attends, soutant, mathan, nathan, ratant, antan, intan, outant, eutan, ortan, notant, Titan, battant, datant, utan, etc...

Cette excursion à travers le domaine phonétique nous livre de précieux renseignements ; nous constatons, par exemple, que *s* et *ch* sont plus ou moins sourds, que *d* et *t* sont confondus, que *ou* n'est pas perçu, mais que *i* et *a* le sont facilement. Nous prenons note de ces détails sur la *feuille d'acoumétrie qualitative* et au cours des séances d'anacousie nous trouverons ainsi d'utiles directives pour remonter le courant de l'audition.

Le point limite où le sourd ne perd pas une syllabe des mots qu'on lui énonce représente la *profondeur de l'audition*. Immédiatement au delà, le travail de substitution mentale, d'attention, de mémoire et d'association des idées, entre en jeu, et ce n'est plus l'audition réelle, organique, mais l'*audition psychique*. L'épreuve acoumétrique est donc faussée. C'est pourquoi nous avons toujours rejeté l'usage des *chiffres*, comme inutile et sans valeur, parce que notre oreille est familiarisée avec les noms qui les désignent depuis la plus tendre enfance, et qu'orientés vers cette série de mots *particulièrement limitée*, les sujets devinent beaucoup plus qu'ils n'entendent. L'audibilité des chiffres est certainement deux fois supérieure à celle d'un texte inconnu, car sachant d'avance qu'on va entendre un nombre on tient, tout prêts dans sa mémoire, les 25 ou 30 mots au moyen desquels la numération parlée peut exprimer un nombre quelconque.

Nous avons remarqué d'autre part que si, au milieu d'une série de chiffres, on place un mot autre qu'un chiffre, le sourd y substitue fréquemment un chiffre. En conséquence, nous croyons que l'épreuve acoumétrique basée sur les chiffres est un procédé défectueux au point de vue de la mesure quantitative de l'acuité auditive.

5° **Acoumétrie vocalique.** — Une épreuve acoumétrique spéciale doit être réservée à la série des voyelles, en commençant par la moins audible, c'est-à-dire *ou* (128 v. d. environ), et en remontant jusqu'à la plus intense : *a*. L'ordre à suivre est donc le suivant : *ou*, *o*, *eu*, *un*, *u*, *i*, *é*, *è*, *an*, *a*.

Pour chacune de ces voyelles on mesure la distance où elle est nettement perçue à voix haute et à la voix chuchotée.

En ce qui concerne les consonnes on peut faire une expérience acoumétrique du même genre, en allant de la moins audible *r*, jusqu'à la plus aiguë *s* (3072 v. d. environ).

Pour ne point trop compliquer l'examen, on se contente d'une seule consonne de chaque groupe ; on présente donc successivement :

r, *m*, *gn*, *p*, *f*, *k*, *s*.

On inscrit sur la fiche d'observation la distance à laquelle ces différentes lettres sont entendues et répétées.

Du même coup, on se documente de très heureuse façon sur l'état comparatif de l'audition vis-à-vis de tous ces éléments phonétiques, et l'on sait par où l'enseignement auriculaire doit commencer, sur quels points il doit être particulièrement poussé.

6° **Remarques.** — L'examen acoumétrique phonique du sourd doit être pratiqué à la *voix haute* et *chuchotée*, dans la même pièce, par le même expérimentateur, *avec le maximum d'identité de conditions* et en allant du plus loin au plus près pour ne pas *tirer sur l'audition*. Il doit être répété à plusieurs reprises de manière à pouvoir établir d'utiles comparaisons entre les résultats des épreuves.

Il est nécessaire que le malade ait les *yeux fermés*, pour éliminer les erreurs dues à l'inquiétude de ne pas entendre, du fait de l'éloignement de l'interlocuteur. Chez les enfants, on place un bandeau sur les yeux.

Pour éviter un découragement préliminaire et diminuer l'impressionnabilité du sujet, il est préférable de *commencer par la bonne oreille*, ou du moins celle qui est la meilleure.

Inutile de forcer la voix : le *ton de la conversation* est celui qui convient le mieux à ces épreuves. Pour la *voix chuchotée*, on peut se servir de *l'air résidual*, c'est-à-dire l'air emmagasiné par l'appareil respiratoire ordinaire (Bezold), dans le but de donner au son vocal une intensité aussi constante que possible. Le larynx ne joue plus que le rôle passif d'un conducteur de soufflerie. Un autre procédé, que nous avons préconisé, consiste à utiliser la *voix basse maximum*, à la limite des vibrations laryngées ; l'apparition de celles-ci sert de point de repère et d'arrêt. Peut-être a-t-on plus de chance en agissant ainsi de se maintenir dans les mêmes conditions d'intensité et l'on écarte les causes d'erreur qui peuvent se produire avec la voix chuchotée, dont les limites sont relativement plus élastiques ? La voix basse est perçue, à l'état normal, dans un appartement, à 18 mètres environ. Dès que l'oreille est touchée de façon sérieuse, cette distance tombe à 5 mètres et au-dessous.

Malgré la difficulté d'obtenir l'identité des conditions d'exploration, il n'est pas douteux que « l'examen à la voix est le plus important en pratique, puisqu'il indique le fonctionnement de l'oreille dans la vie courante » (G. Laurens); aussi est-il « le plus en faveur auprès des auristes et le plus physiologique[1]. »

7° Valeur de l'acoumétrie phonique. — On ne peut nier qu'il soit impossible à l'expérimentateur d'émettre des sons articulés avec une intensité, une tonalité, un timbre, une prononciation, une vitesse d'élocution, un accent, un rythme, d'une constance absolue. Par conséquent, la voix humaine parlée et chuchotée n'est qu'un procédé acoumétrique d'une exactitude relative. Il ne peut exister une *phonométrie* et une unité sonore, en fonction de laquelle, on mesurerait l'audibilité des sons de la parole, comme on mesure en bougies l'intensité d'une source lumineuse (*photométrie*). M. Georges Guéroult[2] fait très justement remarquer à ce propos « qu'on ne peut mesurer une quantité qu'en la comparant à une quantité de même espèce prise pour unité et que pour mesurer l'intensité d'un son de timbre déterminé, il faudrait prendre pour unité un son de timbre

1. Gradenigo. *Archiv. Ital. di otol.*, 1912, fasc. 3.

2. G. Gueroult. *La rééducation de l'oreille et la mémoire auditive*, in Revue générale des Sciences (15 janvier 1912).

identique. Or, la voix parlée est une musique où les sons, variant peu de hauteur, se distinguent par des timbres différents (voyelles) et au moyen du rythme manifesté par les variations d'intensité, se succédant avec une grande rapidité. » Par conséquent, nous devons prendre notre parti de l'impossibilité de trouver en acoustique une unité de mesure semblable à la bougie métrique en optique. Il faudrait arriver à capter toutes les voix humaines et à créer ensuite une voix-type, réglable à toutes les hauteurs, à toutes les intensités, à tous les timbres, mais c'est là un espoir vain ; nous devons seulement chercher à régler notre examen acoumétrique de façon à éviter autant que faire se peut les causes d'erreur. Au reste, aucune erreur de la part de l'anacousiste ne saurait expliquer les écarts d'audition, comme ceux que l'on constate chez beaucoup de sourds rééduqués, qui passent par exemple pour la voix chuchotée de 4 à 5 centimètres à 2 et 3 mètres d'audition, ou pour la voix haute de 1 mètre à 6 ou 8 mètres. Nous croyons donc pouvoir affirmer que *l'acoumétrie phonique est le mode d'investigation auditive, dont les renseignements sont les plus complets, les plus exacts et les plus utiles en ce qui concerne la direction à imprimer à un enseignement auriculaire méthodique et l'évaluation des résultats obtenus.* Au point de vue particulier de la rééducation auditive, l'acoumétrie instrumentale présente une valeur beaucoup moindre que l'examen phonique. Ce dernier est pour le sourd lui-même *le plus précieux moyen de contrôle,* puisqu'il lui permet d'apprécier les *oscillations de son infirmité,* et *qu'entendre la voix est son plus pressant desideratum.*

Sans vouloir rejeter l'acoumétrie instrumentale, qui peut nous être d'un grand secours dans l'exploration de la zone musicale et des limites supérieure et inférieure du champ auditif tonal, nous répétons volontiers avec Escat[1] qu'elle ne doit pas plus « dispenser de l'examen à la voix que le sphygmographe n'autorise à mépriser l'examen direct du pouls, que l'ergographie et la dynamométrie ne permettent de mépriser l'observation des caractères de la démarche ».

Au point de vue de sa *valeur sémiologique,* l'examen de la capacité auditive pour le langage articulé fournit des renseignements importants, dont l'anacousiste tirera grand profit pour l'établissement de ses exercices méthodiques. C'est

1. *Technique oto-rhino-laryngologique,* 2e édition, p. 180.

ainsi qu'un *affaiblissement marqué des isozonaux graves* est symptomatique d'*une affection de l'oreille moyenne* (otite cicatricielle, adhésive, scléreuse; ankylose de l'étrier). D'où nécessité pour le professeur d'insister sur les phonèmes graves et de présenter au sujet des voix d'hommes; d'utiliser des bruits appropriés (tambour, frottements, ronflement de moteur, etc...). Inversement, la *surdité aux phonèmes aigus*, avec résistance relative des isozonaux graves, fait penser à une *lésion de l'oreille interne;* d'où indication des voix de femmes, des vocalises sur les voyelles *a*, *è*, *é*, *i*, des exercices sur la lettre *s*, des bruits de sifflets, etc...

Le retard marqué dans la perception des sons de la voix, la difficulté d'interprétation des phonèmes, le facies inquiet du malade, la disproportion entre les symptômes objectifs ou diapasoniques constatés et le degré de surdité phonique, démontrent à l'anacousiste la présence de *troubles psychasténiques* qui relèvent de l'insuffisance du pouvoir d'attention, de volonté, de traduction et de compréhension mentales. C'est contre cet élément psychique surajouté qu'il faudra réagir par des exercices de gymnastique mentale, par la rééducation de l'attention, la suggestion, etc... (Voir chapitres III et VI, p. 111 et p. 361).

D. — *Acoumétrie instrumentale.*

1° ZONE MUSICALE. — Ayant exploré par la voix la zone du langage articulé, il reste à étendre nos investigations sur tout le territoire de la zone musicale, c'est-à-dire de *Ut*$^{-1}$ (16 v. d.) à *Ut*^{7} (4096 v. d.), et dans ce but nous sommes naturellement appelés à utiliser des moyens instrumentaux, en particulier les *diapasons*.

Comme on ne saurait sans inconvénient augmenter la complexité de cette exploration, il ne semble pas indispensable de pratiquer un examen systématique de la capacité auditive pour la série continue des tons de la zone musicale, comme le faisait Bezold, confiant dans la théorie du labyrinthe-résonateur d'Helmholtz, désormais peu soutenable. Il suffit certainement de présenter à l'oreille du sourd la série des *ut*, c'est-à-dire : *Ut*$^{-1}$ (16 v. d.), *Ut*^{0} (32 v. d.), *Ut*^{1} (64 v. d.), *Ut*^{2} (128 v. d.), *Ut*^{3} (256 v. d.), *Ut*^{4} (512 v. d.), *Ut*^{5} (1024 v. d.), *Ut*^{6} (2048 v. d.), et le cylindre de Kœnig *Ut*^{7} (4096 v. d.). On peut naturellement ajouter à cette épreuve l'audition du diapason *La*^{3} (435 v. d.), médium tonal, et du *Sol*^{5} (3072 v. d.), summum d'audibilité (voir fig. 18).

Pendant cet examen, il faut annihiler artificiel-

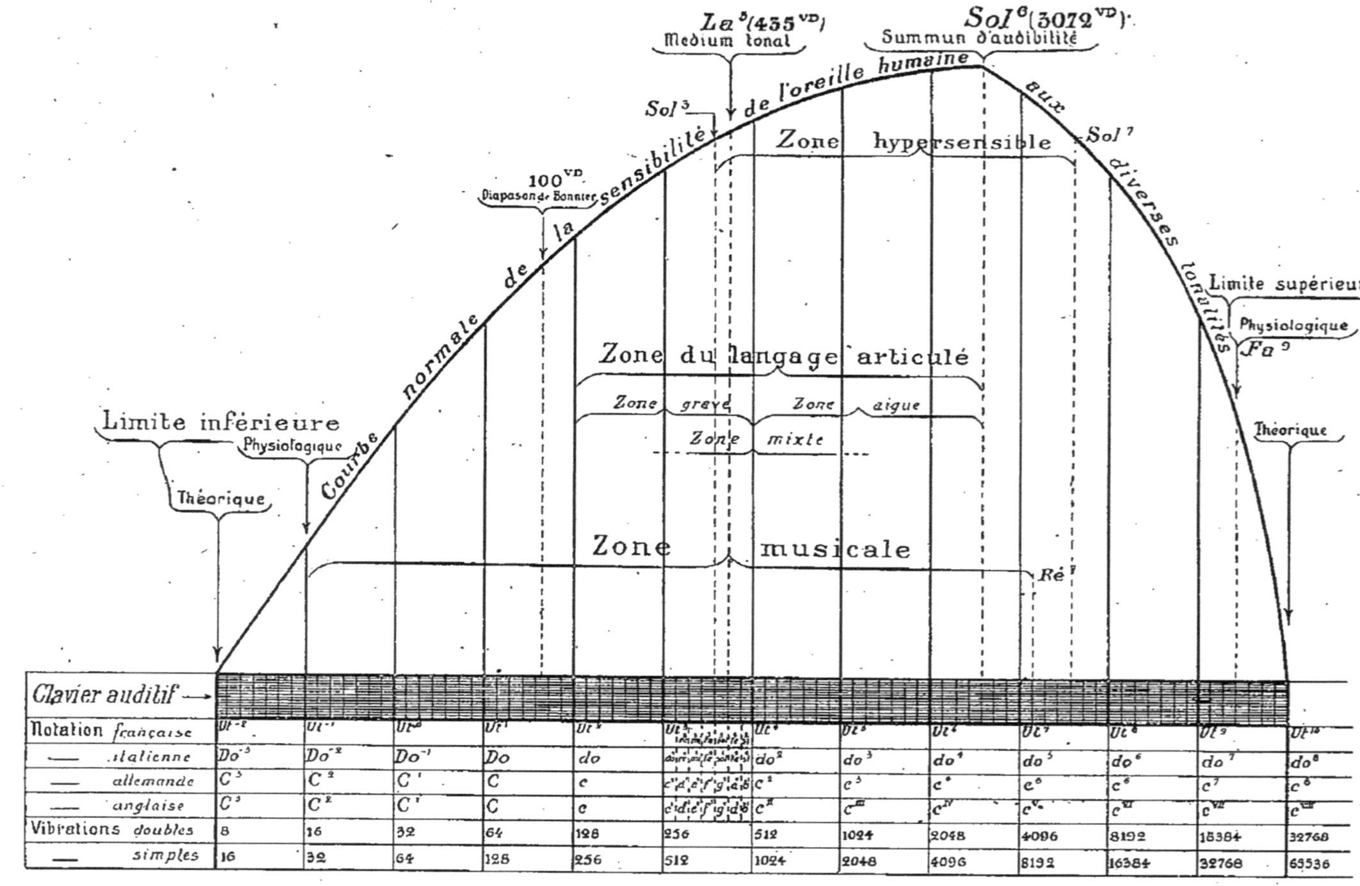

Notation française	Ut^{-2}	Ut^{-1}	Ut^{0}	Ut^{1}	Ut^{2}	Ut^{3} [illegible]	Ut^{4}	Ut^{5}	Ut^{6}	Ut^{7}	Ut^{8}	Ut^{9}	Ut^{10}
— italienne	Do^{-3}	Do^{-2}	Do^{-1}	Do	do	[illegible]	do^{2}	do^{3}	do^{4}	do^{5}	do^{6}	do^{7}	do^{8}
— allemande	C^{3}	C^{2}	C^{1}	C	c	[illegible]	c^{2}	c^{3}	c^{4}	c^{5}	c^{6}	c^{7}	c^{8}
— anglaise	C^{3}	C^{2}	C^{1}	C	c	[illegible]	c^{II}	c^{III}	c^{IV}	c^{V}	c^{VI}	c^{VII}	c^{VIII}
Vibrations doubles	8	16	32	64	128	256	512	1024	2048	4096	8192	16384	32768
— simples	16	32	64	128	256	512	1024	2048	4096	8192	16384	32768	65536

Fig. 18.

Schéma du champ auditif tonal chez un sujet normal (d'après Escat).

lement l'oreille non soumise à l'examen, soit par la simple obturation digitale du conduit, soit par le téléphone assourdisseur, soit enfin par le procédé de Gradenigo, qui consiste à maintenir le diapason en vibration au-dessus de la tête du sujet, l'oreille à exclure étant obturée, jusqu'à extinction complète de toute perception sonore, et à le présenter ensuite à l'oreille à examiner.

TECHNIQUE SIMPLIFIÉE. — On peut réduire l'épreuve à la recherche du *seuil de l'excitation auditive* pour Ut^2, Ut^4, Ut^6 et La^3.

Les distances normales approximatives de perception de ces diapasons sont :

Ut^2.	$0^m,10$ à $0^m,12$
Ut^4	4 mètres environ.
Ut^6.	$7^m,50$ à 8 mètres.
La^3	$3^m,75$ environ.

On peut, d'autre part, tâter la *résistance de l'oreille à la fatigue*, ce qui présente beaucoup d'intérêt au point de vue de la technique anacousique, en recherchant la durée comparative de perception des mêmes diapasons, dont voici les temps normaux d'audibilité :

Ut^2.	48 à 50″
Ut^4.	75 à 80″
Ut^6.	25 à 28″
La^3.	1′ environ.

Chez la plupart des sourds la chute de la durée correspond à celle de la distance. Si, au contraire, il y a dissociation entre les résultats des deux épreuves et que seule la durée de perception soit diminuée, il faut en conclure un abaissement marqué de la résistance auditive et diriger en conséquence les exercices acoustiques.

Si l'on veut sacrifier à l'usage établi, et souvent aussi à la manie du sujet, on peut terminer cette partie de l'exploration de la zone musicale par l'épreuve de la *montre*, malgré l'absence d'une unité de mesure, permettant d'obtenir des résultats mathématiques. Il y a dans le champ auditif du sourd une *zone négative*, qui se trouve en deçà de la limite inférieure de son audition, et souvent le bruit du tic-tac, dont la durée est si courte et l'intensité si faible, ne peut atteindre la *zone positive* du champ auditif; c'est, en ce cas, un *bruit négatif* incapable d'impressionner un labyrinthe lésé. D'ailleurs ne faut-il pas, chez un sujet normal, une certaine accommodation de l'organe auditif, un effort d'attention pour percevoir le tic-tac de la montre si rapide, si régulier, si monotone et dont on fait habituellement abstraction ?

Si pourtant on se décide à utiliser ce procédé

défectueux, mieux vaut se servir d'une montre à interrupteur et à tic-tac assez fort, s'entendant normalement à 1 mètre, par exemple, et dont la tonalité est à peu près définie, aux environs de ut^4 (512 v. d.), ton répondant à la fois au médium du clavier musical et à celui de la zone du langage articulé. En outre de ce bruit, proche de la tonalité Ut^4, il en existe un autre plus grave, dû à la résonance de la boîte métallique. Escat fait remarquer qu'une oreille peut entendre l'un sans percevoir l'autre. Il ajoute que « l'intensité du tic-tac varie non seulement avec la construction, les dimensions, le métal du mécanisme et celui du boîtier, mais aussi avec la tension du ressort ; par conséquent une montre remontée est mieux entendue qu'une montre qui marche depuis plusieurs heures. » C'est pourquoi il faut se servir d'un instrument spécial, tel que celui que nous venons de décrire plus haut. La notation est très simple. Soit 1 mètre, distance normale d'audition, on approche la montre jusqu'à ce que le tic-tac en soit perçu, et on inscrit le chiffre ainsi trouvé en numérateur de la fraction dont 100 centimètres est le dénominateur. On renouvelle trois ou quatre fois l'expérience ; on en prend la moyenne. Soit par exemple 20 centimètres, on exprime le résultat sous la formule $M = \frac{20}{100}$. Si la montre n'est entendue qu'au contact, on écrit : $M = \frac{C}{100}$; s'il n'y a aucune perception : $M = \frac{0}{100}$.

Nous devons signaler encore l'inutilité du *phonographe*, comme moyen de mesure de l'audition. Voici nos raisons.

Les chanteurs ou acteurs qui font enregistrer leurs voix reconnaissent qu'il est nécessaire de « forcer » l'émission vocale, et que cela ne va pas sans une certaine fatigue, par suite de la tension particulière des organes phonateurs. Cela revient à dire que le phonographe inscrit une *parole anormale*. L'inscrit-il au moins fidèlement ? Il est permis d'en douter, car à côté du tracé de la parole se trouvent marquées une quantité de vibrations propres aux parties mécaniques de l'appareil (porte-voix, tube, capsule, membrane, stylet, etc...).

L'inscription étant fausse, les erreurs provenant des parties solides de l'instrument sont doublées pendant la reproduction des sons anormalement émis. De là ce timbre nasillard et criard qu'on a su diminuer dans ces derniers temps, mais qu'on ne pourra sans doute jamais supprimer, tant que la parole sera conduite au disque par des intermédiaires solides, qui rendent inévitable la production d'harmoniques aigus et suraigus.

Somme toute, l'intensité des sons n'est pas réglable, la voix émise est dénaturée, l'inscription infidèle et partant la reproduction doublement inexacte. En acoumétrie, il est certainement préférable de se servir de la voix nue, plutôt que de la fausser d'abord par un appareil.

Parmi les appareils de mensuration auditive les plus récemment expérimentés, l'INDUCTEUR ACOUMÉTRIQUE de R. Foy présente quelques avantages. Il permet d'obtenir des vibrations de hauteur, de timbre, constants et voisins de *Ut*[3] (médium), de faire varier à volonté l'intensité de ces vibrations et d'interrompre le courant, à distance.

Cet appareil se compose d'une bobine induite, recevant le courant par induction d'une bobine inductrice fixe, sur laquelle elle s'emboîte et dont elle peut s'éloigner en glissant sur un charriot de 1 mètre de long et gradué en centimètres.

Le courant est fourni par deux piles sèches. Un trembleur, réglé au maximum de vitesse, permet, dans deux récepteurs téléphoniques très également accordés, et reliés à l'induite par des fils conducteurs de 3 mètres de long, de réaliser la production de vibrations invariables dans leur timbre et leur hauteur.

Ajoutons que l'*inducteur acoumétrique* peut être utilisé pour l'épreuve de l'assourdisseur de Lombard, la recherche du réflexe cutané-faradique, la faradisation sous toutes ses formes, pour des investigations profitables sur la valeur de la fonction accommodatrice, et surtout le déclenchement du réflexe cochléo-palpébral, dont l'importance est si grande pour dépister la simulation en otologie de guerre.

Technique de l'induction acoumétrique. — Un des récepteurs est appliqué sur l'oreille à examiner, l'autre sert de contrôle pour l'expérimentateur. Le sujet obture lui-même avec le doigt l'oreille opposée.

La bobine induite est placée à l'extrémité de la glissière, à un mètre de l'inductrice (distance normale de perception).

Le malade est assis le plus loin possible de l'appareil et le dos tourné. On le prévient qu'il doit signaler par l'élévation du bras le moindre son perçu, même très faible. On établit le courant : le moment où le sujet élève la main indique *le seuil de l'excitation auditive*. Pour une audition normale, ce seuil apparaît vers *90 centimètres*.

Si le sujet est sincère, le résultat relevé ne peut varier de plus de 2 à 3 centimètres.

Signalons enfin l'application de l'appareil de R. Foy à l'interrogatoire du *réflexe d'accommodation*, dont la rapidité de production prend au point de vue de la rééducation de la fonction auditive une importance capitale. Plus la surdité est ancienne, moins l'adaptation du tractus auditif au son est prompte et énergique. Le résultat de cette épreuve, s'il indique un trouble marqué, imposera certains exercices anacousiques qui combattront le retard du réflexe d'accommodation.

L'*inducteur acoumétrique* peut donner le renseignement de façon simple et rapide. Un des récepteurs est maintenu sur l'oreille examinée. On cherche le seuil de l'excitation auditive. Dès qu'on l'a repéré, on pousse brusquement l'induite sur l'inductrice, afin que le sujet perçoive le bruit maximum. Après quelques secondes d'excitation sonore, on renvoie le charriot à la distance primitive, précédemment déterminée. Si l'accommodation est vraiment déficiente, un intervalle de temps très appréciable existe entre les deux perceptions maxima et minima. Le retard peut atteindre une demi-minute et plus, tandis qu'à l'état normal la perception minima est immédiate.

L'*acoumètre de Politzer* peut aussi trouver place, comme la montre et l'inducteur acoumétrique, dans l'étude méthodique de la zone musicale, mais il ne présente aucun avantage particulier. On sait que cet appareil très simple est entendu normalement à 15 mètres et qu'il se compose d'un cylindre d'acier accordé sur Ut^4 (512 v. d.), sur lequel frappe un petit marteau. Comme l'épreuve diapasonique a été pratiquée avec la série des *ut*, cet instrument fait double emploi.

2° Zones extrêmes du champ auditif. — Il nous reste à pousser nos investigations jusqu'aux limites supérieure et inférieure du champ auditif tonal, pour achever notre examen qualitatif et quantitatif de l'audition.

Limite inférieure. — Ut^{-2} à Ut^{-1}, c'est-à-dire 8 à 16 v. d. Le premier de ces tons représente la limite théorique, le second la limite physiologique, et encore les vibrations ne sont-elles perceptibles que si l'énergie sonore déployée est très puissante, ce qui revient à dire qu'il est indispensable de se servir d'un diapason de poids considérable, du fait de la longueur des branches et de la nécessité d'éteindre les harmoniques aigus dont l'audibilité plus grande accablerait le son fondamental.

Le diapason Ut^{-1} de Bezold-Edelmann remplit cette condition. En faisant glisser les étaux, on soulève le son jusqu'à sol $^{-1}$ (24 v. d.).

D'après Moure et Cauzard, il semble inutile de descendre au-dessous de Ut^{0} (32 v. d.); pourtant, il est des cas nombreux de lésion encore légère de l'appareil de transmission (otosclérose au début), en particulier du côté encore considéré à tort comme normal par le malade, dans lesquels la limite inférieure descend jusqu'à 32 v. d. et même jusqu'à 24 v. d. Pour un examen précis, il faut donc descendre jusqu'à Ut^{-1} (Escat).

LIMITE SUPÉRIEURE. — Ut^{7} (4096 v. d.) à Fa^{9}, limite physiologique, et Ut^{10}, limite théorique.

Le sifflet de Galton, qui va de ut^{6} à fa^{9}, suffit à cet examen; mais si l'on veut être plus précis, mieux vaut faire appel aux *cylindres de Kœnig*, en particulier l'ut^{8} (8192 v. d.), le mi^{8} (10.024 v. d.) et le sol^{8} (12.288 v. d.), et au *monochorde de Savart*, remis en honneur par Schutze et Weber.

Ce dernier appareil donne les sons compris entre *Ut*[7] (4096 v. d.) et *Ut*[10] (32.768 v. d.).

Nous n'insistons pas sur la description de ces divers instruments acoumétriques ; on la trouve dans tous les traités classiques, notamment dans celui d'Escat, dont on ne saurait trop louer la clarté d'exposition, surtout en ce qui concerne l'examen fonctionnel du labyrinthe cochléaire.

3° VALEUR SÉMIOLOGIQUE DE L'ACOUMÉTRIE INSTRUMENTALE. — Au point de vue qui nous occupe, c'est-à-dire l'anacousie vocale, l'*acoumétrie instrumentale* ne représente qu'une épreuve *qualitative*, mais nullement *quantitative*, puisque s'il est prouvé qu'un malade rééduqué entend mieux un diapason, un sifflet de Galton, une sirène ou une montre, ceci ne veut pas dire qu'il perçoit mieux les sons de la voix. L'*examen à la voix peut seul nous renseigner sur les résultats obtenus par l'enseignement auriculaire ;* la mesure, bien qu'approximative, n'est point dépourvue d'une certaine exactitude, si l'on se soumet aux règles de technique que nous avons indiquées et si l'on se rapproche de l'identité de conditions indispensable à l'application de ce procédé acoumétrique.

Les diapasons ont le grand mérite de permettre

la recherche des *altérations de l'audition solidienne* et l'on sait par exemple que l'abolition de la perception crânienne, indiquant une lésion très marquée du labyrinthe cochléaire, est d'un pronostic fâcheux pour l'avenir de l'oreille et que, par conséquent, il y aura peu d'espoir à fonder sur le traitement rééducateur.

Au contraire, *l'exaltation de l'audition osseuse*, considérée comme caractéristique d'une affection de l'appareil de transmission, surtout si elle coïncide avec un déficit peu marqué de l'audition aérienne, n'est pas au point de vue anacousique d'un mauvais augure, puisque nous connaissons l'heureuse influence du massage phonique et des exercices acoustiques sur les troubles ostéo-arthro-musculaires de l'oreille moyenne, par mobilisation du tractus auditif, rupture des ankyloses légères, accélération des phénomènes vaso-moteurs, etc.

L'affaiblissement progressif de la zone hypersensible, ut^6 à sol^6, que les épreuves diapasoniques laissent facilement reconnaître, marque un trouble de l'oreille interne (névrite du nerf cochléaire, sclérose labyrinthique, artério-sclérose). Pronostic encore réservé en ce qui concerne l'amélioration possible par la rééducation auditive et nécessité d'employer de préférence les phonèmes (*s*) et les bruits (sifflets), qui se rapprochent le plus des tonalités en voie de disparition.

L'abaissement de la limite supérieure est symptomatique des mêmes lésions de l'appareil de perception; elle dicte à l'anacousiste les mêmes précautions de technique.

Par contre, *l'élévation de la limite inférieure*, coïncidant avec l'augmentation de l'audition osseuse, indique une affection de l'appareil de transmission (otites cicatricielles, adhésives, rhumatismales, otosclérose, otospongiose, ankylose stapédienne, etc.), et par conséquent commande l'intervention d'un traitement rééducateur.

Les *investigations diapasoniques*, chez le labyrinthique ancien ou chez le sourd-muet, font parfois découvrir l'intégrité relative d'une zone restreinte du champ auditif tonal, sorte d'*îlot auditif*, siégeant de préférence « dans la zone hypersensible, chez les sujets dont l'appareil de transmission est détruit, et dans la partie la plus sensible de la zone grave, chez ceux dont l'appareil de transmission a conservé son intégrité. Dans ce dernier cas, il faut éviter de confondre la sensation de trépidation osseuse avec la sensation sonore proprement dite, distinction parfois assez difficile, surtout dans la surdité congénitale. »

E. — *Fiches d'observation.*

La façon la plus rationnelle et la plus utile pour le lecteur de résumer les notions que nous venons d'indiquer sur l'examen du malade dans la *surdité acquise*, nous paraît être la présentation d'un modèle d'observation, où puissent trouver place avec ordre et précision les renseignements recueillis par l'interrogatoire du sujet, l'examen objectif oto-rhino-laryngologique et général. On y inscrira aussi les résultats de l'acoumétrie phonique quantitative et qualitative, avec ceux que procurent les épreuves diapasoniques, rotatoires, locomotrices, galvaniques, statiques, etc. Nous croyons qu'en se maintenant dans les cadres des tableaux ci-après, on a la quasi-certitude d'instruire chaque cas de surdité avec le maximum de garanties d'exactitude, sans rien omettre d'important dans l'examen clinique et fonctionnel du malade. D'autre part, on se ménage les éclaircissements indispensables à la bonne conduite des exercices acoustiques par les explorations méthodiques auxquelles on se livre sur le domaine de l'audition de la parole, dans toutes ses modalités phonétiques.

Il va sans dire que les cadres dont nous donnons ci-après la réduction doivent posséder une élasticité suffisante pour qu'y figurent chronologiquement les résultats acquis, les caractéristiques individuelles des réactions mentales et auditives au contact des différents éléments de la parole, les modifications susceptibles de se produire dans les épreuves fonctionnelles pratiquées, ainsi que les transformations objectives qu'on peut observer dans l'évolution des lésions, pendant ou après le traitement rééducateur [1].

1. Pratiquement, nous conseillons aux anacousistes de faire imprimer leurs fiches d'observation sur format registre (18-30 centimètres environ) et de les faire relier d'avance, en ajoutant une table alphabétique en fin de volume.

OBSERVATION N°....

Nom, âge et profession . . . .
Adresse . . . .
Date. . . . .
Diagnostic . . . .
. . . .
. . . .

INTERROGATOIRE GÉNÉRAL

Habitat. . . . .
Antécédents héréditaires et collatéraux. . . . .
. . . .
Antécédents personnels . . . .

Première enfance:
- Fièvres éruptives . . . .
- Méningites . . . .
- Otorrhée . . . .
- Végétations. . . . .

Intoxications chroniques et aiguës. . . . .
Diathèses (artério-sclérose et diabète). . . . .
Névropathies (H., convulsions) . . . .
Gastro-entérite . . . .
Fièvre typhoïde. . . . .
Spécificité (T ou S) . . . .
Traumatismes craniens . . . .

INTERROGATOIRE SPÉCIAL

Début de la surdité . . . .
Fièvre, douleur, suppuration. . . . .
Bourdonnements. . . . .
(Caractères, localisations, action hygrométrique). . . . . .
. . . .
Vertiges . . . .
(Début, degré, caractères, phénomènes concomitants) . . . . .
Surdité. . . . .
Paracousie de Willis — Sons les mieux entendus —. . . . . .
Traitements antérieurs. . . . .

EXAMEN OBJECTIF OTO-RHINO-LARYNGOLOGIQUE

Cavum
Pavillon
Conduit
Trompes

EXAMEN GÉNÉRAL

Appareil circulatoire. . . . .
. . . .
Tension artérielle. . . . .
Système nerveux et réflexes . . . .
. . . .
. . . .
Appareil digestif (troubles gastro-intestinaux). . . . .
. . . .
Appareil génito-urinaire . . . .
. . . .
Appareil respiratoire . . . .
. . . .
Remarques. . . . .

Examen fonctionnel

Côté droit									Côté gauche						
							Dates		Dates						
							RINNE								
							GELLÉ								
							WEBER								
							BONNIER								
							SCHWABACH								

Côté droit					Côté gauche			
				Nystagmus spontané				
après	durée	après	durée	Nystagnus provoqué	après	durée	après	durée
				E. chaude / Calorique / E. froide — E. chaude / E. froide				
				Excitation galvanique				
				Epreuves de Romberg et de Stein				
				Démarche : réactions locomotrices spontanées				
après tours	durée	D G P.N ← normal		Epreuves rotatoires : 1° réactions nystagmiques	D G PN → normal	après tours	durée	
: rectiligne : déviat. à droite (normale) déviat. à gauche				2° réactions locomotrices (yeux fermés)	rectiligne : déviat. à droite (normale) déviat. à gauche :			

Acoumétrie phonique quantitative

Oreille droite									Oreille gauche							
								Dates Dates								
V.H	*V.C*	*V.H*	*V.C*	*V.H*	*V.C*	*V.H*	*V.C*	Isozonaux aigus	*V.H*	*V.C*	*V.H*	*V.C*	*V.H*	*V.C*	*V.H*	*V.C*
								Isozonaux graves								
								Voyelles								
								ou								
								o								
								eu								
								un								
								u								
								i								
								é								
								è								
								an								
								a								
								Consonnes								
								r								
								m								
								gn								
								p								
								f								
								k								
								s								
								Seuil de l'audition indistincte								
								1° pour les phonèmes aigus								
								2° pour les phonèmes graves								
								3° pour un texte inconnu								

Acoumétrie phonique
qualitative

Oreille droite			Oreille gauche	
		Mots hétérozonaux (audition comparative des phonèmes graves et aigus)		
		Mots isophones (lettres ou syllabes non perçues)		
		Lettres confondues		
		Lettres et syllabes difficilement perçues		
		Vitesse de perception et qualité de l'interprétation mentale		
		Remarques particulières		

Acoumétrie qualitative instrumentale

Oreille droite							Oreille gauche					
						Dates | Dates						
air	os	air	os	air	os	Diapasons	air	os	air	os	air	os
						Ut-1						
						Ut 0						
						Ut 1						
						Ut 2						
						Ut 3						
						Ut 4						
						Ut 5						
						Ut 6						
						La 3						
						Sol 6						
						D. de Bonnier (100 v.d)						
	30		30		30	Cylindres de König:		30		30		30
						Ut 7						
						Ut 8						
						Monochorde: Ut 9						
						Ut 10						
						Sifflet de Galton						
						Chronomètre						
100		100		100		(tic-tac perçu à 100 cm.)	100		100		100	

Nota - *Le diapason de Bonnier (100 v.d) est perçu normalement par voie osseuse pendant 30 secondes; ce chiffre sert de dénominateur à la formule acoumétrique.*
Le chronomètre choisi étant entendu par voie aérienne a 100 cm., ce chiffre sert de dénominateur.

CHAPITRE V

TECHNIQUE DE LA MÉTHODE VOCALE D'ÉDUCATION ET DE RÉÉDUCATION AUDITIVE ET DE SES MOYENS ADJUVANTS

(*Méthode éclectique.*)

I. — INTRODUCTION

Nous allons tracer la technique d'une séance d'anacousie, telle qu'elle peut être donnée aux sourds acquis, comme aux sourds-muets possédant des traces d'audition plus ou moins marquées.

Pour la clarté de l'exposé nous avons classé les exercices dans un ordre défini et nous les avons enfermés dans des cadres rigides. Nous fournirons les indications générales pour mener à bien chacun d'eux.

Il va sans dire que dans la pratique on ne doit pas être esclave d'*une technique immuable* et qu'il faut épouser la forme des cas qui se présentent avec une infinie variété, tant au point de vue de la nature et du degré de surdité que des qualités intellectuelles, de l'âge et de la bonne volonté du sujet.

La méthode orale d'éducation ou rééducation auditive et vocale doit être exempte de toute rigidité. Son application donnera des résultats d'autant plus féconds, qu'elle sera mieux éclairée par des notions solides de phonétique et d'acoustique, par un examen approfondi du malade, de son champ auditif, de son état psychique, par un diagnostic minutieux des lésions en cause et des troubles constatés.

On peut dire que *l'éducation des sourds est une longue patience*. Le sujet lui-même doit participer à l'effort persévérant qu'exige son renouveau auditif. De son énergie, de sa ténacité dépend pour une large part la qualité de l'amélioration qu'il est susceptible d'obtenir.

Les difficultés qui entourent la pratique de l'anacousie semblent indiquer l'avantage qu'il y aurait à ne confier cette œuvre de haute lutte qu'à des médecins spécialement entraînés à cet effet et préparés par une longue expérience. Sinon on court le risque de voir se reproduire des échecs, qui ont failli, aux premiers jours de l'anacousie, jeter quelque discrédit sur cette méthode thérapeutique.

En ce qui concerne les *sourds-muets*, nous avons, en France, l'heureuse fortune de posséder un personnel enseignant extrêmement compétent et d'un absolu dévouement ; l'auriste n'aura donc à intervenir que pour fournir au professeur les renseignements cliniques indispensables et donner aux enfants les soins que comporte leur état. C'est ainsi qu'a été annexée à l'Institution Nationale des Sourds-Muets de Paris une clinique otologique, où des maîtres comme Itard, de La Charrière, Ménière, A. Castex, ont tour à tour apporté au personnel enseignant de l'Établissement l'appui clinique indispensable à l'éducation méthodique des infirmes de l'oreille.

La technique à suivre dans la surdi-mutité est beaucoup plus compliquée que dans la surdité simple, car elle comporte une série d'exercices de préparation phonique et de suppléance auditive, qui représentent plusieurs années d'étude. Nous les décrirons succinctement dans un chapitre spécial (chap. VI).

Médecin ou professeur, celui qui se consacre au relèvement du sourd ou du sourd-muet entreprend une tâche particulièrement lourde, qui exige une documentation scientifique solide, un long apprentissage, une imagination fertile pour la combinaison quotidienne de procédés variés d'enseignement, des qualités remarquables de ténacité, d'attention, d'autorité et de régularité.

Un des plus éminents parmi les maîtres du Faubourg Saint-Jacques en a tracé jadis un saisissant portrait dans un ouvrage devenu classique[1] : « Bien posséder le mécanisme de la parole ; éviter les tâtonnements infructueux qui découragent l'élève ; éveiller sans cesse l'attention de celui-ci, aiguillonner son activité sans la lasser ; surmonter les paresses et les malaises, les défaillances du corps et de l'esprit qui atteignent toujours plus ou moins les plus vaillants ; surmonter aussi l'inévitable appréhension que procure, surtout au maître débutant, la nécessité de se laisser toucher les diverses parties du visage, et jusqu'à l'intérieur de la bouche, par des mains plus ou moins soignées, de respirer souvent des haleines fétides, de recevoir en pleine figure des éclats de salive ; avoir toujours l'oreille au guet pour surprendre un son, un élément qui vient d'échapper subitement de la bouche d'un enfant et que celui-ci ne donnait

1. L. Goguillot. Comment on fait parler les Sourds-Muets. Paris, Masson, édit., 1889.

pas bien quand on l'y provoquait; telle est la tâche d'un démutiseur; tâche dont les rudes obligations, les fréquentes déceptions ne sont que petites misères pour celui que soutient, qu'entraîne, que domine le désir d'aboutir. »

Peut-on chercher un but plus noble que celui qui s'offre aux efforts de l'anacousiste? « Quel homme ne se trouverait largement récompensé de toutes ses peines, écrivait Urbantschitsch, dès 1895, si dans un cas de surdité en apparence complète, il avait l'occasion de se convaincre de la possibilité du réveil du sens de l'ouïe, s'il avait appris à connaître l'influence favorable que les exercices acoustiques peuvent avoir sur le caractère, l'état d'esprit et les rapports sociaux des personnes sourdes? »

En anacousie orale il est nécessaire d'intercaler un exercice facile, reposant, entre deux exercices plus sévères et réclamant de l'élève une certaine tension d'esprit et d'oreille.

Les *bruits* judicieusement utilisés, le *massage externe* de la région auriculaire, les *exercices d'orientation auditive*, la *gymnastique respiratoire et faciale*, formeront des intermèdes utiles, et le résultat obtenu n'en sera que plus fécond.

On ne peut progresser indéfiniment sans prendre des temps de repos ou tout au moins faire rayonner l'effort en divers sens, pour éviter la courbature mentale ou l'épuisement fonctionnel. Les séances individuelles ne devront que très rarement excéder trente-cinq minutes, à raison de deux par jour, et le mieux serait certainement, surtout chez les enfants, — dont il est parfois malaisé de fixer les facultés d'attention psycho-auditive —, de donner quotidiennement quatre ou cinq leçons de douze à quinze minutes chacune.

En clientèle il est souvent très compliqué, pour ne pas dire impossible, de procéder de cette façon. On ne peut le faire que dans les institutions spéciales où l'on a toujours les élèves sous la main.

Il ne semble pas douteux que les sourds devraient assimiler leur traitement anacousique à une cure thermale et y consacrer annuellement un laps de temps à peu près équivalent. Ils y trouveraient certainement avantage.

Tous ceux qui ont une pratique des exercices acoustiques de quelque durée ont remarqué que la qualité et la rapidité des résultats étaient en raison directe du nombre et de la régularité des séances.

Dans un récent travail[1], E. TILLOT (de Rouen) donne le tableau récapitulatif de ses observations, réparties en trois groupes, suivant que les malades ont pris, une, deux ou trois leçons par jour. Les améliorations relevées dans ce dernier groupe sont très sensiblement supérieures aux autres et se sont produites dans un délai beaucoup plus court.

Sauf dans les cas de nervosité exagérée du sujet ou d'hypersensibilité acoustique, la *cure intensive* semble tout à fait indiquée.

Il faut faire preuve de fermeté dans la direction du traitement et exiger du sourd une grande exactitude ; ce n'est pas toujours facile, mais on doit y tenir énergiquement la main.

Connaître à fond la psychologie du sourd[2], *user d'autorité non sans diplomatie, donner l'exemple de la régularité, étayer solidement la confiance du malade en l'initiant à la formule de ses progrès; agir sur son moral en même temps que sur son oreille : telles sont les règles de conduite de l'anacousiste. Une bonne technique fera le reste.*

1. E. TILLOT. *Le réveil de l'ouïe par les excitations fonctionnelles coup sur coup. Cure intensive.* Imprimerie Lecerf, Rouen, 1915.

2. Voir *L'étude psychologique du sourd-muet* par H. Bouffard, thèse de Bordeaux, 1916. Travail solidement documenté et d'une haute tenue philosophique.

II. — INSTRUMENTATION

Pour l'excitation de la sensibilité de l'oreille comme pour les exercices d'orientation auditive, il est urgent d'avoir à sa disposition tout un arsenal d'instruments ou objets susceptibles de fournir les *sons musicaux* les plus variés, ainsi que des *bruits* de toute nature.

1° Parmi les premiers on doit citer le piano, la cithare, l'accordéon, le phonographe, les sifflets, clochettes, tambourins, boîtes à musique, etc... Nous ne parlons pas des appareils spéciaux de rééducation auditive, produisant des sons artificiels de façon dosée et méthodique, comme l'électrophonoïde, et qui doivent être utilisés à part, soit avant, soit après la séance d'anacousie orale. Les services que rendent de tels appareils sont inappréciables, surtout au point de vue de la mobilisation et du massage du tractus auditif et de l'excitation réglée de l'organe de Corti. A notre avis on ne saurait obtenir de résultats très marqués et rapides sans faire appel à la souplesse, à la régularité de l'onde sonore artificielle. Nous ne pouvons ici entrer dans les détails de la technique, des indications et de l'action physiothérapique de ces procédés. On trouvera dans nos précédents travaux, et en particulier dans nos *Notions pratiques d'anacousie*[1], tous les enseignements indispensables au sujet de l'application de la méthode électrophonoïde, dont nous nous servons depuis 1912 dans notre pratique quotidienne. Nous avons l'habitude de donner à chacun de nos sourds une séance de massage électrophonoïde de six à dix minutes avant les exercices oraux et nous n'avons qu'à nous louer de cette manière de faire. En *anacousie de guerre* on ne peut songer à se servir des *appareils de rééducation à sons artificiels*, parce que trop difficiles à se procurer et à manier. L'instrumentation doit être réduite au minimum et ne comprendre que les objets ou instruments dont on peut aisément se munir.

2° En ce qui concerne les *bruits*, on peut à l'aide de marteaux frapper les objets les plus divers, tels que des petites plaques de tôle, des casseroles, des morceaux de métal ou de bois, ou produire des frottements, grincements, claquements avec des castagnettes, avec les mains l'une contre l'autre, l'ongle ou la pointe d'un crayon sur des surfaces diverses (verre, planches,

1. Un vol. in-8°. Maloine, édit., Paris, 1914.

étoffes, etc...). Nous verrons plus loin l'importance des bruits de signal (sifflets, trompes, klaxon, grelots, sirènes, etc...).

3° Pour les grands sourds, chez lesquels on doit rechercher l'intensification du phénomène sonore et pratiquer l'excitation binotique, il est nécessaire d'avoir recours à des *tubes acoustiques*, établis de telle façon qu'ils ne procurent à l'oreille aucun surmenage par excès de résonance et bruits surajoutés, aucune irritation du méat par des embouts irritants et septiques. D'autre part, ils doivent recueillir la totalité des ondes aériennes émises par la source sonore et les conduire, sans perte d'intensité, sans interposition d'obstacle mécanique, jusqu'au conduit auditif, devenu leur simple prolongement (voir chap. II, p. 51).

Un instrument de cette qualité n'existait pas jusqu'au moment où Tillot (de Rouen) a construit ses tubes acoustiques, adaptés à tous les degrés d'hypoacousie par des modifications de diamètre et de longueur, et ne présentant aucun des inconvénients de ceux précédemment expérimentés (voir fig. 19).

Cet appareil est flexible et pourvu d'une *embouchure échancrée*, devant laquelle parle l'interlocuteur. Le mouvement des lèvres et les jeux de physionomie sont parfaitement visibles, car cette

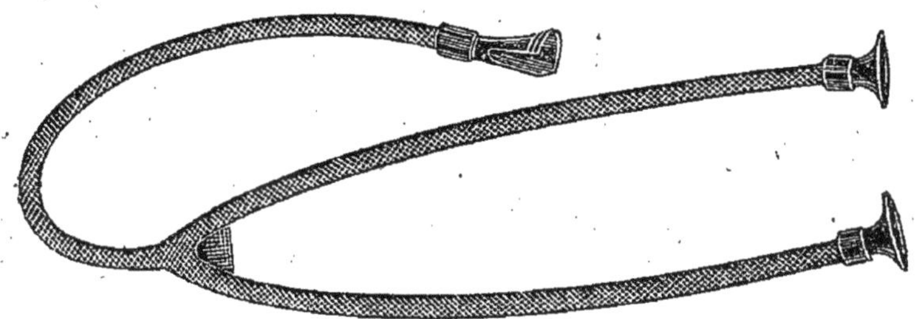

Fig. 19. — Tube acoustique bi-branche Tillot.

embouchure est tenue verticalement, le menton s'insérant dans la partie échancrée. Grâce à cette disposition la voix se réfléchit sur la partie pleine de l'embouchure sans aucune dispersion sonore. L'onde aérienne arrive ainsi jusqu'à l'oreille, sans se charger de vibrations parasites et sans subir d'altérations. On ne saurait en dire autant du cornet acoustique classique en métal, et de tous les appareils renforçateurs coniques en général, qui assourdissent les malades et leur procurent fréquemment un surmenage intense avec de violents bourdonnements (voir fig. 20).

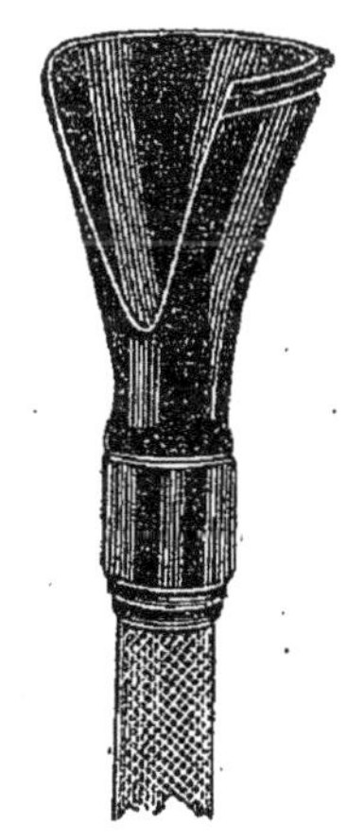

Fig. 20. — Embouchure du tube acoustique.

L'adoption de la *conque auditive plate* permet

de laisser le pavillon de l'oreille jouer son rôle d'organe collecteur, en le lui facilitant, puisque l'onde arrive en faisceau serré contre les éminences de l'oreille externe. D'après Boerhave les différentes lignes saillantes qui forment ces éminences présentent une courbure parabolique dont le foyer correspond à l'intérieur même du conduit. Or on sait que la parabole a pour propriété de réfléchir tous les rayons parallèles à son axe qui tombent vers la concavité de cette courbe, de manière à les diriger vers son foyer et les concentrer dans le conduit auditif[1]. Pour Politzer le pavillon n'a qu'un rôle secondaire et c'est la conque seule qui reçoit l'onde en diminuant son intensité par des réflexions successives.

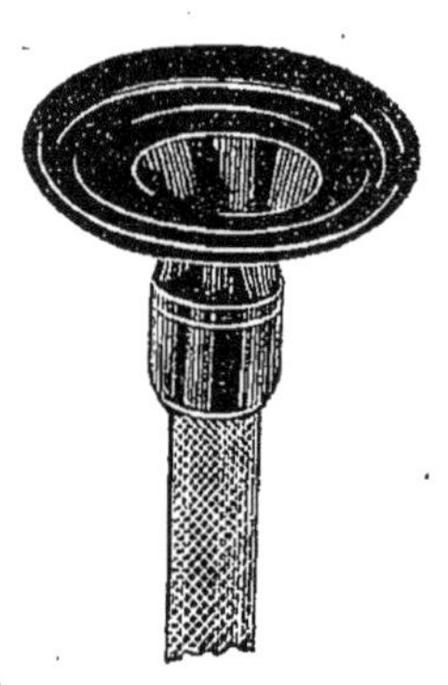

Fig. 21. — Conque auditive du tube acoustique.

Un autre avantage de cette conque auditive plate, enveloppée de soie fine, est d'éviter l'infection du méat par l'ancien embout inutile, nuisible même, puisqu'il s'oppose à la libre circulation des ondes sonores. C'est en effet par le conduit

1. Voir à ce sujet Longet. *Physiologie*, II, p. 119.

que s'écoulent les ondes réfléchies par la membrane du tympan et renvoyées vers l'extérieur.

Enfin Tillot fait remarquer que grâce à cette conque plate, on peut utiliser la voie cranienne, en l'appliquant sur la tempe ou sur la mastoïde. C'est d'ailleurs ainsi qu'il a procédé sur lui-même au début de son auto-rééducation.

Le capuchon de soie ou de peau a pour but de tamiser les sons et de préserver le conduit auditif des poussières qui peuvent pénétrer dans le tube et qui seraient transportées par le souffle pendant la conversation (voir fig. 21).

NUMÉROS DES TUBES. — *Le numéro* 1 mesure $0^m,005$ de diamètre intérieur, sur $1^m,20$ de long. Il convient aux malades qui n'entendent pas à $0^m,50$ la voix d'une seule personne.

Le numéro 2 mesure 1 centimètre de diamètre intérieur et $1^m,20$ de long. Il est destiné aux sourds qui entendent difficilement un interlocuteur à $0^m,25$ ou $0^m,30$ de distance.

Le numéro 3 mesure $0^m,016$ de diamètre intérieur sur $0^m,80$ de longueur. On le réserve aux malades qui ne perçoivent la voix haute qu'à 1 ou 2 centimètres du pavillon.

Le numéro 4 a $0^m,02$ de diamètre intérieur sur

0^{m},80 de long; cette dernière dimension varie après essai suivant le besoin de certains sourds.

Tube en Y. — Pour la rééducation binotique, Tillot a fait établir des appareils bi-branches. Les deux conques auditives sont maintenues au contact du pavillon par une bande en caoutchouc, dont on noue les deux chefs sous le menton. On peut aussi se servir de supports métalliques très légers, percés de deux orifices où s'insèrent les conques auditives en bonne position.

Les tubes en Y portent les mêmes numéros que les précédents. Il n'y a pas d'inconvénient d'ailleurs pour les séances collectives à multiplier le nombre des branches et à rééduquer trois ou quatre malades en même temps.

III. — TECHNIQUE DE L'ANACOUSIE VOCALE ET DE SES MOYENS ADJUVANTS

(*Méthode éclectique.*)

La séance de rééducation peut être décomposée en *sept exercices*, qu'il y a intérêt à entreprendre dans un ordre défini et suivant des directives générales très nettes, de manière à diminuer les difficultés de la tâche à accomplir par l'effet toujours bienfaisant d'une méthode méticuleusement établie sur les bases de l'expérience, comme celle que nous préconisons.

Voici la liste chronologique de ces sept exercices :

1er EXERCICE. — *Vocalises à l'aide du tube acoustique. Massage vibratoire aérien.*

2e EXERCICE. — *Excitation de la sensibilité auditive par des bruits divers et des sons musicaux variés.*

3e EXERCICE. — *Etude détaillée des lettres confondues ou non perçues*, en faisant usage du tube en certains cas.

4e EXERCICE. — *Développement méthodique du pouvoir d'orientation auditive.*

5e EXERCICE. — *Etude des mots isozonaux et isophones et des phrases* systématiquement composées suivant les lacunes de l'audition des phonèmes.

Rééducation de l'attention et *exercices d'accommodation auditive.*

6e EXERCICE. — *Massage externe de l'oreille* et *gymnastique auriculaire.*

7e EXERCICE. — *Conversation ou lecture d'un texte suivi*, en se rapprochant peu à peu de la vitesse de la parole courante. *Rééducation de l'audition psychique.*

Comme on le voit tous les moyens anacousiques sont utilisés et nous avons établi une *méthode de rééducation auditive véritablement éclectique.*

PREMIER EXERCICE

VOCALISES ET MASSAGE VIBRATOIRE AÉRIEN

L'enseignement auriculaire et phonétique des voyelles doit être abordé dès le début de la rééducation, car en matière pédagogique mieux vaut toujours aller du simple au composé, et la voyelle représente certainement l'élément primordial, la cellule de cet ensemble sonore complexe qu'est la parole.

D'autre part, chronologiquement, la voyelle apparaît dans le langage de l'enfant immédiatement après les cris du nouveau-né, sous forme de modulations imprécises.

La voyelle étant le premier son émis est le premier entendu. Elle forme la base indispensable du mot, dans la langue française tout au moins ; elle lui donne sa couleur, son timbre distinctif, et le classe dans l'échelle de l'audibilité.

Force nous est donc, dans la culture de l'audition et de la phonation, de commencer par l'élément vocalique simple, en insistant naturellement sur les voyelles les plus difficilement audibles par le sujet en traitement.

On monte et on descend des gammes alternativement sur toutes les voyelles, en prenant comme point de départ celles qui sont le mieux perçues. Dans l'éducation de la voix, au contraire, il y a un ordre à suivre, que nous avons déjà indiqué précédemment[1] et sur lequel nous aurons l'occasion de revenir.

Voici les deux groupes de voyelles à étudier :

1er Groupe : *i*, *é*, *è*, *a*, *an*.

2e Groupe : *u*, *eu*, *un*, *ou*, *o*, *on*.

Dans la même vocalise on peut intercaler plusieurs voyelles et modifier le rythme, la hauteur, la durée.

Enfin on peut charger la voyelle bien entendue de consonnes mal perçues. Un examen préliminaire, pratiqué dans la première séance, renseigne l'anacousiste sur celles des lettres qui sont confondues ou difficilement entendues. Note en a été minutieusement prise, à titre de direction pour les exercices de vocalisation et ceux sur les consonnes.

Nous ne saurions mieux faire pour indiquer la marche à suivre que de donner sous forme de schéma musical le thème de ces premiers exercices.

1. Cf. chap. II, Notions générales, p. 68 et suiv.

EXERCICES DE VOCALISATION

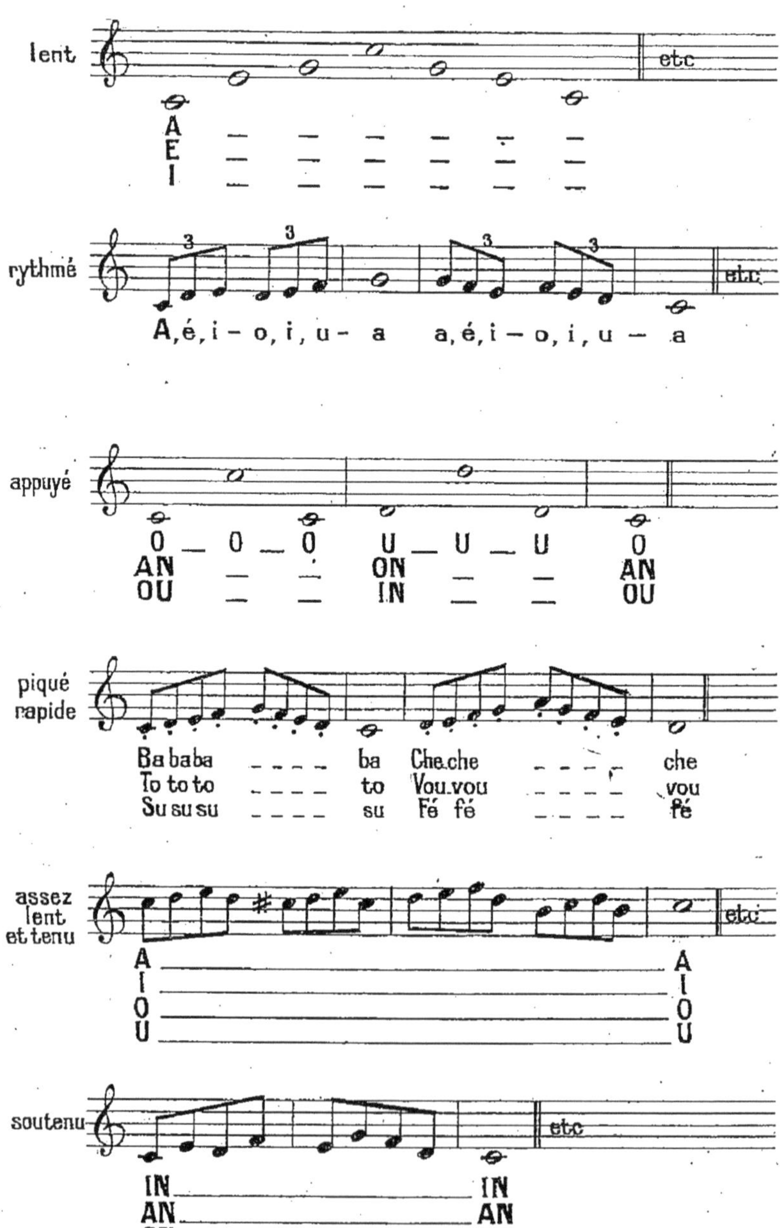

On peut y ajouter des phrases mélodiques connues du sujet pour lui faciliter l'audition des voyelles qu'on veut lui faire travailler.

Il faut tour à tour employer dans ces exercices de vocalisation les sons filés, piqués, lents et soutenus. Ces derniers ont une influence très remarquable sur le tractus auditif par la durée de leur action et la vibration prolongée qui en résulte.

Il est à peine besoin d'ajouter qu'il y a tout intérêt à confier ces leçons à des auxiliaires entraînés au chant et doués d'une grande souplesse vocale. Quand on le peut, il faut utiliser plusieurs personnes, de manière à présenter à l'oreille du sourd des sons de registres différents et de timbre varié.

Dans cette première partie de la séance anacousique, dont la durée ne doit pas excéder *trois minutes*, le tube acoustique est de rigueur, puisqu'il intensifie les voyelles et que la vibration se transmet intégrale au tractus auditif, produisant un *massage phonique* bienfaisant. D'autre part, il économise les forces du professeur, ce qui n'est point un médiocre avantage.

Quand la surdité est accentuée on utilise le tube bi-branche, et l'on prend soin de prévenir le malade de la voyelle qui va lui être chantée. De temps à autre on lui fait répéter la ou les voyelles qu'on vient de lui soumettre pour s'assurer de l'exactitude de la perception obtenue.

Il y a tout intérêt à agrémenter ces vocalises par de perpétuelles modifications de rythme et à utiliser des formules musicales telles que la trille ou le triolet.

Le sourd trouve ce premier exercice agréable et peu fatigant, et par conséquent il est en bonnes dispositions pour se plier aux exigences du professeur dans la suite de la leçon, quand l'effort volontaire devra entrer en ligne.

DEUXIÈME EXERCICE

EXCITATION DE LA SENSIBILITÉ AUDITIVE PAR DES BRUITS DIVERS ET DES SONS MUSICAUX VARIÉS

Dans les surdités très accentuées et dans la surdi-mutité, les bruits intenses permettent d'exciter la sensibilité de l'oreille, mais il y a certaines limites à ne pas dépasser. Gellé avait bien raison de dire « qu'une intensité extrême des sons ne ramène pas forcément l'audition chez les sourds, car sous son impression l'oreille se ferme, comme l'œil se ferme à trop de lumière. » De plus l'intensité nuit à la distinction et à l'orientation du bruit.

Sous l'influence du bruit l'attention s'éveille et crée un état psychique particulier, un état d'éréthisme de la sensibilité sensorielle et générale : l'oreille se trouve prête à recevoir le choc du mot et à le transmettre au cerveau.

Suivant les troubles auditifs constatés on pourra accorder la préférence à telle ou telle catégorie de bruits. Dans la surdité labyrinthique il est tout indiqué de chercher à améliorer la perception particulièrement défectueuse des sons aigus, d'où l'utilité des sifflets, clochettes, flûtes, sirènes, jouets imitant le chant des oiseaux, tintements, grincements, etc...

Dans les affections de l'appareil de transmission, dans lesquelles les sons graves sont les premiers éteints, mieux vaut faire appel aux battements du tambour, au ronflement de moteurs électriques, aux sons les plus bas de l'accordéon ou du piano.

Une collection d'instruments très variés est donc indispensable : l'anacousiste doit faire preuve d'imagination et d'ingéniosité dans l'utilisation de tous les moyens sonores qu'il possède.

Nous verrons à propos du quatrième exercice l'importance des bruits pour développer chez les sourds le pouvoir d'orientation auditive. Pour le moment il nous reste à démontrer comment on les emploie utilement pour préparer l'audition nette des consonnes mal entendues ou confondues.

Rappelons la classification adoptée dans un précédent chapitre et qui distribue les consonnes selon cinq types différents, suivant la forme et la valeur sonore du courant aérien. Nous avons décrit le mode *continu-fricatif*, le mode *soufflant*, le mode *explosif*, le mode *sifflant* et le mode *vibrant*. Nous aurons donc pour procurer à l'oreille des sourds les *bruits imitatifs des consonnes* à exagérer ces bruits, soit en amplifiant les mouvements physiologiques de l'articulation, soit en les reproduisant artificiellement, ou à les atténuer par un procédé inverse.

a) Mode continu-fricatif. — Le professeur place la lèvre inférieure en position de *F* ou de *V*, c'est-à-dire presque au contact de la ligne dentaire supérieure, puis il expulse le courant aérien violemment et de façon prolongée. Pour *V* il complète ce mouvement par une vibration laryngée.

On peut aussi faire passer à l'aide d'une poire de Politzer ou d'un appareil à double soufflerie de thermocautère de l'air dans une boîte métallique, en ménageant sur une de ses faces une ouverture de petite dimension. Sur le côté opposé on perce un orifice circulaire dans lequel on introduit à frottement l'extrémité du tube de caoutchouc.

Tous les bruits de frottement forment une utile préparation à l'audition des consonnes fricatives (les mains l'une contre l'autre, deux plaques de bois, deux lames de couteau, deux morceaux d'étoffe, etc...).

b) Mode soufflant. — CH et J. — Les lèvres s'avancent en entonnoir, la langue s'appuie à la voûte palatine sur ses parties latérales, les deux arcades dentaires se rapprochent, le courant s'échappe en colonne nourrie, serrée, chaude. On peut intensifier ce bruit en promenant avec rapidité la paume de la main devant la bouche, circulairement, pendant qu'on prononce *ch* ou *j*.

N'importe quel soufflet, une poire de Politzer, suffisent à reproduire un bruit de ce genre et à préparer l'oreille par entraînement progressif à percevoir ces deux lettres.

c) Mode explosif. — P, B — T, D, N, M — K et Gu. — Les clowns dans les cirques savent tous imiter par le claquement de leurs lèvres ce bruit d'explosion, qui n'est que l'amplification de celui qui caractérise les consonnes ci-dessus énumérées. Qu'on nous pardonne cet exemple, mais il peut rendre service en l'occurrence. De même l'explosion des cornets de papier ou des sacs gonflés d'air provoquée par choc brusque, comme le font les enfants.

Somme toute, dans les trois séries de consonnes explosives, il y a rupture brusque de l'occlusion produite soit par les lèvres (*p*, *b*, *m*), soit par la pointe de la langue et les dents (*t*, *d*, *n*), soit par la base de la langue et le palais (*k* et *gu*). Il convient d'imiter mécaniquement ces différents bruits ; il n'y a rien là que de très facile.

d) Mode sifflant. — S, Z. — Dans ce cas l'occlusion est incomplète : elle est due à la position des deux arcades dentaires rapprochées et découvertes, et à l'abaissement de la langue, dont la pointe affleure la partie postérieure des incisives inférieures. Le courant d'air s'échappe avec force par un couloir resserré, d'où bruit de sifflement qu'il est aisé d'amplifier par exagération et prolongation du mouvement que nous venons d'indiquer. Ce n'est qu'après de nombreux essais infructueux qu'on arrive, chez certains sourds, à obtenir la perception de ces deux consonnes. Tous les appareils produisant des bruits de même nature seront utilisés pour atteindre plus vite le résultat cherché : *sifflet de Galton*[1] ou petits sifflets ordinaires du commerce, sirènes, sons aigus de la flûte, grincements variés, etc...

e) Mode vibrant. — L, R. — Les joues, la pointe de la langue, la luette, vibrent au contact du passage du souffle. Il est souvent très difficile de faire entendre ces deux consonnes. Pour la seconde on est parfois obligé d'employer le bruit du gargarisme, en l'accompagnant d'une vibration laryngienne, et on arrive ainsi à la faire percevoir.

Les vibrations de cordes tendues ou de tiges fixées aux deux extrémités peuvent mettre l'oreille sur le chemin de l'audition de ces deux lettres. Mieux vaut faire appel aux sons graves, car les sons aigus seront plutôt indiqués pour la prépa-

1. Cet appareil se compose d'un petit tuyau fermé, à embouchure de flûte, dont on peut à volonté réduire la longueur. Deux cylindres métalliques s'emboîtant l'un dans l'autre constituent ce tuyau : le cylindre extérieur est fermé à sa partie supérieure et s'enfonce plus ou moins dans le premier, de manière à diminuer de plus en plus la longueur du tuyau, c'est-à-dire à élever le son rendu par le sifflet. Le courant d'air est projeté dans le sifflet à l'aide d'une poire en caoutchouc. Le cylindre intérieur fixe porte une graduation, sur laquelle on peut lire la hauteur du son suivant la position du cylindre mobile.

ration de l'oreille aux consonnes sifflantes. La cithare judicieusement employée rend à ce point de vue grand service ; elle doit faire partie de la collection instrumentale de l'anacousiste.

Ayant fourni à l'oreille des *bruits imitatifs des consonnes* ou des *consonnes renforcées*, par les moyens que nous venons d'indiquer, il est logique de compléter cet exercice par la mise en œuvre de sons plus ou moins musicaux, provenant du choc de membranes tendues, comme dans le tambour ou le tambourin, ou de surfaces métalliques, comme dans les cloches ou clochettes, de plaques ligneuses (castagnettes), de surfaces mates ou rigides (masses musculaires des membres, murs épais), etc... De cette façon on habitue l'oreille à percevoir simultanément une foule de sons élémentaires, variant d'intensité et dépourvus de périodicité, tout en se rattachant plus ou moins au timbre de sons musicaux.

La hauteur de tels bruits est souvent indéfinissable, du fait qu'aucun des sons partiels ne prédomine comme intensité ou ne se maintient au premier rang. Entre les sons complexes musicaux et les bruits il est parfois délicat de trouver une frontière. Tel son qui est bruit, à l'heure actuelle, sera considéré plus tard comme musical, suivant les caprices de l'esthétique ou les habitudes de différents pays.

Durée de cet exercice : cinq minutes.

TROISIÈME EXERCICE

ETUDE DES LETTRES CONFONDUES OU NON PERÇUES

L'ordre à suivre dans la présentation des lettres non perçues ou confondues ne peut être défini théoriquement, car il varie avec chaque malade, et la seule règle à laquelle on doive se conformer, c'est de consacrer cette partie des premières séances à l'investigation du champ auditif, de manière à découvrir quelles sont les lettres pour lesquelles l'audition est en défaut. Il est indispensable pendant ces *reconnaissances* de prendre note sur la feuille d'observation du malade des troubles observés ou des lacunes constatées ; ces renseignements formeront les directives de l'effort rééducateur.

Parmi les consonnes la lettre *s* semble disparaître la première et après elle : *f*, *v*, *z*, *ch*, *j*. Mais on ne saurait en aucune façon établir de formule en ce sens. L'important c'est de passer en revue tout l'alphabet phonétique, qui se compose de :

7 voyelles buccales : *a*, *e*, *i*, *o*, *u*, *ai*, *ou* ;

4 voyelles bucco-nasales : *an*, *on*, *in*, *un* ;

16 consonnes
- 2 fricatives = *f* et *v* ;
- 2 soufflantes = *ch* et *j* ;
- 8 explosives = *p* et *b* — *t*, *d*, *m*, *n* — *k* et *gu* ;
- 2 sifflantes = *s* et *z* ;
- 2 vibrantes = *l* et *r* ;

On remarque que cet alphabet ne coïncide pas exactement avec l'alphabet grammatical, puisque *q*, *c dur* et *k* ne font qu'un, comme *s*, *c doux* et *z*, ainsi que *g doux* et *j*.

La lettre *h* ne se prononce pas et *w* se confond avec les éléments qui l'accompagnent, en épousant leur forme phonique.

Quant à la consonne *x* elle se traduit suivant les cas par un des cinq modes suivants :

1° *gz*, comme dans *Xénophon*, *exhiber*, *exorcisme*, *exempté* ;

2° *s*, comme dans *dix* et *six* ;

3° *k*, comme dans *excipient*, *exception*, *excité*, *exclure* ;

4° *s*, comme dans *dixième*, *sixième* ;

5° *ks*, comme dans *exercice*, *ataxie*, *axiome*, *axiale* ;

L'*y* faisant double emploi avec l'*i* disparaît. Les

phonèmes *eu* et *ou*, de même que ceux à consonance nasale, comme *an*, *on*, *in*, et *un*, acquièrent le titre de voyelles.

Comme nous l'avons vu dans les *Notions générales*, on peut classer toutes ces lettres en sons graves, aigus, mixtes, et dans chacune de ces séries isozonales, il y a encore une échelle d'intensité :

Zone		
Zone aiguë	A	B, P, D, T
	É	F, V
	I	K, Gu, Z, S, J et Ch
Zone grave	Ô	M, N
	O	GN
	E muet	L et R
	OU	
Zone mixte	U	OUI
	AN	OI
	IN	AIN
	ON	IEN

Le maximum d'intensité appartient à la lettre *a*, le minimum à la lettre *e* muet et à la voyelle *ou*, en passant par *é*, *i* et *ô*. Dans les surdités labyrinthiques la lettre *i* disparaît la première. Dans les maladies de l'appareil de transmission, l'*e* muet et l'*ou* sont souvent très mal perçus.

La méthode orale tiendra compte de ces données théoriques, mais sans rigorisme ; nous ne craignons pas de le répéter : mieux vaut se fier à l'examen minutieux que l'on a pratiqué, et s'en inspirer pour remonter le courant de l'audition, en se servant des lettres encore entendues comme d'échelons vers celles qui ne le sont plus ou le sont insuffisamment.

En cas de non perception d'une consonne, il faut l'accoupler à une voyelle entendue. S'il s'agit de la lettre *f* par exemple, on énonce à la suite : *af*, *aff*, *faf*, *affaf*, *f*, *fafa*, etc..., ou pour la lettre *s* : *is*, *iss*, *sis*, *assis*, *s*, *sisi*, *sisa*, etc..., et pour *p* : *ap*, *op*, *ip*, *apo*, *appa*, *pipo*, *papi*, *pa*, *p*, etc... Il est à noter que la lettre *a* demeurant en général la mieux perçue de la liste vocalique, elle doit servir de *levier* pour porter à l'oreille les consonnes voilées ; elle leur donne le bras sur le chemin de l'audition.

Pour les voyelles, quand l'une d'elles reste dans l'ombre auditive, il faut rechercher si une de ses compagnes de même catégorie est entendue et prendre cette dernière comme point de départ. Soit par exemple *in* non perçue, essayer successivement *an*, *on*, et si l'on n'obtient pas de résultat, remonter jusqu'à *i*, *eu*, *o*, *a*, en utilisant au besoin, le tube acoustique pour intensifier le son.

En général les premières voyelles à prononcer sont *a* et *o*, à haute voix, avec ou sans tube suivant le degré d'hypoacousie, et en cas de difficulté agir sur les deux oreilles en même temps, l'excitation binotique produisant parfois la sensation sonore, quand l'action unilatérale est restée vaine.

La première voyelle entendue, on passe à une autre, et ainsi de suite, d'où le développement d'exercices d'audition différentielle. Dans les premières leçons on prévient le sourd de l'ordre qu'on va suivre, pour lui faciliter sa tâche et lui apprendre à saisir les différences entre un son vocalique et un autre.

Insister sur la voyelle *ou* qui résiste fréquemment à l'audition.

Fort heureusement il est rare de rencontrer parmi nos malades, certains sourds-muets exceptés, des sujets incapables de reconnaître les voyelles prononcées à la voix nue, au contact du pavillon, et c'est une grosse économie de temps et d'effort dans l'œuvre pédagogique à accomplir.

Exercices
sur les consonnes insuffisamment perçues.

Il est indispensable d'avoir, tout prêts pour chaque consonne, des exercices, où ces lettres sont présentées dans des mots ayant ou non un sens, selon toutes les formules phonétiques possibles. Nous croyons nécessaire de donner ici le schéma de cette partie de la leçon anacousique. Le médecin rééducateur ou le professeur n'aura qu'à les compléter, de manière à posséder des listes suffisamment longues pour que le sourd ne puisse d'avance connaître tous les mots qu'on offre à son oreille et qu'il y ait toujours pour lui de l'imprévu.

1° Exercice sur les consonnes fricatives : F et V

F

Fa, affa, fâ, fafi, fafo, fil, fol, affamé, face, facer, effacer, façon, fort, four, façade, eff, effet, feu, fabuleux, faffadet, fond, fafner, fosof, fade, fixe, fox, iffi, flan, fisc, Foch, fiston, fiscal, Erfuth, Harfleur, Honfleur, Olof, bref, Orfila, Orfani, Orfano, Eiffel, off, fifanfo, farfafi, fofifa, irfo, arfou, La Fontaine, La Ferté, foudre, fable, affable, affaibli, infant, enfant, ficelle, femme, fanfaron, sopha, forme.

Difficile, défoncé, effectif, efficace, farfondofa, farfadofi, infadofou, faisceau, touffu, raffiner, réforme.

Natif, vif, rif, saf, pof, canif, actif, veuf, pontife, siphon, saphir, saphène, fortifier, fortif, etc...

V

Va, von, varvo, vif, vonvon, Var, avare, avion, avis, vil, veule, vote, vite, évite, ovule, Evaux, Vanves, vendre, verve, venu, aviver, avavi, avivo, vovavi, vavol, vafo, faveur, favier, vœu, cheveux, Save, Volga, Ivor, navire, Ivanhoë, Havre, vos, vent, val.

Vouvray, volant, veuvage, vassal, mimovou, mavo, Malvy, movil, mauviette, mauve, navet, novo, Villanova, naval, lavabo, avenir, revers, pervers, pivert, pavé, virvans, nirvana, nervo, nerveux, varvavol, vorvafil, avaler, Cavalla, ville, civil, vivandière, voir, vaisseau, vol-au-vent, Vevey, Victor, væ victis, etc...

2° Exercice sur les consonnes soufflantes CH et J

CH

Chat, chant, achat, chou, chien, archer, rocher,

chonchette, chuchoter, chachoti, chichato, chor, char, charmant, chapitre, ulcher, oulchire, monchy, mouchy, charité, charivari.

Chiffon, chefferie, chemineau, porche, pocher, cocher, rocher, champignon, cherchons, chaud, artichaut, archi, orichou, aricha, hachon, mâcher, chiche, loches, louche, larichi, joncher, inche, Chinon, choche, Chantal, Chanzy, chef, chapelle, Charcot, Chaptal, trichine, tricocher, tricheur, Autriche, chinoiserie, étancher, tanche, patache, tâche, toucher, Suchard, souchoir, souche, basoche, etc.

J

Jal, joue, jol, joujou, jonc, ajonc, Ajax, iji, ogival, sajou, Jean, déjà, jade, jijo, jaji, jambe, jaloux, jalon, jambon, joua, jouvenceau.

Jouer, joli, déjeûner, déjouer, jasmin, juillet, jonchée, Japon, argent, argile, orge, joindre, joint, Jules, jongler, mésange, morje, norje, nojil, nojof, jeune, réagir, jugement, toujours, rouge-gorge, rager, rojaji, rijajo, jojari, jarrige, corriger, gingembre, généreusement, dommage, moge, mouge, mage, image, magie, morigéner, indigène, gestion, jour, joule, joug, jongler, jointif, ajourner, agirager, agioter, agir, âge, apanage, orgitou, changer, rajuster, rajah, etc.

3° Exercice sur les explosives : P, B, T, D, M, N, K, Gu

P

Pot, pal, pou, pire, empire, ipopa, papou, papipou, porpan, pipe, appât, appel, Paul, pile, arpent, ourpo, repos, papa, pilipitou, apaliti, pore, eppe, hep, époux, épître, houppe, happer.

Époumonner, pilou, Thermopyles, Epaminondas, pris, épris, peu, prou, petit, papou, pope, pape, pied, poutre, pompier, parpan, poupard, poupon, ponpon, piler, aéropage, pustule, parent, apparent, préjugés, épargne, épagneul, Espagne, part, râper, campagne, nupo, napo, nipolapi, polapitou, partisan, pâtre, Pascal, apprivoiser, poulpe, coupant, Maurepas, Maupeou.

B

Ba, bon, bout, babou, boucher, Babouna, banc, bancal, botte, bibendum, bal, aliba, alibour, orbec, arbi, urbi, orbi, barbentane, barbe, ubard, bar, bibo, babi, bobibou, Bilbao, bardac, arabesque, bord, broche, briche, brioche.

Blanc, blanchir, bloc, cabale, Kabyle, obole, ibo, bobèche, bobino, bartiban, bortibou, tibabol, batiboul, boldi, débours, Cabourg, cabocher, abbé, bandit, ébouler, gober, ballotter, babiller, ballot, bouter, brise, bec, bock, bac, billoc, balli, abattu, bovidé, boyard, brou, baobab, baragouiner, Bischoff, Biron, bière, Biskra, Albi, Allibatte, Ali-baba, Diarbékir, diable, Babylone, Babylas, baccarat, Belfast, baunie, Bolbec, Bombela, Bolivar, habit, Abbott, mandibule, imbu, Gabon, gabarit, gabion, etc...

T

Tõt, ta, toux, ton, tol, Toulon, Toul, rateau, rata, bateau, tabac, bitter, tâtons, Caton, Titan, tontaine, mirliton, temps, tante, tire, Titus, talus, Athalie, acteur, titato, tatitou, titutaton, vasitof, ortie, tulipe.

Touffu, ataxie, hâter, tréteau, attrait, attendu, rizotto, latente, tuile, tulle, fiston, fistulette, Watteau, totalité, tâtonner, thé, Esthel, atteint, teutons, têtu, tortue, bâtard, bâton, bataille, tabara, Tiltova, attention, mite, mitaire, marmiter, Caton, Canton, coton, tasse, printemps, épater, dépotoir, népotisme, torticolis, Tilsitt, Tredern, tricoter, Patti, tacheté, taché, tison, attiser, tartare, tarte, tartarin, titolo, latitou, toune, atte, teu, hotte, etc...

D

Do, da, doux, don, dol, Dôle, Dalloz, Dalila, dillon, datura, Didon, dîner, dicton, vade, évader, radeau, rideau, dindon, dado, dodida, dadidou, dodiduda, Ador, adage, édicter, Eden, hardi, Rodin, Rhodes, deux, dix, aide, Aden.

Dodu, diffre, Dick, paddock, Zadoc, dock, douteux, dandy, didactique, madré, maladrerie, Odilon, Odile, ode, Nadeau, médire, maudire, Tchad, Conrad, éluder, darder, mondain, dedans, Danton, tondre, Dreux, nord-est, anodin, Agadir, Madeleine, Maud, midi, mardi, Sadi, sidi, chardon, Dorchain, Doudeville.

M

Mot, mât, mou, mon, molle, môle, moule, malais, mammouth, mimosa, maminion, momima, momie, marmiton, Marmara, Montmirail, maman, malfamé, déformé, mille, Camille, charmille, anémone, kimono, Armand, aimant, amour, Marbot, mal, décimal, ménage.

Motif, homme, domaine, domino, Morny, morne, Mornay, format, somnifère, tamaris, poumon, monopole, moment, monomane, muse, miss, émettre, aime, mets, me, hemme, rame,

Rome, arrimer, Mahomet, Maromme, mouler, malmener, Marly, memorandum, mauvais.

N

Non, nous, noli, anneau, annale, ornière, orné, Orne, arninon, nani, nona, naninou, noma, Manon, bannir, banal, chanange, jaunisse, lainé, laine, nœud, haine, enne, Ninon, Rachmaninoff, nonne, nouveau.

Annulé, canonnade, canon, donné, honni, taninou, nanitou, nattralie, Norvège, nuage, numéro, Lannes, canapé, connu, aninona, anoninou, nasal, nature, turne, taciturne, automne, linon, uni, bonne, Bône, carbone, Narbonne, abonné, harponné, tonne, nerf, abnour, Nonancourt, honorer, solennel, vénéneux, verni, zona, zone, Jenny, John, énoncer.

K, Q et C DUR.

Caen, cou, col, kilo, carcan, Arkansas, quart, Alcan, arcade, Caucase, kakou, kakido, kaki, Cadorna, cadeau, carcasse, cocasse, coke, Cook, chacal, Surcouf, Astrakan, asticoter, caravane, bicoque, coucou.

Bouquet, bouc, barque, colle, caler, corps, clé, Arques, que, clavicule, clérical, clin, clinique, cloaque, cloque, Bangkok, Attique, attaque, Ithaque, cadum, Sicard, Ricard, poker, carcinome, croquant, cricket, crique, Arkangel, occasion, chicaner, Cosne, canne, Clicquot, Gluck, Caux, cal, condyle, Condé, moka, marqué, moqueur, mikado, écart, écho, correction, cordon, roucouler.

Gu.

Goth, gaga, Gargantua, gargarisme, gigot, garni, hagard, hangar, Olga, Volga, Guitry, guimauve, argument, arguer, gueux, vigueur, Agamemnon, agoniser, fatigue, garder, digue, dogue, dinguer, gorgonzola, gargouille, godin, godailler, aguicher, arrigoni, fougueux, bague, ligue, guenille, gale, galop, goulu, Guingamp, Guinée.

Guerre, naguère, Négotin, régus, malaga, gagogui, goguiga, gougonguil, guépier, guignard, guide, garde, mégarde, léguer, legs, légal, Pégase, ragot, ragoût, Fraguier, figue, fragment, algues, voguer, divaguer, Forgue, guidon, égoutter, cagoule, Lycurgue, dugazon, hague, bague, gomorre, galgala, Galatée, galère, gaguin, sagacité, Sagan, régulier, Gontran, nigaud, jaguar, hiéroglyphe, gamme.

4° Exercice sur les sifflants : S et Z.

S

Si, sol, sale, assis, assaut, Sisowath, vassal, solstice, Samson, rassurer, chasseur, saucisse, fastueux, fossé, as, os, Seine, Hesse, Sarcey, insensé, sensation, sourd, ours, Orsay, soir, sort, sabord, soldat.

Bassin, assassin, sisou, sasosissou, sisouso, sorsi, saura, hisser, passer, soulever, sursis, sursauter, assistance, ascension, scission, sucer, assistant, ainsi-soit-il, sapin, sort, tussor, satou, Sardou, sang, sou, cela, soleil, sécher, assécher, cîme, sangsue, Larousse, annonciation, romancier, sonore, sauce, salon, arceau, Arcis-sur-Aube, sommet, assommer, non-sens, Narcisse, Nice, noce, stase, Sousse, sensitif, sensualisme, sénéchaussée, dix, six, kyste, jusquiame, juste, gosse, janséniste, Janson, gascon, escrime, essayer, dessin, sensation.

Z

Zaza, zénith, Suzanne, lézard, zèle, zéro, zone, zona, gazouiller, zéphyrs, hasard, arroser, rasa, rose, Lise, friser, zizo, zazi, zoziza, zozizou.

Oisifs, zigzag, zinc, zézaiement, zeste, zinziberaie, zizette, sizain, zoologie, sison, souza, suzerain, Asie, Ardzan, synthèse, Orthez, nasal, roseau, gazonné, baisers, miséreux, casier, azur, oser, zone, osmose, Elisa, Zambèze, Zélande, Zemzem, Zingarelli, Zola, Zaïre, isozonaux, ozoniseur, ozène, isba, isard, isocèle, Guise, aiguiser, Raguse, grivoiserie, groseille, gazer, gazette, phraseur, fraise, fez, éosinophile, Elzévir.

5° Exercice sur les vibrantes : L et R.

L

La, loup, lot, Lalo, elle, halle, îlot, Allah, balle, bol, boule, lilon, lali, lalilou, lolali, hallali, Orloff, mille, molester, Courlande, lit, lu, Châlons, Lison, allégorie, Apollon.

Palliatif, papillaire, métallique, alliés, intelligence, leuleu, illimité, lin, Alain, satellite, villa, aller, collatéral, illégitime, lactique, mélomane, allons, allégresse, gale, Gaule, chambellan, Lulli, Mélilla, folliculite, velléité, ailé, Melun, Malot, Liverpooll, Lloyd, Illinois, illusionniste, Illyrie, halle, Guillaume, Elie, alliage, malle, houillère, félibrige, fendiller, collision, coulisse, ballon, Albanie, geler, ballet, ballottine, ballonner, aloès, gallinacé.

R

Rat, roux, rôti, riz, Paris, apparat, Rameau, rari, arches, ronron, rarou, rorira, Serès, sérieux, hareng, Biron, gare, hagard, ordure, ronronner, airain, lyre, rien, lard, fort, pire.

Tour, four, lourd, bord, sort, part, charger, archer, tard, roseau, perruche, parents, phare, rire, rare, receveur, rigoureux, rouvrir, preux, rave, âpre, rade, rechercher, rétrécir, rosbif, Turin, Troie, Rasori, Nuremberg, Mirepoix, Verrier, Irun, barre, rondeau, referendum, referrer, faramineux, effarant, ride, raide, rade, erreur, erroné, barreau, Birmanie, arrivant, renchéri, Marmara, jérémiade, gérant, empirisme, opérer, arpenter, dépérir.

Exercices sur les lettres confondues.

Après l'étude séparée des consonnes ou voyelles mal entendues, on choisit parmi les lettres confondues celles qui semblent présenter pour le sourd le maximum de difficulté d'identification. Pour chacune d'elles on reprend l'exercice précédent, puis on énonce des mots composés de telle façon que ces deux lettres y trouvent place dans toutes leurs modalités phonétiques. Le sujet arrive ainsi à reconnaître plus aisément les caractéristiques des consonnes qu'il a tendance à confondre, et à les différencier auditivement.

Nous allons donner quelques exemples, afin de permettre à l'anacousiste de réaliser des exercices du même genre dans tous les cas où deux consonnes ne seront pas identifiées.

1er Exemple : Lettres confondues : *p* et *b*.

1er *Temps*. — Pa, po, pi, peu, pou, appa, appo, pipo, papi, peupapi, papipo, pipopapu.

Ipé, ipeu, appaï, appao, ipopa, p, Paul, pépin, pepito, pani, appe, oppe, ippe, peu, etc...

2e *Temps*. — Ba, bo, bi, beu, bout, abba, abbo, bibo, baby, beubabi, babibo, bibobabu.

Ibé, ibeu, abbaï, abbao, iboba, b, bol, bebin, bebito, but, busc, buste, about, ébarber, Eberth, etc...

3e *Temps*. — Bapa, abapi, abipo, eubapou.

Bapeaume, Bompard, pibrock, pible, beaux-parents, beau-père, beaupré, bipède, bipariétal, bipolaire, plat-à-barbe, poubelle, puberté, Champaubert, pare-balle, etc...

2e Exemple : Lettres confondues : *s* et *f*.

1er *Temps*. — So, sa, si, assaut, assis, Assas, seu, Yseult, sou, sison, Sacy, sceau, Saône, sire, osseux, aussi, housse, hisser, ista, Asti, hostie, as, sosasi, sasis, sosie, scie, assagi, Sicile, son, s, saucisson, sisaron, souas, etc...

2e *Temps.* — Fa, fo, fi, affa, foa, fée, feu, office, fou, fafou, fofi, faufiler, fus, enfa, foi, fils, filin, oufa, Fafner, fanfan, fanfare, eff, effacer, affamé, alpha, etc...

3e *Temps.* — Faso, fasa, sapho, saphir, sylphide, farcir, farceur, aphasie, triphasé, siphon, fusiforme, Pharsale, fissure, asphalte, fusion, souffrir, sarcophage, Fosof, salsifis, safran, fosse, face, fils, filasse, Lafon, prolifique, Sophie, sarcophage, etc...

3e Exemple : Lettres confondues : *d* et *b*.

1er *Temps.* — Da, do, di, deux, doux, adda, addo, dido, dadi, deudadi, dadido, didodadu.

Idée, idem, addaï, addao, idoda, dès, Dôle, dol, dédain, dedito, dani, add, don, dé.

2e *Temps.* — Ba, bo, bi, beu, bout, abba, abbo, bibo, baby, beubabi, babibo, bibobabu.

Ibé, ibeu, abbaï, abbao, iboba, b, bol, bebin, bebito, but, buse, banc, buste, about, ébarber, ébène, abbi.

3e *Temps.* — Bada, Abadie, abido, eubadai, obodi, badaud, Boldi, Bidassoa, bouder, débours, ballader, débardeur, débiteur, débrider, Borodine, double, bédouin, bedeau, bénédictin, bibendum, bombardier, dauber, pied-de-biche, etc...

4e Exemple : Lettres confondues : *d* et *t*.

1er *Temps*. — Do, da, dix, dado, Didon, dada, ador, adon, odeur, don, Dax, Odile, idole, Ida, dodu, Diderot, Didot, ardent, ardoise, Indou, idée, dent, dos, dé, dandy, dos-d'âne.

2e *Temps*. — Ti, to, teu, atout, ata, otita, otitique, tort, tour, atour, entin, outil, ôter, toute, trou, Titan, Tartufe, Titanic, tortue, têtard, atteint, taille, itotatu, atati, itutou, thé, têta, tantale, tatillon, etc...

3e *Temps*. — Doter, tardif, attendez, détresse, itadou, atati, Te Deum, teindre, dot, adapter, additif, taudis, tandem, auditif, attarder, outrecuidant, outardeau, odontalgie, interdiction, dicton, dactylo, Danton, dature, didactique.

5e Exemple : Lettres confondues : *ch* et *j*.

1er *Temps*. — Joue, ja, Ajax, ajonc, Jean, juijitsu, Jarnac, ija, agi, jacent, jais, jade, jeu, ouja, Anjou, jajò, jojé, jauge, jeudi, jobard, éjecteur, ajouter, ajour, joujou.

2e *Temps.* — Choux, chat, achat, arche, archer, chien, Ouchy, chercher, chaud, Chauchard, chiche, charmant, chuter, achalander, artichaut, anchois, anche, acheteur, cacher, cachot, cacochyme, cheptel, chimie, chéchia, Chanzy.

3e *Temps.* — Jonchery, joncher, chajèon, jucher, janicher, charger, juchoir, jachère, jonchaie, archi-jeune, jeunachou, jeu de chant, Jean-Charles, Chaumergy, Joachim, jonchets, etc...

Ainsi peuvent être composés pour toutes les lettres confondues entre elles des exercices très profitables pour l'audition différentielle. Dès qu'on est parvenu à un résultat suffisant, on énonce de petites phrases courtes où sont insérés des mots comprenant les consonnes à l'étude, jusqu'à ce que le sourd n'ait plus d'hésitation à les reconnaître.

Cette partie de la leçon est extrêmement importante : on doit y consacrer *cinq minutes* au minimum ; elle exige de l'élève un effort suivi et intense. On peut le lui demander sans inconvénient, puisqu'il aura tout le temps de se reposer pendant l'exercice suivant.

QUATRIÈME EXERCICE

DÉVELOPPEMENT MÉTHODIQUE DU POUVOIR D'ORIENTATION AUDITIVE

La plupart des sourds unilatéraux ont une certaine difficulté à se rendre compte de la direction d'où viennent les sons et ils suppléent à leur orientation auditive défectueuse par une attention visuelle soutenue et des déplacements de la tête ou du corps vers la source sonore.

Le même trouble existe chez les sourds bilatéraux, mais moins accentué, surtout quand l'hypoacousie ne présente pas de différence marquée d'un côté à l'autre. *La désorientation auditive est donc proportionnelle au déséquilibre de l'ouïe.*

On sait que l'état de la membrane tympanique n'est pas sans influence sur la localisation des sons, puisqu'elle est douée d'une sensibilité spéciale qui lui fait reconnaître dans une certaine mesure la direction et la distance d'une source sonore. L'anesthésie du tympan produit l'abolition de la notion de direction du son, de même les surdités brusques par obstruction mécanique du conduit.

Les champs auditifs spaciaux ne se superposent pas comme les champs visuels : ils sont latéraux et séparés. En avant ils tendent à se recouvrir ; en arrière, ils ne se rejoignent pas.

Cette indépendance presque complète des champs auditifs permet à l'homme de localiser les sons dans l'espace à sa droite et à sa gauche, et il juge de la direction de l'onde aérienne par la perception inégale des deux organes auditifs : instinctivement il cherche à compléter ce premier renseignement en pointant son oreille vers la source sonore par rotation de la tête et du corps.

Il ne paraît pas douteux qu'avec un certain entraînement on puisse arriver à une orientation assez nette en ne se servant que d'une seule oreille, l'autre étant annulée par les lésions en cause ; peut-être en ce cas la sensibilité du tympan devient-elle plus affinée ainsi que celle de la peau du pavillon (Küss et Duval) et de toutes les parties latérales de la tête (Gellé). Il est donc très indiqué de soumettre l'oreille saine ou la moins atteinte, aussi bien que l'oreille malade, à de fréquents exercices d'orientation.

Dans ce but on utilise les *bruits les plus divers*, de préférence aux sons musicaux, car il est plus facile de juger la direction et la distance des premiers, en se basant sur l'affaiblissement inégal des différents sons partiels, à mesure que s'éloigne la source sonore. Ce qu'il y a de plus malaisé à situer dans l'espace, c'est un son simple, comme celui d'un diapason ou d'une flûte : c'est par ces instruments qu'on terminera la série des exercices d'orientation et d'accommodation auditives.

Il se produit pendant que grandit la distance entre l'oreille et la source sonore des changements de timbre et d'intensité, par suite de la disparition de tel ou tel son partiel, et ces changements permettent une localisation d'autant plus exacte que les sons ont une complexité plus grande. D'où l'importance primordiale de l'utilisation des bruits, et en particulier de ceux de la voix, dans cet exercice.

L'appareil acoustique a une virtuosité remarquable dans l'art de constater les plus légères variations de timbre, c'est-à-dire la présence ou l'absence dans un mélange sonore de tels ou tels sons partiels relativement faibles. D'après certains physiologistes cela s'explique à un point de vue évolutionniste : l'homme aussi bien que l'animal ayant, dans la lutte pour l'existence, plus d'intérêt à distinguer les bruits de la nature, les cris des animaux et la voix de ses semblables, que les sons musicaux et les sons les plus purs...

Il faut donc se servir des bruits les plus variés et les plus complexes et surtout de celui de la *voix*, d'autant plus que sa *localisation est la meilleure application des exercices d'orientation auditive.*

Le malade a les yeux bandés pour éliminer les indications visuelles de la distance et de la nature de la source sonore. L'expérimentateur se déplace sur tout le territoire des champs auditifs spaciaux de son sujet et fait répéter par ce dernier tous les mots qu'il prononce en lui demandant de signaler l'endroit de la pièce d'où ils lui paraissent provenir.

Peu à peu, à force d'attention, et après s'être documenté par une minutieuse observation auditive sur les caractéristiques de la voix, ou des bruits qu'on lui présente, il arrivera à juger exactement d'où vient l'onde aérienne, quel instrument la produit, où se trouve la personne qui lui parle. Il reconnaîtra de minimes changements de timbre, la présence ou l'absence dans un mélange sonore de tels ou tels sons partiels, relativement faibles, tout ce qui, en un mot, constitue le *signalement* d'une individualité sonore.

S'il fallait insister encore sur la valeur de cette éducation, on pourrait rappeler que la plupart des notions d'orientation auditive que nous possédons à l'état normal proviennent de l'expérience acquise ; par conséquent il y a tout intérêt à renouveler ce travail, à le faciliter et à le diriger, en se servant du fond d'érudition que possède déjà le sujet dans sa mémoire des sensations auditives, et en le soumettant à un entraînement progressif et méthodique.

Ce genre d'exercice présente en outre un intérêt primordial au point de vue de la sécurité du sourd dans la rue, les usines, les gares. La rééducation peut dans une certaine mesure le prémunir contre les accidents en lui apprenant à reconnaître le son de la trompe, du grelot, le bruit des pas des chevaux, le roulement des voitures, les appels des cochers, les sifflets de locomotives, la cloche des gares, etc...

L'étude des *signaux acoustiques* est donc capitale ; il convient de lui accorder beaucoup d'attention. Malheureusement ces signaux sont le plus souvent en contradiction avec les règles de l'audibilité et par conséquent pernicieux pour l'oreille, comme le prouve le développement des affections auriculaires dans certaines professions.

Signalons à ce sujet les principes indiqués par Escat et dont l'application présenterait au point de vue de l'hygiène auditive les avantages les plus marqués :

a) *Les tonalités de la zone hypersensible* (*sol*^{6}) étant les plus audibles, peuvent et doivent être affectées aux signaux à grandes distances (navigation, chemins de fer).

b) *Les tonalités de la zone grave*, les moins audibles, semblent mieux convenir aux signaux destinés à agir à faible distance (voitures, bicyclettes).

c) *Les tonalités de la zone du médium* (La^3 — Ut^4) paraissent avoir les indications les plus fréquentes et les plus banales.

Quoi qu'il en soit, il faudra offrir à l'oreille du sourd toutes les catégories de bruits de signalisation, sans oublier leur nocivité possible, surtout en ce qui concerne ceux de la zone hyperaiguë. Pour les sifflets, on prendra des précautions pour ne point offenser par des sensations trop intenses l'organe de Corti. L'appareil de Galton, réglable à volonté et que possède tout otologiste, représente un excellent moyen d'éducation. Les timbres, les grelots, les sonnettes électriques, les trompes seront alternativement employés pendant cet exercice, en variant au maximum leur intensité, et en se plaçant à des distances progressivement croissantes. Le sourd devra identifier chacun des signaux qu'on lui fait entendre et désigner exactement sa provenance.

Cette partie de la séance anacousique n'excédera pas trois minutes.

CINQUIÈME EXERCICE

ÉTUDE DES MOTS ISOZONAUX ET ISOPHONES ET DES PHRASES SYSTÉMATIQUEMENT COMPOSÉES SUIVANT LES LACUNES DE L'AUDITION

I. — *Mots isozonaux.*

La méthode isozonale forme la base de cet exercice ; nous en connaissons les principes et en particulier celui de l'audibilité des sons (voir *Notions générales*) ; reste à l'appliquer de la façon la plus pratique et la plus efficace.

Éclairés par l'examen détaillé et minutieux du pouvoir auditif du malade par rapport aux sons de diverses hauteurs, nous pouvons choisir les séries de mots les mieux adaptées au résultat à obtenir.

Nous avons dressé des *listes-types*, que chaque expérimentateur pourra aisément compléter. On modifiera ce vocabulaire phonétique en variant à l'infini la forme des mots, ayant ou non un sens ; de cette façon la mémoire du sujet et l'interprétation mentale n'entreront pas en ligne de compte dans l'audition.

Ne pouvant deviner, le sourd se verra contraint de donner le maximum d'effort pour entendre chacun des éléments du mot qui lui est présenté : l'attention et la sensibilité acoustiques seront donc également entraînées par cette gymnastique auditive.

A) MOTS ISOZONAUX GRAVES, c'est-à-dire compris dans la zone située entre *Ut*² (128 v. d.) et *Ré*³ (576 v. d.). Ces phonèmes sont normalement perçus à 6 mètres environ.

Londres	Moure	Roule	Aulne	Mot
Melun	Roure	Moureux	Aumône	Mouneu
Cordoue	Four	Eugne	Neurone	Reumo
Nordau	Pour	Ougne	Mon	Noleu
Renom	Cour	Règne	Mou	Trône
Renault	Lourd	Maure	Rond	Ognon
Renoult	Non	Faure	Nœud	Olongno
Roux	Loup	Laure	Melon	Loromou
Daunou	Rome	Bologne	Regnault	Œufs
Lhomond	Rogne	Homologue	Lorgnon	Homme
Rhum	L'homme	Boulogne	Rôle	Nolo
Leuno	Rhône	Leroux	Remous	Oune
Nolor	Môme	Homo	Monome	Mogne
Roume	Nonne	Rond	Roulons	Monod
Nogne	Môle	Rognon	Rouleau	Roume
Leugne	Moule	Leurre	Ormeau	Nos
Nord	Meule	Meurt	Honneur	Nous
Honore	Lourdeur	Neume	Orme	Nome

Phrases isozonales graves :

L'homme meurt pour eux. Donne-nous nos œufs, le melon rond, l'ognon. Bologne ou Boulogne auront nos aumônes. Cours au four pour nos rognons. Leroux nous leurre de mots. Nous mourons pour le trône : Rome nous pleure. Le Rhône court le long de deux monts. Honorons nos morts. Nouons nos nœuds pour nos meules. Monod nous lorgne nos moules. Regnault nous donne le rhum. Le cours du Rhône est long, etc...

B) Mots isozonaux aigus, c'est-à-dire ceux compris dans la zone située entre *Ré*[4] (576 v. d.) et *Sol*[6] (3072 v. d.). Ces phonèmes sont normalement perçus à 25 mètres environ.

Café	Abbé	Bat'-d'af	Gaver
Vichy	Egée	Waleiski	Scie
Cigale	Age	Visiter	Gazer
Sévir	Bébé	Attiser	Décédé
Syrie	Adapter	Itard	Rapiécé
Ciré	Dicter	Fatalité	Ci-gît
Suie	Attifé	Buis	Zaza
Bichat	Tic	Catéchiser	Gazéifier
Bicher	Dick	Acacia	Attaquer
Agé	Saïda	Hébété	Axile
Iphygénie	Haig	Disséquer	Alexis
Hafid	Taper	Calice	Effacé
Qui	Aider	Pacifier	Justice
Fakir	Bazar	Taxi	Paquet
Discipliné	Baby	Guy	Activité
Daté	Tahiti	Cavalier	Assassiner
Hébété	Habit	Pathé	Zédé
Algérie	Betty	Patti	Epaté

Phrases isozonales aiguës :

Ci-gît Alexis assassiné par Saïda près des acacias. J'ai visité Paris avec dix taxis pris au hasard. L'amiral Zédé a attaqué Tahiti et débarqué ses bat'-d'af'. Dick a visité l'Italie et Pise. Est-il attifé ce Guy? c'est un dandy. Il va au bazar acheter des képis chics. Va-t-il aller à Cavalla ou résider ici, à Sédès? La scie a cessé de crier. Les cinémas Pathé sévissent sur la Syrie. Le fakir d'Hafid est discipliné : Iphygénie l'achètera pour aller en Algérie avec lui. La cigale a chanté, etc...

C) Mots hétérozonaux, c'est-à-dire ceux de la zone mixte, dont les limites sont mal déterminées; pourtant on peut dire qu'ils sont entendus à une distance moyenne de 15 mètres.

Lopin	Aaron	Ionienne	Mogador
Lorient	Moulage	Athénien	Mangin
Cicéron	Atone	Cinzano	Rôti
Vienne	Règne	Patient	Abus
Gare	Agamemnon	Cabarello	Lyon
Toynbee	Anémone	Motte	Canon
Monastère	Agénor	Mienne	Maromme
Loupillon	Galop	Fayolle	Ouvrier
Lorrain	Hymne	Harangue	Goëlette
Bondy	Utile	Salonique	Garou
Venise	Monastir	Nougat	Lorient
Bourgade	Orchigène	Loucher	Moustique
Château	Ballon	Châlons	Trochu
Gabelou	On-dit	Highmore	Ballot
Seigneur	Oui	Galeux	Fistule
Ordure	Ouled-naïl	Moscou	Européaniser
Moka	Piano	Sion	Romain

Phrases hétérozonales :

De Monastir à Salonique on peut deviner les traces des Romains. Le monastère et le château sont près de la bourgade. Cicéron lance un hymne au règne d'Agamemnon : l'auditoire le lorgne de tous ses yeux. On entend le canon à Lyon et à Moscou en même temps. Venise et Lyon sont loin d'être des bourgades. Le canon est pointé dans le château de Bondy. Achetons du nougat à Châlons, etc...

En possession de listes de ce genre il est facile d'agir au mieux des intérêts du sourd. S'agit-il d'un oto-scléreux rebelle aux phonèmes graves, on se sert exclusivement des mots isozonaux de la série correspondante (A) pour le rééduquer? Si inversement ce sont les phonèmes aigus qui ont disparu de l'audition nette, ce qui se produit fréquemment chez les labyrinthiques, on utilise la série B.

Les mots hétérézonaux représentent un moyen de contrôle, et la façon dont ils sont perçus établit clairement la dissociation fonctionnelle. Escat en fournit des exemples probants. Ainsi un oto-scléreux à qui on fait entendre : *Bondy*, *Venise*, *nougat*, *bourgade*, ne percevant pas le phonème initial grave, mais percevant relativement bien le phonème terminal aigu, accusera simplement : — *dy*, — *ise*, — *gal*, — *gade*. A celui-là on présente sans délai des sons graves. Si au contraire ce sont les syllabes : *Cha* —, *Ly* —, *Ca* —, *ba* —, qui sont perçues dans les mots : *Châlons*, *Lyon*, *canon* et *bateau*, il convient d'insister sur les phonèmes aigus dans l'enseignement anacousique.

II. — *Mots isophones.*

Les mots isophones, c'est-à-dire ceux qui ont la même consonance et dont un seul élément varie, seront aussi d'un grand secours en rééducation orale.

Ils exercent de façon remarquable l'*audition différentielle et l'attention*. Les suppléances mentales sont éliminées et le sujet ne peut deviner l'élément qui varie.

Il faut naturellement intercaler des mots artificiels dans les séries.

La méthode isophone n'est pas nouvelle : Urbantschitsch et Wolf l'avaient déjà préconisée ; on a cherché ensuite à la perfectionner pour l'appliquer à l'acoumétrie phonique. Dans de précédents travaux nous avons montré comment on pouvait l'utiliser en ce sens.

Voici quelques exemples de mots isophones :

A) Mots isophones monosyllabiques :

La, loup, lot, lit, lard, lourd, lin, leu, lu.

Mort, sort, corps, fort, port, dors, tort, bord, nord.

Loup, fou, cou, sou, pou, roux, chou, jou, doux, bout.

Mol, sol, col, fol, dol, Paul, bol, tol, vol, rol.

Art, part, quart, sars, tard, bar, jar, gard, fard, tzar, gnard.

Mi, ti, si, qui, riz, zi, lit, pis, fi, Guy.

Meu, teu, seu, que, reu, zeu, le, peut, feu, gueux, che, deux.

Coi, roi, soi, foi, pois, loi, choix, goi, doigt, mois.

B) Mots isophones bisyllabiques :

Pitre, fifre, mitre, vitre, quitre, sitre, ritre, litre, ditre.

Ciré, virer, mirer, tirer, liré, riré, quirer.

Mauré, lauré, Fauré, chauré, gnoré, joré, doré, zoré.

Milon, pilon, villon, billon, sillon, filon, rilon.

Sire, dire, pire, myrrhe, vire, tire, rire, lyre, gyre.

Guerrier, verrier, parier, Darier, sarier, carrier, Ferrier, poirier, varier.

Tâcher, fâcher, cacher, mâcher, racher, moucher, rocher, sacher, cocher, Rouché.

Alban, ruban, caban, Liban, siban, gaban, boban, hauban, forban.

Sommer, gommer, ramer, rimer, camée, Baumé, almée, famée, fumée.

C) MOTS ISOPHONES TRISYLLABIQUES :

Assiette, barette, charrette, rillette, fauvette, navette, clavette, chamette, fillette.

Marathon, Agathon, rogaton, mogaton, abattons, silaton, Charenton, marmiton, margoton.

Accotèr, raboter, radoter, ragoter, ergoter, ligoter, gargoter, mignoter, annoter, mijoter, dorloter.

Assouplir, aplanir, avachir, avenir, assouvir, asservir, accourir, atterrir, Agadir.

Arrimer, affamer, alarmer, affirmer, abimé, allumer, assumer, assommer.

DÉTAILS DE TECHNIQUE

1° Au cours de cette épreuve acoustique à l'aide de mots spécialement choisis, il est intéressant de se servir également de la voix haute et de la voix chuchotée, en se plaçant à la distance où le sourd a une certaine difficulté à saisir les phonèmes et en opérant des sautes brusques de distance, de manière à l'obliger *à mobiliser son attention* et à « tendre ou détendre l'oreille » au sens strict du mot, c'est-à-dire à mettre en action ses organes d'*accommodation*.

Le tube acoustique sera rejeté, sauf le cas d'hypoacousie très accentuée, et pour économiser les forces de l'anacousiste.

Au cours de ces exercices d'*audition brusquée centripète et centrifuge*, l'élève aura à fournir, surtout les premiers jours, un gros effort, qui n'ira pas sans fatigue, à tel point qu'il cherchera parfois à s'y soustraire. Là encore il faut user d'autorité pour soulever l'énergie du malade.

2° Lorsqu'un mot n'est pas perçu ou l'est difficilement, on doit le *décomposer en ses éléments constituants*, insister sur chacun d'eux et ne pas oublier que l'intensité du son dépend en partie de sa durée.

Une lettre ou une syllabe criée à haute voix à l'oreille de façon brève ne sera pas toujours entendue, mais si l'on soutient le son sur ce phonème, la prononciation étant même moins énergique, une sensation auditive pourra se produire. Le mot *slave*, par exemple, sera prononcé *sseelaave*, en appuyant sur chaque lettre et en ajoutant la voyelle *e* à la première consonne pour arriver à la faire entendre à l'aide de ce *tremplin vocalique*.

Il est nécessaire de *soutenir la lettre quatre ou cinq fois plus longtemps que dans le langage ordinaire*, de manière à égaliser l'influence sonore et à déclencher une réaction acoustique.

Somme toute, il faut pratiquer la *désarticulation des mots*, et présenter chaque tronçon ainsi isolé de la façon qui frappe le plus le sujet. Itard avait déjà donné de judicieux conseils en ce sens, puisqu'il recommandait au professeur de décomposer en deux ou trois sons les mots ou syllabes ; pour *ad*, il prononçait *ade ;* pour *pra*, *pera ;* pour *fle*, *fele ;* pour *gran*, *gueran ;* pour *bloc*, *beloque ;* pour *pleur*, *peleure*, etc...

3° Si malgré cette précaution qui consiste à *diviser pour impressionner*, on n'obtient pas le résultat cherché, le mieux est de s'armer du tube acoustique et de *vocaliser* chacune des syllabes séparément ; il est bien rare qu'après quelques patients essais on ne provoque pas la sensation auditive.

4° Ce n'est qu'après de nombreux exercices de ce genre, lorsque les mots prononcés de façon soutenue auront été bien compris, qu'on pourra peu à peu reprendre de la *vitesse dans l'énoncé des syllabes* et cesser la dissection des mots.

5° Comme nous l'avons dit, cet exercice est particulièrement pénible pour le sourd. Il n'est pas inutile de mettre le rééducateur en garde contre les *accidents d'épuisement acoustique* qui peuvent survenir, du fait d'un travail trop intense de l'attention et de l'accommodation.

Il faut être à l'affût des symptômes de fatigue pour accorder au malade dès leur apparition le bienfaisant repos auquel il a droit. Une pause de quelques secondes suffira généralement à dissiper ce nuage auditif.

D'après Eitelberg l'épuisement est beaucoup plus fréquent dans les affections du nerf auditif que dans les maladies de l'appareil de transmission. Cela n'a rien que de très plausible du fait de l'irritabilité particulière des cellules nerveuses de l'acoustique, quand l'organe de Corti est particulièrement touché.

Au reste ces temps de repos obligés ne sont pas perdus, et l'on voit que dans notre technique nous en avons systématiquement ménagés, pour les remplir avec les exercices accessoires de kinésithérapie, d'orientation et d'accommodation auditives, etc..., et ces moyens adjuvants tiendront d'autant plus de place que l'oreille du malade sera plus sensible à la fatigue.

La *durée* de cet exercice, le plus important de tous, sera de *dix minutes*.

SIXIÈME EXERCICE

MASSAGE EXTERNE DE L'OREILLE ET GYMNASTIQUE AURICULAIRE

I. — Massage externe de l'oreille.

Nous avons essayé dans un précédent chapitre d'esquisser le mode d'action de la kinésithérapie sur l'activité fonctionnelle de l'organe de l'ouïe. Nous voulons maintenant en définir la technique.

Quelques notions anatomiques sont indispensables ; nous les résumons sous forme d'une figure schématique où sont représentés les muscles extrinsèques de l'oreille, sur lesquels on peut pratiquer le massage, de manière à agir par contiguïté sur les muscles intrinsèques, à améliorer la nutrition du tractus auditif par accélération du courant vasculaire.

A. — *Aperçu anatomique.*

Les muscles extrinsèques de l'oreille sont au nombre de trois : *les auriculaires antérieur*, *supérieur et postérieur*.

1° Le muscle auriculaire antérieur est *situé* au-dessus de l'arcade zygomatique; il est mince et court (2 cm. environ) et traverse la partie inférieure de la région temporale. C'est le *protracteur de l'oreille*.

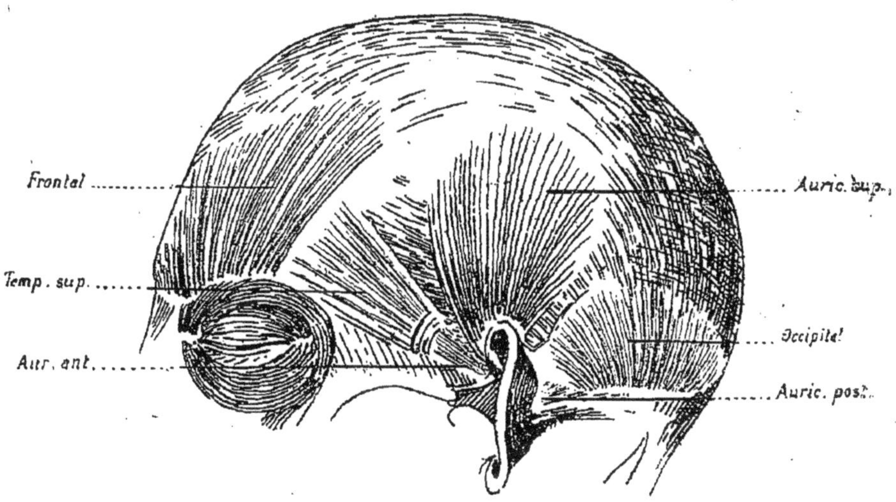

Fig. 22. — Muscles auriculaires.

Insertions. — a. *Fixe* : intersection fibreuse arquée qui lui est commune avec le temporal superficiel; b. *Mobile* : tendon accroché à l'épine de l'hélix sur sa face postérieure et à la conque sur son bord antérieur.

Rapports. — Direction oblique en haut et en avant. La lame musculaire est recouverte par les vaisseaux temporaux et repose sur l'aponévrose temporale.

Le muscle temporal superficiel prolonge l'auriculaire antérieur ; il s'étale entre le frontal et l'auriculaire supérieur. Sa minceur est extrême. Chez certains animaux le muscle temporal se mêle par quelques faisceaux à l'orbiculaire des paupières : cette disposition peut se rencontrer chez l'homme.

2° Le muscle auriculaire supérieur est situé dans la région latéro-pariétale de la tête ; il est large, mince, radié. C'est l'*élévateur de l'oreille*.

Insertions. — a. *Fixe* : aponévrose épicranienne ; b. *Mobile* : au pavillon de l'oreille par une expansion lamellaire.

Rapports. — Direction verticale en haut ; adhérence au cuir chevelu en dehors, à l'aponévrose temporale et au périoste pariétal en arrière. Il est intercalé entre l'auriculo-temporal en avant et l'occipital en arrière ; entre les deux premiers (temporal superficiel et auriculaire supérieur) il existe parfois une liaison fibreuse.

3° Le muscle auriculaire postérieur est situé dans la région mastoïdienne. Il revêt la forme d'une languette à deux faisceaux, dirigée horizontalement le long de la base de l'apophyse. C'est le *rétracteur de l'oreille*.

Insertions. — a. *Fixe* : base de l'apophyse et aponévrose du sterno-mastoïdien ; b. *Mobile* : convexité de la conque, au-dessus de la branche horizontale de l'hélix.

Rapports. — Direction horizontale en arrière ; deux faisceaux situés sous la peau et reposant sur un lit périosto-aponévrotique. Il semble continuer le muscle occipital, comme l'auriculaire antérieur continue le temporal ; il y a là deux *digastriques auriculaires*, d'action antagoniste.

B. — *Aperçu physiologique.*

Comme on le voit ces trois muscles sont non seulement limitrophes, mais souvent unis entre eux par des fibres radiées ou de minces intersections ; d'autre part ils sont en étroite liaison avec les muscles voisins (orbiculaire des paupières, frontal, temporal superficiel, occipital), avec les aponévroses épicraniennes et mastoïdiennes, avec le cuir chevelu. C'est dire avec quelle facilité le massage externe ou la gymnastique provoqueront des *mouvements musculaires synergiques* de toute la région latérale de la tête. Vers la profondeur se produisent aussi des phénomènes moteurs de contiguïté non moins certains. *Anatomiquement et physiologiquement la kinésithérapie a toutes raisons pour être efficace.*

Pour ce qui est de l'action particulière des trois muscles auriculaires, elle comprend trois mouvements suivant le muscle en jeu : protraction, rétraction, élévation. Il n'y a pas de constriction, du moins chez l'homme.

Au reste ces mouvements sont plutôt *théoriques* : à l'état normal le pavillon reste immobile[1] ; mais par l'entraînement et l'exercice on peut provoquer des réactions musculaires assez marquées pour obtenir une mobilisation plus ou moins étendue de l'oreille. La gymnastique auriculaire nous en fournit chaque jour la preuve. « Dresser l'oreille » peut même, en certains cas, n'être plus une simple métaphore, de même que « tendre l'oreille ».

C. — *Technique du massage externe de l'oreille.*

Elle n'est qu'une rigoureuse application des notions anatomiques que nous venons de rappeler.

1. On sait que beaucoup d'animaux peuvent diriger le pavillon vers la source sonore; le chat, par exemple, n'a pas moins de vingt-cinq muscles actifs. Il semble que la rétrogradation des muscles extrinsèques de l'oreille atteint surtout l'auriculaire antérieur.

Wiedersheim a montré que la régression des muscles auriculaires marche de pair avec l'atrophie progressive du pavillon de l'oreille qui est le phénomène initial.

Elle comporte quatre mouvements de massage, dont les trois premiers épousent la direction des trois muscles du pavillon et le dernier englobe toute la lame musculaire périauriculaire. La figure ci-contre indique exactement la forme que doit prendre ce massage.

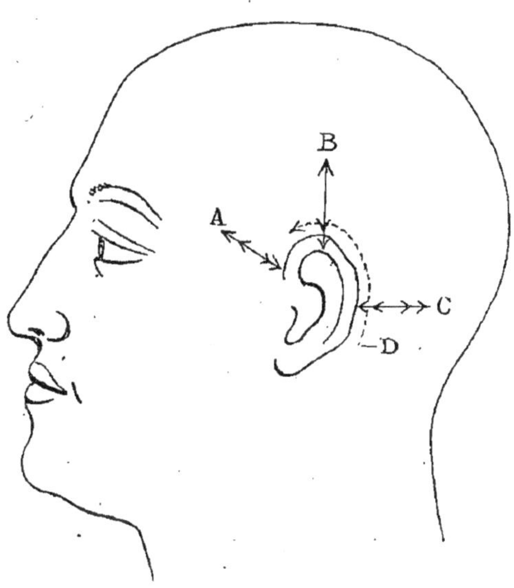

Fig. 23. — Schéma indicateur des lignes de massage externe de l'oreille.

1° Massage antérieur. — Les mouvements doivent être dirigés du sillon préauriculaire vers la partie antéro-supérieure de la région temporale et la convexité du sourcil, c'est-à-dire obliquement de bas en haut et d'arrière en avant (A). On agit ainsi sur le muscle auriculaire antérieur et le temporal superficiel.

2° Massage supérieur. — On s'élève du sillon sus-auriculaire vers le sommet de la tête, directement en haut (B), et l'on imprime ainsi des mouvements kinésiques au muscle auriculaire supérieur, au cuir chevelu et à l'aponévrose épicrânienne.

3° Massage postérieur. — Le point de départ est le sillon rétro-auriculaire et on mobilise le muscle auriculaire postérieur et son adjoint, l'occipital, en se dirigeant directement en arrière, le long de la base de l'apophyse mastoïde (C).

4° Massage circulaire. — Dans un dernier mouvement, on agit sur tous les muscles extrinsèques du pavillon et leurs prolongements en partant de la pointe de la mastoïde (D). On contourne l'oreille et l'on descend jusqu'à l'arcade zygomatique. Pour terminer on peut mobiliser tout le pavillon en le saisissant de bas en haut, le pouce placé sous le lobule et les autres doigts insérés dans le sillon sus et rétro-auriculaire ; on imprime ensuite à cet organe des mouvements verticaux et quelques mouvements de circumduction.

La technique que nous avons ainsi établie, conformément aux données de l'anatomie et de la physiologie, nous a toujours semblé avoir une *influence eutrophique marquée sur le tractus auditif*, ce qui d'ailleurs est en parfaite concordance avec l'action physiologique du massage en général, quelle que soit la région où il est appliqué.

II. — Gymnastique auriculaire.

La gymnastique auriculaire, telle que l'a conçue et préconisée Ch. Fernet, complète très heureusement ce développement méthodique de l'activité fonctionnelle.

Nous avons dit par ailleurs qu'elle n'est pas à la portée de tous les sourds, parce qu'elle exige de leur part un apprentissage parfois assez long et auquel ils ne veulent pas toujours prendre la peine de s'astreindre.

Quand on a obtenu du malade cet effort et qu'il lui est devenu familier, grâce aux exercices quotidiens pratiqués sous la direction de l'anacousiste, il faut lui conseiller de continuer chez lui ces mouvements kinésithérapiques et de les renouveler fréquemment.

La gymnastique auriculaire a pour but la *mobilisation active et méthodique des muscles du pavillon et du conduit auditif externe*, des *muscles de la trompe d'Eustache*, et par l'intermédiaire de ces deux groupes, de ceux de la *caisse du tympan*. Mais pour obtenir le maximum d'efficacité cette gymnastique doit s'étendre à tous les muscles de la face et à ceux de l'épicrâne, en raison de leur commune innervation (le facial) et de leur solidarité fonctionnelle.

Nous ne saurions mieux faire pour décrire la technique de cette kinésithérapie auriculaire que d'en emprunter l'exposé à son créateur[1], dont l'expérience en la matière remonte à une huitaine d'années. Il attribue à ce procédé de rééducation fonctionnelle les résultats excellents relevés sur lui-même et sur beaucoup d'autres sujets.

A. — *Premier exercice* : GRIMACES.

Cette première série de mouvements s'adresse à tous les muscles de la face qu'il faut faire contracter d'abord isolément et successivement, puis par groupes physiologiques.

Ainsi, par exemple, on fera contracter les

1. CH. FERNET. 1° De la gymnastique auriculaire et de son application au traitement de la surdité, *in Semaine médicale*, 15 mars 1911.

2° Mémoire à l'*Académie de Médecine*, 30 mai 1911, et *Bull. de l'Acad. de Méd.*, 11 octobre 1913, p. 213.

3° L'activité fonctionnelle et l'éducation des fonctions, *in Journal de Médecine et de Chirurgie pratiques*, février 1914, art. 24.317.

4° De la surdité et de son traitement par l'activité fonctionnelle, même journal, 25 avril 1915, art. 24.742.

muscles des lèvres en faisant alternativement la moue et l'élargissement de la bouche qu'on tâchera de fendre jusqu'aux oreilles ; puis, passant aux ailes du nez, on les ratatinera avec une expression de mépris et ensuite on les entraînera vers les oreilles en même temps que les lèvres.

Les deux exercices précédents amèneront automatiquement la contraction du *muscle auriculaire antérieur* et souvent, pendant qu'on les pratiquera, on aura la sensation que le conduit auditif se dilate et va au-devant de bruits qui se produiraient à distance en avant de soi-même.

Enfin on terminera par quelques contractions des *muscles des paupières*, en les ouvrant ou les fermant comme pour regarder en tous sens, et par quelques mouvements des *muscles du menton*.

On clôt la série par un bouquet de grimaces mettant en jeu la riche collection des muscles qui font les expressions si variées de la physionomie.

B. — *Deuxième exercice* : MOUVEMENTS DU PAVILLON PAR LES MUSCLES DE L'ÉPICRANE

Une deuxième série concerne les muscles de l'épicrâne et du pavillon de l'oreille (muscles frontal et occipital ; muscles auriculaires antérieur, postérieur, supérieur).

Là, il s'agit de faire contracter d'abord alternativement les *frontaux* et les *occipitaux*, de façon à déplacer le cuir chevelu d'avant en arrière et d'arrière en avant, comme si on promenait une perruque sur son crâne : on a d'abord quelque peine à réussir cet exercice, mais on y arrive, et même parfois très bien.

Ensuite, ce qui est un peu plus délicat, il faut s'appliquer à obtenir des contractions séparées et successives des muscles auriculaires (antérieur, supérieur et postérieur), les antérieurs en les associant aux muscles frontaux, les postérieurs en les associant aux occipitaux, les supérieurs en faisant un petit effort comme pour faire remonter les deux oreilles vers le sinciput.

Pour arriver à obtenir la contraction isolée de chacun des muscles auriculaires, on peut encore s'appliquer à diriger son effort d'attention en divers sens, pour tâcher d'entendre par exemple le tic-tac d'une horloge ou d'une pendule placée à une certaine distance, en se plaçant soi-même de telle façon que le bruit arrive successivement en avant de l'oreille, puis en arrière, puis en haut ; quand on est bien exercé, on a la sensation distincte de la contraction musculaire et du déplacement correspondant du pavillon.

C. — *Troisième exercice* : Circumduction du pavillon et gymnastique de la trompe d'Eustache

La troisième et dernière série a deux opérations distinctes : 1° l'une d'elles consiste à faire mouvoir les pavillons en une sorte de *mouvement circulaire autour du conduit*, ce qu'on obtient en associant l'effort dirigé sur le pavillon à des mouvements divers et grimaçants des muscles de la face et de l'épicrâne.

Durant cet exercice on a quelquefois la sensation que le conduit auditif se dilate ; et, si on fait en même temps le mouvement de la mâchoire inférieure qui sera indiqué plus loin, il se produit souvent un mouvement automatique de déglutition. Il semble alors que l'activité fonctionnelle se déploie simultanément dans toutes les parties mobiles (oreille externe, caisse, trompe).

2° L'autre opération consiste à obtenir des *mouvements d'ouverture de la trompe*, et la gymnastique de cet organe est la plus difficile à pratiquer. On y arrive cependant en s'appliquant à faire une sorte de déglutition qui se passerait dans l'arrière cavité des fosses nasales, par la contraction simultanée du constricteur supérieur du pharynx et des muscles du voile du palais.

A cet effort de déglutition participe automatiquement la partie postérieure de la langue qui se soulève en même temps que le voile du palais et la mâchoire inférieure, dont les condyles se meuvent dans la cavité glénoïde du temporal.

Ces derniers mouvements vélo-pharyngo-linguo-maxillaires sont tous sous la dépendance de la branche motrice des trijumeaux (nerf masticateur), qui est en connexion étroite avec le nerf facial.

L'exercice qui vient d'être indiqué a pour objet de favoriser la perméabilité tubaire et de permettre la bonne ventilation de la caisse, dont on connaît l'extrême importance pour l'audition.

On peut d'ailleurs, entre temps, s'assurer de cette perméabilité en faisant, par les narines, une inspiration profonde suivie d'une expiration brusque. Il est certain que, au moment même de cette expiration, l'air pénètre brusquement dans la caisse : on éprouve la sensation très nette d'un choc de dedans en dehors sur le tympan, comme l'on reçoit une douche d'air dans l'oreille moyenne.

Les muscles de la caisse participent à tous les exercices de la gymnastique auriculaire. Nous avons déjà dit dans un chapitre précédent que toute contraction un peu énergique des muscles masticateurs s'accompagne d'une contraction du muscle interne du marteau, parce que ce dernier est innervé par un filet venant du ganglion otique, dont l'une des racines motrices provient du nerf masticateur, c'est-à-dire du trijumeau.

Dans le domaine du facial le même phénomène de synergie fonctionnelle doit se produire et le muscle de l'étrier ne peut qu'y participer.

On peut accorder à ces différents exercices *trois à quatre minutes environ.*

III. — Autres moyens kinésiques accessoires.

Nous devons signaler pour être complets parmi les autres procédés kinésiques à la disposition de l'anacousie le *massage vibratoire électrique* simple, tel que nous l'avons préconisé dans un ouvrage récent et qui nous a paru efficace chez de nombreux malades.

Nous avons remarqué qu'il existe chez chaque sujet une zone optima mastoïdienne, où l'application de la plaque vibrante procure un ébranlement très doux, indolore, et en même temps réveille la contractilité des muscles extrinsèques de la région auriculaire, probablement aussi des petits muscles intrinsèques de la caisse.

Avec Zünd-Burguet et Fourcade, nous avons

utilisé aussi le *diapason électrique à support*, appliqué sur la mastoïde et dont l'ébranlement se transmet peut-être avec plus de souplesse que par l'intermédiaire du masseur électrique simple. Le massage possède une action sédative marquée sur le système nerveux, lorsqu'il est employé avec précaution. Les deux expérimentateurs que nous venons de nommer ont d'ailleurs jeté les premières bases d'une *phonothérapie générale*, telle que l'avait déjà entrevue Charcot, et susceptible de se développer beaucoup dans l'avenir, si ces intéressantes recherches théoriques et pratiques sont reprises [1], dès que les événements le permettront.

SEPTIÈME EXERCICE

CONVERSATION OU LECTURE D'UN TEXTE SUIVI EN SE RAPPROCHANT PEU A PEU DE LA VITESSE DU LANGAGE COURANT

A. — *Conversation.*

La péroraison de la séance d'anacousie orale consiste à engager une conversation avec le sourd, soit à deux, soit à trois interlocuteurs, lorsqu'on le peut, de manière à lui donner de la confiance

1. Voir *Bulletin de l'Académie de Médecine*, communication du Pr Gariel, novembre 1913.

dans son audition et à lui démontrer que son état auditif lui permet de tenir son rôle dans la vie sociale, dans sa profession, dans sa famille. Il faudra naturellement choisir des sujets simples, au début, bien articuler et éviter le chevauchement de la parole de l'un à l'autre des interlocuteurs. Cet exercice sera repris le soir par les personnes de l'entourage du malade, qui s'ingénieront à l'intéresser et à se faire comprendre de lui.

B. — *Lecture d'un texte suivi.*

Si l'état auditif du sourd ne permet pas un exercice de ce genre, on doit se contenter de la lecture d'un texte suivi, de façon à mettre en branle toutes ses facultés intellectuelles de mémoire, de combinaison mentale, d'association des idées, de compréhension.

Il convient de choisir un sujet présentant quelque intérêt pour le malade et adapté à son âge, à ses goûts, à son genre d'esprit.

La voix haute alternera avec la voix chuchotée dans cette partie de la leçon, mais il sera inutile de se placer à la distance limite de perception, comme dans les exercices de rééducation du pouvoir attentionnel : on cherchera seulement à être entendu sans aucune perte de mots.

Il en est de la lecture comme de la conversation : elle peut être confiée à des auxiliaires ou à des personnes de l'entourage du sourd, qui prolongeront ainsi à domicile les bienfaisants effets de l'anacousie orale.

C. — *Orientation intellectuelle.*

On saisit toute l'importance du choix d'un texte suivi, ayant un sens très net, car le sourd peut ainsi s'orienter intellectuellement et puiser dans sa mémoire les idées, les images auditives qui se rapportent au sujet qu'on lui présente.

C'est ainsi que la lecture d'un épisode de guerre provoquera chez lui des visions du passé, des souvenirs ; les mots d'*attaque*, de *tranchée*, de *héros*, de *mitrailleuse* surnageront à la surface de la masse phonétique emmagasinée dans son cerveau et il sera tout prêt à les entendre, même s'il n'a perçu qu'une seule syllabe, un lambeau de phrase. Il complètera les mots en ajoutant les lettres non perçues et le sens de la phrase apparaîtra nettement du fait de la *combinaison mentale*.

Si, malgré tout, la difficulté à saisir le texte restait trop marquée, on confierait au malade le double de la page qu'on lit près de lui. Dès l'instant qu'il suit des yeux le paragraphe en cause, il en distingue presque tous les mots.

D. — *Utilisation du phonographe.*

Les lectures et conversations, fréquentes et graduées, permettent de lutter efficacement contre l'affaiblissement de la mémoire auditive, anémiée par le défaut d'entraînement. On peut les compléter par des exercices d'audition du gramophone, mais sans en abuser, car les vibrations parasites qui s'y produisent sont préjudiciables à l'oreille. Elles sont dues aux parties mécaniques de l'appareil : porte-voix, tube, capsule, membrane, stylet, etc... D'autre part, la transmission de certains phonèmes est parfois dénaturée, souvent imparfaite. Conclusion : utiliser le phonographe avec précaution, dans le simple but de reposer l'interlocuteur.

E. — *Intonation et vitesse du langage courant.*

Le ton de la conversation, avec toutes ses variétés de hauteur et d'accentuation, sera employé au cours de cette dernière partie de la séance de rééducation, de manière à mettre le sourd en présence du *problème auditif*, tel qu'il se présente à

<table>
<tr><td rowspan="4">5e Exercice.</td><td rowspan="4">Étude des mots isozonaux et isophones à la voix haute et chuchotée.</td><td>Mots isozonaux graves.</td><td colspan="3">o m / ô n / eu gn / ou l / an r
mou, nom, nous, nos, orme
Rome, même, nonne, moule, meule
œufs, monome, ormeau, rognon, meurt
Londres, Nord, mort, Leroux, non
ognon, rôle, môle, lot, four</td><td rowspan="4">10 minutes.</td></tr>
<tr><td>Mots isozonaux aigus.</td><td colspan="3">a bp / â dt / è fv / é cq / i sch / ai x z / ei
catéchiser, gazéifier, attaquer, assassiner, adapter, Sidi, vénal
Itard, acacia, calice, zaza, Vardar, assis, Assas
tic, Vic, Haïg, Tahiti, paquet, ficher, dédit
hasard, Alexis, dicter, Bichat, Sacha, fixé, Dax</td></tr>
<tr><td>Mots isophones (de même consonance et dont un seul élément varie).</td><td colspan="3">Alban, ruban, caban, Liban, boban, etc ?...
Tricoter, raboter, radoter, ragoter, ergoter.
Assouplir, aplanir, avachir, assagir, assouvir.
Mèche, sèche, rèche, pèche, lèche, dèche, etc.</td></tr>
<tr><td>Détails de technique.</td><td colspan="3">a) Se mettre à distance suffisante pour forcer l'attention.
b) Décomposer les mots, appuyer les syllabes.
c) Vocaliser au besoin avec tube acoustique les lettres non perçues.
d) Eviter l'épuisement auditif en ménageant des pauses.
e) Choisir les séries isozonales suivant l'affection en cause et les troubles constatés (sons aigus ou graves non perçus).
f) Composer des phrases spéciales suivant les cas avec les séries isozonales ci-dessus.</td></tr>
<tr><td>6e Exercice.</td><td>Kinésithérapie auriculaire.</td><td>Massage externe.</td><td>1° Antérieur vers la tempe.
2° Supérieur vers le sinciput.
3° Postérieur vers l'occiput.
4° Circulaire autour du pavillon.</td><td>Gymnastique auriculaire.</td><td>1° Grimaces.
2° Mouvem. du pavillon.
3° Circumduction du pavillon et gymnastique de la trompe.</td><td>4 minutes.</td></tr>
<tr><td>7e Exercice.</td><td>Conversation ou lecture d'un texte suivi (voix haute et chuchotée).</td><td colspan="4">Exercice mettant en action toutes les facultés intellectuelles (attention, interprétation, mémoire, liaisons associatives, etc.).
1° Choisir un sujet intéressant pour le malade.
2° Prendre l'intonation ordinaire de la voix et la vitesse du langage courant.
3° Si possible utiliser plusieurs voix (enfants, femmes, personnes de l'entourage) et plusieurs idiomes.</td><td>5 minutes.</td></tr>
</table>

TABLEAU SCHÉMATIQUE D'UNE SÉANCE D'ANACOUSIE ORALE
SEPT EXERCICES

Durée totale : 35 minutes.

	DÉSIGNATION	RÉSUMÉ DE LA TECHNIQUE	DURÉE
1er *Exercice.*	**Vocalises avec tube acoustique.**	*i* *é* *è* *a* *an* — *u* *eu* *un* *ou* *o* *on* Sons lents et prolongés. Sons rapides et piqués. Sons rapides et tenus. Phrases musicales définies et rythmées. Accouplement d'une consonne avec une voyelle. Massage phonique (sons tenus)	3 minutes.
2e *Exercice.*	**Bruits et sons musicaux variés.** **Bruits imitatifs des consonnes.**	sifflets, clochettes, flûtes, sirènes, cithare, plaques de bois, morceaux d'étoffes, chocs métalliques, bruits divers — tambour, tambourin, accordéon, piano, castagnettes *Appar. de rééducation* à sons systématiquement dosés et artificiellement produits. Bruits imitatifs des consonnes. fricatives : (*f*, *v*) : frottements (mains, étoffes, plaques de bois, air). soufflantes : (*ch* et *j*) : soufflerie avec poire de Politzer. explosives : (*p*, *b*, *t*, *d*, *n*, *m*, *k*, *gu*). exagérer les bruits de ces consonnes, faire éclater des sacs à air. sifflantes : (*s*, *z*). sifflets, sirènes, sons aigus de la flûte. vibrantes : (*l*, *r*). vibration de cordes tendues, cithare.	5 minutes.
3[o] *Exercice.*	**Lettres non ou mal perçues.** **Lettres confondues** (tube acoustique facultatif).	*a* *ê* *i* *o* *u* *eu* *ou* — *an* *ou* *in* *un* — *f*, *v*, *ch*, *j*, *p*, *b*, *t*, *d*, *m*, *n*, *k*, *gu*. *s*, *z*, *l*, *r*, *f* : af, aff, faf, affaf, f, fafa. *s* : is, iss, sis, assis, s, sisa. Exercices sur les voyelles mal perçues en utilisant toutes les combinaisons phonétiques possibles. Exercices sur les lettres confondues : *p*, *b* — *s*, *f* — *d*, *t* — *ch*, *j* — *b*, *d* — etc...	5 minutes.
Exerc.	**Orientation et accommodation auditives**	1° Exercices de localisation de sources sonores variées, et de la voix en particulier, par déplacement du professeur dans tout le champ auditif spatial du sourd. Exercices d'*accommodation auditive*.	min.

lui chaque jour dans sa vie professionnelle ou familiale.

La vitesse d'élocution sera celle du langage courant. Le malade répétera les phrases entières, quand elles ne seront pas trop longues, ou tout au moins les propositions qui les composent, de manière à exercer sa mémoire.

Pour habituer le sujet aux différences de timbre, pour étendre l'amélioration à la perception de la parole en général, et non la limiter à une voix en particulier, nous recommandons de faire intervenir, quand on en a la possibilité, des voix de femmes et d'enfants.

Si le sujet parle plusieurs langues et qu'on ait à sa disposition des assistants capables d'employer dans les exercices oraux des idiomes étrangers, il ne faut pas manquer d'y faire appel. Faute de cette précaution on court le risque de voir parfois un Italien ou un Espagnol n'être rééduqué que pour le français ou inversement. Il suffit, il est vrai, d'un temps très court pour rétablir chez les sourds la compréhension des différentes langues qu'ils parlent, quand ils ont suivi des exercices d'anacousie pour l'une d'elles.

La durée de ce dernier exercice doit être de *cinq minutes environ.*

APPENDICE

I. — NOTE SUR LE TRAITEMENT LOCAL ET GÉNÉRAL DU SOURD

Nous ne pouvons terminer ce chapitre sans proclamer la nécessité de faire appel à toutes les ressources de la thérapeutique pour agir sur l'état local et général du sourd. Se confiner dans la seule anacousie serait faire preuve d'un sens clinique étroit.

Il est certain, par exemple, que chez beaucoup de nos *mutilés de l'ouïe*, il est urgent de combattre par tous les moyens à notre disposition les suppurations de la caisse, le catarrhe muco-purulent naso-pharyngien, l'obstruction nasale ou tubaire, et tous autres troubles qui font souvent cortège aux *surdités de guerre.* Nous sommes pleinement d'accord sur ce point avec Wicart[1].

Dès 1914, nous avions nous-même insisté sur la *collaboration indispensable de l'anacousie et de la thérapeutique classique.* Au cours des exercices acoustiques on doit agir médicalement ou chirur-

1. Wicart. *Les mutilations de l'organe auditif par les détonations; leurs véritables causes; moyens pratiques de les éviter, in Bull. de l'Acad. de Méd.* (Séance du 19 septembre 1916).

gicalement au mieux des intérêts du malade et exiger une hygiène oto-rhino-pharyngée rigoureuse[1].

Quant au traitement de l'*état général*, il doit être l'objet de toute la sollicitude de l'anacousiste, car les affections auriculaires ont souvent des rapports de cause à effet, ou inversement, avec les troubles existant dans toute autre partie de l'organisme.

Chacun d'entre nous a pu se rendre compte que la surdité s'établit fréquemment sur terrain goutteux, rhumatisant, artério-scléreux, arthritique. Dans ces cas le régime le plus végétarien possible, voire même déchloruré, doit être institué et l'on peut user largement des diurétiques, de façon à désintoxiquer l'organisme.

Les fonctions gastro-intestinales, surtout chez la femme, seront surveillées attentivement et la constipation chronique sera combattue efficacement (ferments lactiques, eau de Châtel-Guyon ou de Vittel (source salée), purgatifs fréquents, massages, etc.).

Chez les enfants atteints de sclérose juvénile, on trouve souvent, ainsi que l'avait fait remarquer P. Cornet (de Châlons-sur-Marne)[2] et, après lui,

1. Voir les *Notions pratiques d'Anacousie*, p. 79 et suiv.

2. Société d'Oto-rhino-laryngologie de Paris (10 janvier 1908).

mon maître Castex[1], des symptômes marqués d'auto-intoxication gastro-intestinale, susceptibles de déterminer des congestions et des scléroses ; il suit de là que le calomel à petites doses longtemps répétées (1 à 2 centigr. par jour), les purgatifs fréquents, le régime végétarien, aideront puissamment le traitement local.

Quand nous constatons des symptômes de congestion auriculaire (sensation de plénitude, battements, bourdonnements intenses et soufflements, tendances aux vertiges, céphalée avec insomnie et troubles névropathiques), nous avons coutume de prescrire 6 pilules par jour de la composition suivante (formule de Méglin modifiée) :

Extrait de semences de jusquiame . . .	ãã 0gr,06
Extrait de valériane	
Oxyde de zinc	
Chanvre indien.	0gr,01

pendant 6 jours, 3 séries par mois.

D'autre part, nous ordonnons des frictions alcoolisées des membres inférieurs, des pédiluves sinapisés, des massages de l'abdomen, des purgatifs drastiques et parfois nous complétons localement cette action à distance par des pointes de feu mastoïdiennes ou des sangsues.

1. Consultations d'Oto-rhino-laryngologie, pp. 9, 10 et suiv.

Si nous trouvons au Pachon un certain degré d'hypertension, nous mettons notre malade à la trinitrine : 2 cuillerées à dessert par jour de la solution suivante :

Solut. alcoolique de trinitrine à 1 p. 100.	L gouttes.
Eau distillée	300 cent. cubes.

ou au nitrite de soude (0 gr. 05 à 0 gr. 20 par jour en solution), et plus tard aux peptones iodées (de X à XX gouttes avant chaque repas dans un 1/4 de tasse de lait, 20 jours par mois). Gymnastique méthodique de chambre, sans effort et sans essoufflement ; massage abdominal pour décongestionner le système porte, réduire la stase veineuse, activer la diurèse et favoriser ainsi la désintoxication de l'organisme.

Nous pourrions multiplier les exemples d'affections pour lesquelles l'intervention de la thérapeutique générale et locale est indispensable, mais cela nous entraînerait trop loin et nous avons seulement voulu par cette note complémentaire marquer tout l'intérêt qu'il y a à suivre de très près son malade, surtout lorsqu'il est confié pour ses exercices acoustiques à un professeur ou à un auxiliaire, qui n'est pas en même temps un otologiste.

II. — NOTE SUR LA RÉÉDUCATION AUDITIVE DANS LA SURDITÉ DE GUERRE

Lorsque la surdité de guerre a résisté au premier traitement médical (injections de pilocarpine, ponctions lombaires, toniques et reconstituants, etc.), au repos et à l'œuvre bienfaisante du temps, deux moyens restent à la disposition de l'otologiste : la *rééducation auditive* et la *lecture sur les lèvres*. Cette dernière ne joue qu'un rôle palliatif de suppléance fonctionnelle et par conséquent ne doit être utilisée qu'après échec des exercices d'éducation de l'ouïe.

Il serait malaisé de définir exactement, affection par affection, les *indications* de l'anacousie en ce qui concerne la surdité de guerre. Mieux vaut pour le moment s'en tenir aux directives générales suivantes :

1° Si pendant la prise en observation du sourd de guerre on ne peut constater par l'effet du repos, du traitement médical et du temps, une marche progressive vers l'audition normale, il faut se retourner vers l'éducation fonctionnelle méthodique, qui assez souvent rompra la barrière où venait se heurter la thérapeutique classique.

2° Il ne faut entrer dans cette voie qu'après

s'être assuré, d'une part, que la *surdité est réelle et sincère*, d'autre part, que le sujet ne craint pas de risquer une amélioration de son ouïe et qu'il participera à l'effort fonctionnel qu'on lui demande. N'hésitons pas à reconnaître que ce cas est l'exception.

3° Pendant la période de guerre, où la consigne est d'agir rapidement et de récupérer des soldats, il n'y a pas intérêt à faire des essais rééducateurs chez les *grands sourds* (voix haute seulement perçue au contact du pavillon), qui n'ont que peu de chances de regagner assez d'audition, dans un temps limité de travail auriculaire, pour reprendre leur place aux armées. A ceux-là réservons le moyen palliatif : la *lecture sur les lèvres*, en attendant les bienfaisants loisirs de la paix, qui permettront de leur appliquer un traitement anacousique intégral.

4° D'une manière générale, on peut entreprendre les exercices acoustiques chez les sourds de guerre sincères et de bonne volonté, qui perçoivent la *voix haute brute aux environs de* 0m,50 et la *voix chuchotée forte au moins au contact du pavillon*, à la condition que l'autre oreille ait une audition moyenne et suffisante.

Si l'on obtient une amélioration notable, c'est-à-dire un gain minimum de 2 à 3 mètres, on regagne un homme pour le service auxiliaire. Si le progrès est plus sensible encore, c'est un combattant de plus pour le front. Tout l'effort du rééducateur doit tendre vers ce but.

5° Les *hypoacousies commotionnelles* qui ne reposent sur aucune lésion sérieuse, mais qui résultent d'une rupture de l'équilibre auditivo-psychique par traumatisme, sont particulièrement justiciables d'un traitement rééducateur, tout comme les aphonies nerveuses de même origine; on doit en ce cas soumettre l'organe auditif à des excitations fortes par bruits variés, des massages vibratoires, des exercices de gymnastique mentale, etc.

6° L'otorrhée, les lésions tympaniques, la présence de signes objectifs marquant une *affection de la caisse* antérieure au traumatisme, ne font pas obstacle à un essai anacousique, puisqu'on sait par les observations publiées avant et pendant la guerre, qu'on peut toujours espérer un résultat, même quand les lésions sont anciennes, par la rééducation vocale, le massage externe, la gymnastique auriculaire et les vocalises.

7° Lorsque le sourd a de l'*hypoexcitabilité labyrinthique* et des lésions de l'*appareil de perception*, il est indiqué de le soumettre à la rééducation auditive par la voie nue, en insistant sur les exercices d'attention et d'accommodation auditives, ainsi que sur ceux qui développent l'interprétation et la substitution mentales.

8° Il va sans dire que si l'on constate des symptômes d'*hyperexcitabilité labyrinthique*, il faut surseoir à toute éducation fonctionnelle jusqu'à sédation de ces troubles et instituer la cure de repos et de silence. C'est la principale contre-indication de l'anacousie avec la *persévération dans la surdité*, si fréquente parmi les sujets qui nous sont confiés.

Résultats. — Logiquement les chances de succès des exercices acoustiques dans la surdité de guerre devraient être assez grandes, puisque le pouvoir réactionnel de l'organe auditif est naturellement plus développé chez les sujets jeunes, comme ceux qui reviennent du front, que chez les malades âgés que nous avons en majorité à rééduquer dans la pratique civile. D'autre part, lorsque l'hypoacousie est due aux seules circonstances de guerre et qu'il n'existe aucune tare auditive antérieure, le résultat devrait être plus assuré, puisque les lésions de l'oreille n'ont point eu le temps de s'organiser et d'étendre leurs ravages, que le sujet a perdu depuis moins longtemps l'habitude d'entendre et d'écouter, que la surdité *ex non usu* est par conséquent moins marquée.

En réalité les *résultats obtenus semblent de qualité inférieure à ceux que nous observions en temps de paix*. A ce fait nous trouvons les raisons suivantes :

1° *Surmenage de l'oreille* par le *traumatisme chronique* que procure l'ébranlement de l'air ambiant par le fracas incessant de l'artillerie et de la fusillade.

2° *Fréquence des inflammations rhino-pharyngées* par le froid, l'humidité, les gaz, la poussière.

3° Difficulté de se procurer un *personnel enseignant* présentant toutes les *garanties de compétence* dans la tâche particulièrement délicate qui lui incombe et qui exige un long apprentissage, beaucoup de doigté et une patience sans bornes. L'improvisation n'est pas de mise en rééducation auditive et la direction des centres d'anacousie devrait être confiée à des auristes spécialisés en la matière.

4° *Temps limité* qu'on peut accorder à chaque malade, du fait des nécessités de guerre.

5° *Dissociation entre l'effort de l'élève et celui du maître* : le premier étant en raison inverse du second ; d'où l'insuffisance de l'amélioration. Il ne peut exister de bonne rééducation sans l'étroite collaboration du professeur et du disciple.

Malgré tout l'*insuccès total est l'exception.* On ne tarde pas d'ailleurs à être fixé. Si après une quinzaine de séances de rééducation, il ne s'est produit aucun fait nouveau encourageant, si l'examen acoumétrique démontre le *statu quo* auditif, point n'est besoin de persister dans l'action rééducatrice engagée : ce serait perdre un temps précieux qu'il vaut mieux consacrer à un autre cas plus favorable. Eliminer les malades reconnus peu capables de progrès, pour reporter son activité vers ceux dont l'état est susceptible d'amélioration marquée, telle est la meilleure règle à suivre en anacousie de guerre.

Conclusion. — La rééducation auditive donne dans la surdité de guerre des résultats inférieurs à ceux obtenus dans la pratique du temps de paix. Elle occupe pourtant une place importante dans les moyens à notre disposition pour lutter contre les troubles hypoacousiques. Les *statistiques* publiées jusqu'à ce jour en sont la preuve : celle de Lagarde, chargé de l'école de rééducation de la 5e Région, indique un tiers de guérisons, un tiers encore en traitement, un tiers de résultats nuls, sur un total de 118 malades; celle de R. Foy, au centre de rééducation de Rennes, donne sur 75 malades, plus de la moitié guéris (17 : service armé) ou améliorés (15 : service auxiliaire) ; celle de Liébault, à Nantes, est meilleure encore, puisque sur 49 malades il y a 31 bons résultats et seulement dix insuccès. Le Dr Philippe a traité 19 demi-sourds au moyen du cornet acoustique et de la voix nue ; il n'a eu que trois insuccès, etc.

Ces statistiques [1] suffisent à justifier les mesures prises par le sous-secrétaire d'État au Service de Santé pour créer *dans presque toutes les Régions Mobilisées un centre de rééducation auditive, sur lequel sont évacués tous les sourds de guerre vrais, ne présentant pas de troubles d'hyperexcitabilité labyrinthique marquée. Les grands sourds et les sourds complets y sont soumis aux exercices labiologiques.*

1. Elles ont été relevées par Berruyer dans le *Caducée* du 15 février 1917. Il est regrettable que cet auteur ait transformé le sens du terme *anacousie*, dont nous nous servons depuis cinq ans pour désigner l'ensemble des *notions théoriques* et des *moyens pratiques* se rapportant à la *thérapeutique fonctionnelle de la surdité*, en lui donnant la signification de surdité absolue, ανα (de nouveau) devenant en l'occurrence un α privatif. Il était inutile de jeter cette confusion dans une question déjà suffisamment complexe.

CHAPITRE VI

EXERCICES D'INITIATION PHONÉTIQUE ET MENTALE

Les exercices d'anacousie vocale, dont nous venons de définir la technique, doivent être institués dans tous les cas de surdité chronique, qui après épreuve préliminaire, paraissent susceptibles d'amélioration.

Il existe d'autres procédés pédagogiques, dont l'action est tout aussi importante, mais qui ne sont utilisables que chez certains malades; c'est pourquoi nous leur réservons ici un chapitre spécial. Ils trouvent leur indication particulière chez les enfants atteints de *surdi-mutité* et dont on veut, dès le jeune âge, entreprendre l'éducation complète. Nous allons en décrire succinctement la technique.

Ces exercices de préparation vocale, auditive et psychique, peuvent être classés de la façon suivante:

1° *Gymnastique imitative.*

2° *Gymnastique buccale.*

3° *Gymnastique graphique.*

4° *Gymnastique tactile : palper phonétique.*

5° *Gymnastique respiratoire et éducation fonctionnelle nasale.*

6° *Gymnastique et rééducation phonétiques.*

7° *Gymnastique mentale.*

Cette simple énumération indique assez clairement qu'en présence des sourds-muets la tâche du professeur est beaucoup plus lourde que dans la surdité acquise ; elle réclame plusieurs années de persévérants efforts. Il ne s'agit plus là de *rééducation* et de *réveil* de l'ouïe, mais d'une véritable *éducation* sensorielle et fonctionnelle, d'un *éveil* des facultés auditives, quand il est réalisable, d'une *instruction intégrale.* L'anacousie vocale, telle que nous l'avons décrite, n'est que la conclusion, pas toujours accessible, de cette œuvre pédagogique de longue haleine.

1° Gymnastique imitative.

Les exercices d'imitation forment le premier stade de la période préparatoire à l'éducation phonétique et auriculaire du sourd-muet. Ils ont pour but de fixer l'attention de l'enfant, de l'habituer à regarder et à observer, de le solliciter à reproduire exactement les mouvements qu'on exécute devant lui.

Le sourd-muet, distrait, l'œil mobile, peu observateur, ne sait pas détailler ce qu'il voit ; son infirmité le condamne à l'isolement. Malgré la sollicitude de son entourage, il demeure seul au milieu des siens. Le premier devoir du professeur est de l'amener progressivement à concentrer son attention sur un point déterminé ou sur un mouvement particulier.

Avant l'entrée à l'école l'entourage peut d'ailleurs commencer en ce sens l'éducation de l'enfant. Ainsi, quand vient l'heure des repas, on peut l'intéresser à la préparation des aliments et de la table : au besoin le faire participer à ces gestes domestiques. Ouvrir ensuite un journal illustré ou un livre d'images et attirer son attention sur les dessins qui y sont représentés. L'habituer aux mouvements classiques de la toilette et les lui faire exécuter devant soi. En un mot, exciter sa curiosité, ses dons d'observation, le mêler activement à ce qui se fait autour de lui. Plus tard, en classe, lorsqu'il s'agit d'un groupe d'élèves, on institue des *exercices d'ensemble*, tels que les ont conseillés Goguillot et Thollon[1] :

1. Goguillot. Comment on fait parler les souds-muets, Masson, édit., 1889.

Thollon. Directions pédagogiques pour l'enseignement de la parole aux Sourds-Muets, 1911.

a) se mettre sur un ou deux rangs ;

b) sortir de la classe, y rentrer, gagner sa place en ordre ;

c) marcher au pas ;

d) fléchir le corps en avant, en arrière, à droite, à gauche ;

e) mouvements des bras, des jambes et de la tête ;

f) mouvements des mains et des doigts.

« Dans ces exercices, fait remarquer Goguillot, comme dans les suivants, l'imitation ne suivra pas le mouvement exécuté par le maître, mais devra l'accompagner, en observant scrupuleusement les modifications d'étendue et de temps que celui-ci croira devoir y apporter. Les mouvements des doigts qui exigent une observation bien plus grande que ceux de la tête, des bras ou du corps entier, forment une utile transition entre ces derniers et les mouvements de la bouche qui suivent immédiatement. »

2° Gymnastique buccale.

Il est indispensable d'entraîner les différents organes qui concourent à la phonation aux mouvements qu'ils sont destinés à accomplir plus tard et de leur donner ainsi de la souplesse, de l'énergie et de l'adresse. La gymnastique buccale contribue largement à ce résultat chez le sourd-muet, qui ne sait se servir de sa bouche que pour s'alimenter. Ce sera l'acheminement vers la provocation de la parole.

Voici les principaux exercices à faire exécuter aux élèves :

a) Ouverture et fermeture de la bouche en modifiant l'intervalle entre les deux maxillaires.

b) Mouvements horizontaux du maxillaire inférieur de droite à gauche et inversement. Même mouvement d'avant en arrière.

c) Mouvements des lèvres qui se placent dans les différentes positions requises pour l'émission des divers phonèmes :

- α) presser les deux lèvres et les détacher brusquement ;
- β) les arrondir comme pour siffler ;
- γ) les rapprocher et les écarter alternativement dans le sens vertical ou dans le sens transversal.

d) Faire inspirer par le nez et expirer par la bouche : l'élève souffle sur sa main avec force.

e) Propulsion et rétraction de la langue : appuyer la pointe de cet organe contre la face interne des incisives inférieures, comme pour *é*, *i*, ou supérieures, comme pour *l* et *n*. Rentrer la langue au fond de la bouche, de manière à réaliser l'occlusion palatale, comme cela se produit lorsqu'on articule *k* et *gu*, et les voyelles nasales *an*, *on*, *in* (voir fig. 14, p. 81).

f) Combiner les mouvements des maxillaires, de la langue et des lèvres, de manière à conduire peu à peu l'élève jusqu'au *seuil de la phonation*, en l'accoutumant à placer ses organes en position phonétique.

Tous ces exercices qui vont du plus au moins visible se font *devant la glace*, de manière à faciliter le travail d'observation et d'imitation de l'enfant.

Plus tôt sera instituée cette gymnastique buccale, moins on courra le risque de voir apparaître ces vices de prononciation, « qui sont dus chez le sourd-muet à des fautes d'émission bien plus qu'à une incapacité organique ou mentale. On les évitera dans une large mesure, si l'on exerce minutieusement et directement les enfants aux divers actes qui concourent à la production de la voix et des timbres vocaux. On préparera une bonne émission vocale en enseignant l'*explosive glottale chuchotée*. Pour cela, en faisant appel à la vue et au toucher, on exercera l'élève à inspirer profondément par le nez, bien que la bouche soit ouverte, à suspendre la respiration en faisant un léger effort qui amène la fermeture de la glotte pendant le temps d'arrêt, puis à laisser brusquement échapper le souffle en produisant une légère explosion » (Thollon).

Le développement de l'attention volontaire et de la vue par cette gymnastique imitative forme l'étape indispensable vers la lecture sur les lèvres, à laquelle s'accoutumera peu à peu l'élève. Il comprendra la signification d'un certain nombre de mots (noms de camarades, de professeurs — petits ordres nécessaires à l'évolution des écoliers et à la direction du travail en classe), et sera prêt à être initié, dans une plus large mesure, à ce moyen de communication, d'une importance capitale pour lui.

3° Gymnastique graphique.

L'écriture sera pour le sourd-muet un autre moyen de communication; d'autre part, elle représente un excellent exercice d'attention, d'imitation et d'observation. Elle permet enfin à l'enfant de conserver des traces permanentes de l'enseignement qu'il reçoit, de fixer les éléments de sa documentation, de se mettre en liaison avec sa famille. Tracer des lettres, copier des dessins, sont donc des travaux indispensables à accomplir par le jeune sourd-muet.

Cette éducation graphique marche de pair avec le développement de la vue, du toucher, de la lecture sur les lèvres et de la parole ; il arrive un moment où l'écriture n'est plus seulement pour l'élève un tableau muet, mais une série de dessins qu'il sait traduire et peut même répéter oralement, lorsqu'entreront en jeu simultanément sa mémoire motrice d'articulation et sa mémoire visuelle graphique. Mais alors c'est un domaine nouveau qui s'ouvre à son intelligence, car la lecture lui devient possible ; il n'est plus séparé du monde par la barrière de son infirmité; il peut tenir son rôle dans la vie sociale et goûter dans la suite les plaisirs de l'esprit, s'il possède l'envergure cérébrale nécessaire.

4° Gymnastique tactile.

La parole ne comprend pas seulement des mouvements, mais aussi des *phénomènes pneumatiques et vibratoires que la vue sans le toucher est impuissante à connaître*. Pour les sourds-muets aveugles-nés, le sens du tact est même l'unique base d'éducation.

C'est le toucher qui permet à l'élève, par exemple, de saisir la différence entre les consonnes *b* et *p*, car il peut se rendre compte que pour *b* la région sus-hyoïdienne s'abaisse, et qu'un léger bruissement laryngien se produit. C'est de la même façon qu'il identifiera le *v*, sans le confondre avec l'*f*, le premier seul étant accompagné de vibration laryngée.

Dans l'étude de l'*r* lingual, le palper indique à l'enfant la présence de vibrations qui se transmettent au menton et aux dents.

Les différences caloriques du souffle dans l'émission de certaines lettres, pour *f*, par exemple, seront indiquées au sourd par le même procédé.

L'éducation du toucher mérite donc une attention toute spéciale, surtout dans les cas où l'on n'a pas l'espoir d'obtenir des réactions auditives.

Les exercices du toucher qui semblent le mieux préparer l'enfant à la phonation, sont les suivants :

A) Habituer l'enfant à reconnaître, les yeux bandés, deux objets de même nature : deux balles, deux crayons, deux cahiers, deux feuilles de papier, présentant des ressemblances de plus en plus grandes. Il s'accoutume ainsi à se rendre compte des différences, même infimes, de dimension, de forme, de poli, de température.

Comme tout autre sens, celui du tact est éminemment perfectible : les aveugles nous en fournissent chaque jour la preuve. Ne parvenons-nous pas nous-mêmes à « avoir des yeux au bout des doigts » dans les examens d'organes profonds ou à percevoir nettement les vibrations thoraciques dans toutes leurs modalités cliniques ?

Dès qu'un objet a été palpé par l'élève, on laisse tomber le bandeau qui lui couvrait les yeux, et on l'oblige à découvrir rapidement entre tous les objets exposés devant lui, celui qu'il vient de tenir entre ses mains.

Sa mémoire emmagasine toutes ces *images tactiles*, comme elle conserve les *images visuelles.* Pour remplacer les images auditives encore inexistantes, il puisera dans ses réserves mentales et suppléera ainsi dans une certaine mesure à l'audition absente.

B) Par une autre série d'exercices plus compliqués, on habituera le sourd-muet à se rendre compte par le toucher des modifications qui se produisent dans la position des organes phonateurs (lèvres, langue, larynx, arcades dentaires, joues), des mouvements vibratoires qui peuvent les ébranler, de la qualité calorique, de la forme et de la puissance des souffles qui s'échappent de l'orifice buccal ou nasal, dans l'émission de certaines lettres. Il s'agit de passer en revue tout l'alphabet phonétique, en se conformant aux notions générales que nous avons exposées au début de cet ouvrage (cf. chap. II, p. 65 et suiv.), et auxquelles nous renvoyons le lecteur.

Cette partie de l'enseignement est souvent ardue pour l'élève, et le professeur doit y mettre non seulement de la patience, mais encore un dévouement assez impassible pour supporter, sans marques de répulsion, le contact peu attrayant de mains plus ou moins soignées sur son visage.

On a donc à attirer l'attention du sourd-muet sur les vibrations de la gorge et du thorax qui accompagnent l'émission des sons. La main sera appliquée sur ces régions. Ce n'est pas tout; l'élève doit observer que dans la respiration simple, ce genre de vibrations n'apparaît pas. Puis on lui apprend à distinguer, au toucher, la différence entre la production de la voix et le simple écoulement de l'air. Dès que l'enfant sera suffisamment documenté sur ces points, « la sensation intérieure de ses organes vocaux lui prouvera mieux que toutes les démonstrations et toutes les expériences extérieures s'il a produit un son ou si la respiration seule a fonctionné. » (Hill).

A part le *toucher actif*, toucher de relations, opéré par les doigts de l'élève sur les organes phonateurs du maître ou les siens propres, il est, écrit Goguillot, « une impression tactile plus intime, passive, une sorte de *toucher intérieur*, par lequel l'enfant sent les vibrations qui se produisent dans ses organes, et se rend compte des efforts à faire pour ramener les mêmes phénomènes, chaque fois qu'il est nécessaire. La fréquence des appels faits à ce toucher intime crée une *mémoire musculaire* qui se développe plus ou moins vite, selon que l'élève est plus ou moins doué au point de vue cérébral, et celui-ci ne tarde pas à exécuter les mouvements d'où doivent résulter chaque son ou articulation, avec une sûreté et une promptitude qui finissent par devenir fonctions inconscientes. »

Cette sensation nette de l'activité de nos muscles a été constatée, dès le siècle dernier, par Ch. Bell; les physiologistes l'appellent le *sens musculaire* : c'est un phénomène complexe, résultant d'impressions tactiles, articulaires et musculaires, se mélangeant plus ou moins intimement, mais que l'analyse ne peut dissocier.

L'expérience de Beaunis (1887) sur le fonctionnement des muscles du larynx prouve bien la réalité de cette sensibilité musculaire, puisqu'il constata le maintien de la justesse de la voix chez un chanteur, dont il avait, au préalable, anesthésié à la cocaïne, la région glottique.

Malgré tout, ce sens musculaire n'est qu'un médiocre moyen de suppléance, en ce qui concerne les renseignements qu'il peut fournir au sourd-muet, sur la manière dont il parle ; il est loin d'avoir la finesse de l'ouïe. Il y a disproportion marquée entre l'altération audible de telle lettre émise de façon défectueuse, et la sensation minime ou nulle qu'en retire le sens musculaire. THOLLON l'a fort bien dit : « comme *sens conservateur* ou *sens du contrôle de la parole*, le sens musculaire se montre bien inférieur à l'ouïe. Le résultat, c'est que la parole, qui est immuable chez l'entendant, se montre essentiellement instable chez le sourd, du moins au début. En vertu de la loi physiologique du moindre effort, notre élève ne se borne pas à simplifier les mouvements accessoires de l'articulation, il en modifie aussi les actes essentiels, altérant ainsi les sons : si l'on n'y prend garde, la base de la langue accomplit bientôt d'une manière insuffisante son mouvement d'ascension vers le palais et l'*ou* se rapproche de l'*o*; le dos de cet organe accomplit avec mollesse et incomplètement son mouvement d'élévation vers la partie antérieure du palais et l'*eu* se rapproche de l'*o*; la pointe de la langue, au lieu de s'abaisser derrière les incisives inférieures, conserve sa position de repos et le *s* cesse de siffler ou à peu près, etc..., ainsi, par négligence et par suite de l'absence d'un instrument de contrôle suffisamment sensible, le sourd parlant laisse sa parole s'altérer. Et si l'on ne veillait à sa conservation, il n'en resterait bientôt plus qu'une imitation grossière et inintelligible. »

5° Gymnastique respiratoire et éducation fonctionnelle nasale.

I. ***La gymnastique respiratoire*** est le complément obligé des exercices préparatoires à la phonation, puisqu'elle s'adresse aux organes producteurs du courant d'air laryngien. Elle contribue par surcroît, non seulement au développement du larynx, mais à celui de l'organisme tout entier, par l'oxygénation régulière des tissus. Chez l'enfant elle est donc indispensable, après suppression chirurgicale de tous les obstacles mécaniques rhino-pharyngés portant atteinte au libre jeu de la respiration.

Avant la première émission phonique ces exercices sont nécessaires pour apprendre au sourd-muet à inspirer profondément et à donner à son expiration une durée suffisante ou une intensité variable, de manière à lui procurer plus tard une prononciation correcte et les qualités primordiales de l'accentuation.

C'est d'ailleurs par le même procédé que l'on arrive à corriger les anomalies de la parole, si bien étudiées dans le travail pratique et très documenté récemment publié par Chabert et Labernadie[1], auquel le lecteur se reportera pour toutes les questions concernant la rééducation de la voix et la correction des troubles de l'élocution ou des vices de prononciation.

Ici nous n'avons en vue que les *exercices préparatoires à l'émission de la voix* et ceux destinés à *développer normalement les organes phonateurs et respiratoires*.

Nous avons décrit plus haut quelques mouvements de gymnastique buccale, linguale, tactile, etc... Nous devons insister maintenant sur

1. Chabert et Labernadie. Les vices de prononciation et leur correction. Steinheil, édit. Paris, 1916.

la pratique kinésithérapique à instituer chez tous les sourds-muets et tous les enfants ou adolescents atteints de troubles hypoacousiques. Chez les uns et les autres les fonctions respiratoires sont très souvent altérées, soit par ignorance des modes d'expiration usités dans la parole, soit par obstruction des voies aériennes supérieures (végétations adénoïdes au voisinage des orifices des trompes — hypertrophie des cornets ou des amygdales — malformations de la cloison).

Même après que ces obstacles ont été supprimés, ces malades persistent à mal respirer, si on ne les dirige pas vers l'aération normale de leur organisme. Faute de cette précaution nécessaire, le squelette subit des déformations marquées ; l'ossification s'établit suivant une statique défectueuse et les articulations costales s'ankylosent ; le larynx n'atteint pas son volume intégral et l'activité fonctionnelle nasale reste insuffisante.

Quelques exercices très simples suffisent à obvier à tous ces inconvénients : ils doivent être pratiqués au moins une fois par jour pendant 5 à 10 minutes, en plein air si possible, l'enfant débarrassé des vêtements qui pourraient gêner ses mouvements. La respiration doit se rapprocher du type costo-diaphragmatique, mais tous les groupes musculaires thoraciques doivent y participer, en parfaite harmonie.

Voici une technique très simple et suffisante, dans la majorité des cas :

1er EXERCICE. — L'enfant — tête haute, légèrement en arrière, bouche fermée, ventre rentré — s'élève sur la pointe des pieds, inspire lentement par le nez et porte les bras au niveau des clavicules, puis au-dessus de la tête. Pause. Il expire lentement, également et profondément par la bouche en reposant les talons à terre, en ramenant les bras le long du corps et en abaissant le menton.

Action : amplification de la cage thoracique par augmentation de ses trois diamètres. Contraction de la sangle abdominale. Entraînement du diaphragme.

2e EXERCICE. — Faire pendant une minute 16 à 18 respirations profondes, les talons joints, la tête haute, en accomplissant en même temps des flexions des cuisses sur les jambes, les coudes collés au corps le plus en arrière possible pour dégager les épaules. Au moment où le sujet se redresse, il porte énergiquement ses bras en avant, poings fermés.

Action : Régularisation du rythme respiratoire et coordination des efforts musculaires.

3e Exercice. — Inspiration lente et profonde, le thorax bombé, la partie sus-ombilicale de la paroi abdominale rentrant légèrement. Pause. Expiration brusque, l'enfant dirigeant le souffle sur sa main.

Action : Exercice préventif contre la nasalisation de la voix (Thollon). Education du voile du palais.

4e Exercice. — Jeux respiratoires :

a) Tenir couchée sans l'éteindre une flamme de bougie.

b) Siffler, avec ou sans sifflet.

c) Faire gonfler des bulles de savon.

d) Respirer à travers un chalumeau de paille ou un tube de plume d'oie.

e) Mettre en mouvement une petite balle placée sur un plan incliné en dirigeant le souffle sur elle.

f) Gonfler un ballon, etc...

g) Faire éternuer ou tousser. Provoquer le rire.

h) Exercices au spiroscope de Pescher (procédé de la bouteille), qui permet de régler la dose d'insufflation.

Action : Disparition des mouvements parasites et des contractures par antagonistes. Développement et régularisation du souffle expiré.

II. ***Rééducation fonctionnelle nasale.*** — Dans les cas où les troubles respiratoires se compliquent d'une imperméabilité fonctionnelle nasale, la gymnastique respiratoire ne suffit pas à rétablir l'équilibre. Il faut faire appel à de nouveaux procédés, pour l'établissement desquels notre distingué collègue Robert Foy [1] a entrepris de patientes recherches, et qui permettent d'obtenir des résultats très satisfaisants.

Le respirateur nasal à pression de R. Foy est d'un maniement facile et permet :

1° la dilatation des ailes du nez au maximum ;

2° l'excitation de la muqueuse nasale ;

3° la mobilisation rapide du voile du palais ;

4° l'entraînement des muscles expirateurs, et par contre-coup, celui de leurs antagonistes, les inspirateurs, d'où activation des échanges respiratoires et véritable bain d'air très profitable au malade.

1. Robert Foy. 1° L'impotence fonctionnelle nasale (*Ann. des maladies des oreilles et du larynx*, octobre, 1908).

2° L'imperméabilité fonctionnelle nasale. Son traitement par la rééducation. Comm. au *Congrès français d'otologie*, 13 mai 1909.

Chez le jeune sourd-muet, ce procédé thérapeutique présente l'avantage de réduire au minimum le rôle de la volonté et de l'attention ; il ne lui procure aucune fatigue. La fonction nasale se trouve pour ainsi dire rééduquée automatiquement.

Comme auxiliaire du traitement, dans les cas un peu difficiles, l'auteur conseille de faire avant chaque séance de la faradisation et du massage vibratoire des ailes du nez et du voile du palais.

Le malade éprouve une euphorie remarquable par ces douches d'air dosées, dès les premiers jours de leur application ; il n'y a d'échec qu'en présence d'une voie aérienne supérieure trop étroite et obstruée ; en ce cas il faut songer à une intervention opératoire libératrice.

6° Gymnastique phonétique.

A) *Provocation de la voix.* — « Si les exercices de respiration et de préparation à l'émission vocale ont été faits avec soin, la voie rationnelle (pour provoquer le son laryngien) conduira sans difficulté au but. Elle consiste à faire émettre l'explosive glottale chuchotée déjà connue, puis plaçant les mains de l'élève à sa gorge et à celle du maître, à faire sentir les vibrations laryngiennes qui produisent la voix sonore : le jeune sourd, après quelques essais infructueux, ne tarde pas à émettre un filet de voix, qu'il sera ensuite facile d'amener à un volume convenable. Pour cela il suffira, comme on le fait généralement, d'attirer son attention, dans des exercices fréquemment répétés, sur les vibrations laryngiennes, les vibrations thoraciques et l'intensité du courant aérien. » (THOLLON[1]).

L'explosion chuchotée une fois produite, il faut donc obtenir l'*explosion glottale sonore*, qui permettra de donner à la voix du sourd le maximum de clarté et de sonorité qu'elle peut acquérir. Donc il faut amener l'enfant à inspirer profondément, la bouche ouverte, à suspendre sa respiration, puis à attaquer nettement la voix sous forme d'explosion sonore. Ce résultat est parfois difficile à acquérir : on doit s'y attacher résolument et avec persévérance, car c'est la clé de l'avenir phonétique du sourd-muet. La porte une fois ouverte, on pourra lancer l'enfant dans l'étude des voyelles, qui forme l'étape initiale vers la parole intégrale.

B) ***Étude des voyelles***. — L'enfant, nous l'avons vu, commence par émettre des voyelles,

1. THOLLON. *Loc. cit.*, p. 18.

quand il s'essaye à parler, par tâtonnements lents et progressifs. Tandis que chez certains malades, dans les cas d'audi-mutité d'origine émotionnelle, par exemple, les territoires à reprendre sont encombrés de tout un réseau de connexions fonctionnelles plutôt gênantes qu'utiles, chez le sourd-muet au contraire, comme dans l'enfance, l'installation de la parole s'opère sur terrain vierge, prêt à la culture. Il s'ensuit que l'*ordre naturel doit être suivi* et que les articulations de consonnes ne doivent être enseignées qu'après exercices prolongés de vocalisation. Sur ce point encore nous faisons appel à l'enseignement de Thollon et nous en tenons aux règles qu'il a formulées.

Point de départ : voyelle *i*. Mode de production : le dos de la langue s'élève ; ses bords s'appliquent contre les dents; le canal médian ainsi formé est étroit. L'enfant placé comme le maître devant la glace répète ces mouvements et se rend compte du son laryngien par le palper de la gorge du professeur. Après quelques essais, on obtient un *i* pur, clair et sonore. Par ouverture progressive de la glotte buccale et abaissement du dos de la langue apparaissent successivement l'*è* et l'*a*.

S'il se produit des contractions parasites des muscles pharyngiens, il faut revenir à l'explosive glottale primitive et à une attaque nette du son laryngien.

La première série des voyelles étant connue de l'élève (voyelles à glotte buccale et unique), on passe à celles de la deuxième série (*u*, *eu*, *ou*, *o*), dans lesquelles la glotte buccale est double (orifice linguo-palatal et orifice labial).

Pour obtenir l'*u*, il suffit de faire produire l'orifice linguo-palatal de l'*i* et d'y ajouter un orifice labial de faible dimension ; on passe de manière analogue de l'*è* à l'*eu*.

Enfin on enseigne les voyelles *ou* et *o* en reprenant les orifices labiaux connus de l'*u* et de l'*eu*, et en y ajoutant un orifice formé par la base de la langue soulevée vers la partie postérieure du palais.

Pour obtenir l'*ou*, le plus sûr est de partir de l'*i*, qui donne le degré de fermeture linguo-palatale, de faire reculer la langue, ce qui amène la modification nécessaire du point de fermeture, puis de faire produire l'orifice labial de l'*u*.

On parvient à l'*o* d'une manière analogue, en partant de l'*è* et en passant par l'*eu*[1].

Pour éviter que l'enfant ne prenne la fâcheuse habitude de nasaliser ses voyelles, ou s'il a natu-

1. THOLLON. *Loc. cit.*, p. 26.

rellement tendance à le faire, on peut obturer ses fosses nasales à l'aide d'une pince, telle que celle de Zünd-Burguet, dont les deux extrémités s'appuient sur les ailes du nez. L'appareil est maintenu en position par un fil métallique souple et fonctionne par la pression exercée à l'aide d'une poire en caoutchouc.

Une autre précaution consiste à remettre à plus tard l'étude des voyelles nasales : l'enfant se rend compte alors de la sortie nasale de l'air, et si l'explosive glottale est correcte l'émission de ces voyelles ne souffrira pas trop de difficulté. Pourtant il sera indispensable, pour *an*, de faire toucher du doigt à l'élève le mouvement de la langue, dont la base se relève légèrement à la rencontre du voile du palais et contribue ainsi avec le voile du palais à la division de la colonne d'air, dont une partie s'échappe par le nez. Au besoin avec une spatule on peut obliger la langue à prendre la bonne position. Pour *ou*, c'est le même procédé, mais le point de départ diffère : ce n'est plus *a*, mais *o*. S'il s'agit de la nasale *in*, il faut partir de *è*, et pour *un* de *eu*, en ajoutant, dans les deux cas, la résonance nasale.

« Il y a, écrit Thollon, deux altérations possibles : 1° la résonance nasale est insuffisante. Attirer l'attention sur l'intensité des vibrations nasales et du courant d'air à l'ouverture des narines ; on les exagère un peu au besoin ; 2° la résonance nasale est trop forte ; parfois même le voile du palais rencontre la base de la langue et toute résonance buccale disparaît. Attirer l'attention sur le courant aérien qui s'échappe de la bouche et aussi, quoique ce soit moins efficace, sur l'excès d'intensité, à l'ouverture des narines, des vibrations et du courant aérien. Le plus sûr, d'ailleurs, est encore de recourir à l'explosive glottale qui détache le voile du palais de la langue, grâce à la poussée du souffle qu'elle produit. »

Dès que l'enfant pourra produire les différentes voyelles dans l'ordre où il les a étudiées, il y aura intérêt à lui faire intervertir cet ordre et à commencer des **exercices de vocalisation** simple, de manière à assouplir la voix. Ces vocalises ne pourront rivaliser avec celles dont nous avons donné la description dans le chapitre précédent, parce que les variations de hauteur seront forcément plus limitées de par l'état auditif et vocal du sujet. Il est difficile d'obtenir plus de deux ou trois notes (expériences de Hettich, professeur au Conservatoire, sous la direction de M. Castex, aux Sourds-

Muets de Paris). L'exercice repris par Thollon peut être ainsi figuré[1] :

i è a u eu ou o

i è a u eu ou o

i è a u eu ou o

Le **rythme** a aussi son importance et on peut l'apprendre aux sourds-muets en leur battant la mesure, pendant qu'ils émettent les différentes voyelles, et en donnant à celles-ci une durée correspondante à celle des différentes notes de musique, dans leurs rapports réciproques. C'est à l'aide de la vue et du toucher que le sujet peut se documenter sur ce point. Par les mêmes moyens il sera initié aux *variations d'intensité*, puisqu'il perçoit les efforts de son interlocuteur et se rend compte de l'énergie des vibrations qui se produisent.

C) ***Étude des consonnes.*** — Il n'existe pas de règle absolue sur l'ordre à suivre pour l'enseignement des consonnes ; si l'élève réussit à émettre spontanément l'une d'elles, on doit s'en servir comme de génératrice pour obtenir d'abord l'arti-

1. THOLLON, *Loc. cit.*, p. 50.

culation des consonnes de la même série, puis, de là, entreprendre l'enseignement des autres séries.

1° **Explosives**. — CONSONNES P, B, M. — Quoiqu'il en soit, il semble avéré que les explosives, et en particulier la consonne *p*, sont les moins difficiles à reproduire. Le jeune sourd, placé près de son maître devant la glace, exécutera les mouvements nécessaires à l'articulation de cette lettre, conformément aux lois de la phonétique statique, énoncées précédemment[1] : cavité buccale close par pression des lèvres, voile du palais relevé ; le courant aérien force la barrière labiale en son milieu et se projette violemment au dehors. L'élève perçoit l'énergie de ce souffle à l'aide de la main. Dès que la consonne *p* est articulée, on lui adjoint successivement toutes les voyelles, soit la suivant, soit la précédant ; exemple : pi — pé, pi, pa — pu, peu, pa, pi — pa, pou, po, pi — ap — ip, ep, ap — eup, ap, ip, etc... On agira de même façon pour chaque consonne à l'étude.

Pour le *b*, l'enfant devra se rendre compte, par le toucher, du bruissement laryngien et du léger gonflement sus-hyoïdien qui distinguent cette consonne de la précédente ; la première est *muette*,

1. Voir *Notions générales*, chap. II, p. 78.

celle-ci est *sonore*. La contraction de l'orbiculaire des lèvres est moins marquée. Dans la lettre *m* elle est nulle ou à peu près, aussi l'explosion est-elle moins nette ; l'air s'échappe sur toute l'étendue des lèvres et en partie par les fosses nasales, ce que l'enfant peut contrôler par l'inspection des ailes du nez qui vibrent. Le voile du palais étant abaissé, l'occlusion est incomplète, et il y a une certaine résonance nasale, perceptible au toucher.

Dans ces trois premières consonnes, la langue ne fait aucun mouvement et ne joue aucun rôle actif.

Consonnes T, D, N, M. — La langue a, au contraire, dans ces articulations un rôle actif ; en se retirant subitement derrière les incisives inférieures, elle rend brusquement libre l'espace interdentaire, d'où explosion caractéristique. On doit faire remarquer à l'enfant l'énergie de la pression de la langue contre les incisives et l'absence de vibrations laryngiennes. Ce dernier caractère lui permettra de distinguer le *d* du *t* et de l'*n*.

Si le jeune sourd émet un *d* sifflant, on lui fera percevoir, à la vue : la pression de la langue contre les dents ; au toucher : la netteté de l'explosion.

Le mouvement de retrait de la langue varie

d'étendue, suivant la voyelle contiguë au *t* : il est de plus en plus accentué pour *a*, *é*, *i*, *eu*, *u*, pour *o* et surtout *ou*.

Pour *m* et *n*, l'enfant doit sentir, à l'aide d'un doigt placé à l'ouverture des narines, les vibrations nasales et le courant aérien qui s'échappe du nez ; il note ainsi le degré d'insuffisance ou d'exagération des vibrations, quand la prononciation de ces consonnes est défectueuse.

Toutes deux sont des explosives imparfaites, accompagnées de vibrations laryngiennes et d'abaissement du voile du palais, d'où résonance nasale.

Nous devons signaler ici le *guide-langue* établi par Zünd-Burguet[1], de telle façon que l'élève est, d'après cet auteur, automatiquement amené à prendre une position phonétique appropriée à l'émission de *n*, *d*, *t*, et qu'il s'initie très rapidement à l'articulation correcte de ces lettres. De tels instruments ont été construits pour l'enseignement rapide des consonnes *s*, *z*, *gn*, *g*, *k*, *ch*, *j*, ainsi que pour *l* et *r* ; par extension, ils ont été utilisés pour la correction des vices de prononciation.

1. Zünd Burguet. L'enseignement de la parole aux sourds-muets, d'après la méthode phono-tactile. *Archives intern. de laryngologie*, 1908.

CONSONNES K ET GU. — Pour obtenir un *k* pur, il suffit d'immobiliser à l'aide d'une spatule la pointe de la langue, de manière à obliger la base de cet organe à s'accoler au voile du palais, qui lui-même rejoint la paroi postérieure du pharynx. La chute brusque de la langue ouvre la voie au courant aérien et l'explosion se produit. Si le contact linguo-palatal est mou, le *k* prend la forme sifflante : il convient alors de faire remarquer au jeune sourd l'énergie de l'explosion.

Pour le *gu*, l'élève accomplira les mêmes mouvements, accompagnés d'une *vibration laryngienne*.

2° **Fricatives**. — CONSONNES F ET V. — Par la vue, le sourd-muet se renseigne sur le degré de fermeture de l'orifice dento-labial, par lequel le courant aérien sort *à frottement;* par le toucher, il se rend compte de la force du souffle; il peut alors prononcer ces deux consonnes sans trop de difficulté, la lèvre inférieure repliée affleurant, sans entrer au contact avec elles, les dents supérieures.

Pour *v*, il y a une *vibration laryngienne* surajoutée.

3° **Soufflantes**. — CONSONNES Ch ET J. — Ce sont les lettres qui entraînent la plus large dépense de souffle, ce que l'élève remarque aisément en plaçant la main devant la bouche du maître : le *courant aérien est nourri*, *serré*, *chaud*. Pour *j*, il y a en plus une *vibration laryngée*.

Si l'enfant ne connaît pas la position correcte de la langue, le *ch* devient un *s* : il faut donc lui faire remarquer que la langue touche la voûte palatine sur ses parties latérales, ménageant ainsi un large couloir pour le passage de l'air.

S'il donnait un *j* pour un *ch*, c'est qu'il ne se serait pas rendu compte de l'absence de vibration laryngée pour cette dernière consonne. Il y aurait à lui faire *palper son erreur*.

Si l'on se sert du *z* pour enseigner le *j*, on n'aura qu'à faire avancer les lèvres et le menton et, en même temps, à rejeter légèrement la langue en arrière pour obtenir un *j* correct.

On sait que certains patois favorisent la substitution du *j* et du *ch*, et que, d'autre part, beaucoup d'enfants zézaient leur *j*. Il est facile de corriger ces défauts de prononciation par les mêmes moyens.

4° **Sifflantes.** — CONSONNES S ET Z. — Elles sont délicates à reproduire et exigent de part et d'autre beaucoup de persévérance.

On montre à l'élève les deux arcades dentaires découvertes et rapprochées; la pointe de la langue abaissée derrière les incisives inférieures, contre lesquelles elle s'appuie. Le couloir réservé au souffle est réduit au minimum ; l'air se brise contre les incisives inférieures avec violence : d'ou *sifflement caractéristique*. Souvent ce sifflement fait défaut. Thollon conseille en ce cas de faire écarter les mâchoires, d'appuyer fortement la pointe de la langue derrière les incisives inférieures, de soulever le dos de cet organe jusqu'à ce qu'il vienne s'appuyer contre les incisives supérieures, en laissant toutefois un sillon en sa partie centrale, d'expulser vigoureusement le souffle par ce sillon et de produire ainsi une sorte de *s* bien sifflant, puis sans modifier la position de la pointe de la langue, de rapprocher les mâchoires.

Il arrive que le sourd-muet, reculant la pointe de la langue à une certaine distance des incisives inférieures, émet un *s* tirant sur le *ch*. Faire appel à la vue pour obtenir la rectification de la position de la langue, et avec elle un *s* pur.

Quand on aura vaincu ces difficultés, on pourra aborder l'étude du *z*, en faisant *toucher du doigt* à l'enfant les caractéristiques vibratoires de cette sifflante et la force du courant d'air expulsé.

Les lèvres sont maintenues dans la position de repos.

5° **Vibrantes.** — Consonnes L et R. — Il faut montrer à l'enfant la position couchée de la langue derrière les incisives, les canines et les prémolaires supérieures, et lui faire sentir les vibrations des joues, sous l'influence du courant sonore qui glisse le long des bords de la langue. La pointe de cet organe rapidement relevée vient affleurer la ligne gingivale des incisives supérieures, puis elle se détache brusquement, d'où bruit d'explosion (*l*).

Si l'espace linguo-jugal est trop large, le souffle ne produit plus de sifflement; inversement, si le couloir est trop étroit, il se forme un bruit surajouté.

Pour l'*r*, il y a vibration de la *luette* (*r guttural*) ou de la pointe de la *langue* (*r lingual*). L'enfant constate au toucher le degré d'énergie et la durée des vibrations nécessaires à la bonne émission de cette consonne.

Le palper sous-mentonnier lui permettra de sentir les vibrations de la luette dans le *r* guttural; en même temps, il pourra voir la langue inerte sur le plancher de la bouche. Une bonne tactique consistera à faire exécuter à l'élève le mouvement du gargarisme : il apprendra ainsi très rapidement à émettre l'*r* guttural.

Consonne ILL. — Elle est due à une occlusion incomplète, produite par le dos de la langue et la partie antérieure du palais. C'est la plus ouverte des consonnes.

« En partant de l'*i*, en accentuant d'un degré la fermeture de l'orifice linguo-palatal, en faisant constater l'affaiblissement des vibrations laryngiennes et la naissance d'un courant aérien à l'ouverture de la bouche, on l'obtient sans trop de difficulté. Ici encore, il s'agit simplement d'établir un juste équilibre entre le son laryngien et le sifflement buccal sonore. Si le son laryngien domine trop, on attire l'attention sur le courant aérien au sortir de la bouche. Si, au contraire, c'est le sifflement buccal qui prédomine, on attire l'attention sur les vibrations laryngiennes. » (Thollon).

Tous ces exercices d'articulation contribuent à assouplir et discipliner les organes phonateurs et à établir régulièrement le jeu de leurs fonctions par une gymnastique appropriée.

Pour chacune des consonnes successivement on devra habituer l'élève :

1° A la tenir plus ou moins longtemps, avec intensité égale, au commandement.

2° A la répéter en mesure en marquant une pause entre chaque émission et en attaquant nettement la consonne après une inspiration profonde.

3° Même exercice suivant un rythme défini, exemple :

p̄, p̆, p̆ ou *p̆, p̄, p̆* ou *p̄, p̄, p̄* ou *p̆, p̆, p̆*, etc...

4° Tenter d'obtenir deux ou trois notes différentes, comme dans l'enseignement des voyelles.

5° Associer une voyelle connue à la consonne à l'étude, soit *i* pour la lettre *b* :

bi, i, ib — bib, b̄i, b̆i — ibi, bibi, bbi —

Et nous arrivons ainsi à une nouvelle série d'exercices, qui peu à peu, nous rapprochent de la prononciation du mot.

D) *Syllabation. Mots.* — La syllabe est l'unité phonétique ; elle comprend une voyelle seule ou jointe à une autre voyelle ou consonne ; elle se prononce d'une seule émission de voix. C'est essentiellement la superposition de deux mouvements successifs sans production de souffle ou sons parasites.

Ce passage d'une forme glottique buccale particulière à une autre plus ou moins éloignée de la première implique quelques déformations inévitables, conformément aux lois de l'adaptation et de la contiguïté. Ces modifications consistent le plus souvent en une simplification des mouvements accessoires de l'articulation et en une fusion intime entre eux. Ces variations se font tantôt aux dépens de la voyelle, tantôt et surtout aux dépens de la consonne, qui épouse les nécessités phonétiques de la voyelle associée.

Il s'agit donc de rompre l'organe vocal à l'émission correcte des syllabes complexes par des exercices méthodiques de syllabation, de manière à créer des réflexes d'articulation, de solides habitudes, et préparer ainsi l'enfant à la parole courante.

Classification des syllabes.

a) Une consonne suivie d'une voyelle : **syllabe simple et directe**, ex. : ba, pou, fè, sè, etc...

b) Une consonne précédée d'une voyelle : **syllabe inverse**, ex. : ab, oup, ef, es, etc...

c) Deux consonnes tenant entre elles une voyelle enfermée : **syllabe fermée**, ex. : roc, foc, pil, col, etc...

d) Une consonne flanquée d'un élément complexe (diphtongue-voyelle ou diphtongue-consonne, hiatus) : **syllabe composée** : ex. : poa, tia, fui, cla, fra, etc...

e) Deux ou plusieurs syllabes simples ou directes accolées : **syllabe doublée** : ex. : rôti, baba, papa, fifi, etc...

f) Une consonne placée entre deux voyelles : **syllabe ouverte** : ex. : ôté, aura, ibi, été, etc...

Exercices de syllabation

RÈGLES : *a*) Associer des éléments de même nature, ou tout au moins sans opposition marquée dans leur formule phonétique réciproque.

b) Grouper les syllabes suivant l'isophonie, c'est-à-dire celles qui ont une consonance identique.

c) Rapprocher les syllabes d'une même famille, les faire répéter assez souvent pour créer l'automatisme musculaire et stimuler la mémoire motrice.

d) Régler la durée, la mesure, le rythme de chacun des éléments syllabiques et enseigner l'accentuation.

e) Consacrer des exercices spéciaux aux hiatus, aux diphtongues-voyelles et aux diphtongues-consonnes.

f) Choisir parmi les innombrables combinaisons phonétiques, celles qui sont les plus utiles dans le langage courant, de manière à donner une base solide au vocabulaire restreint qu'on mettra à la disposition du sourd-muet, dans les premiers temps de son instruction. On arrivera ainsi à environ cent cinquante mots très usuels, *bornes indicatrices* sur le chemin de la phonation intégrale. Ces mots souvent répétés, lus, dictés, deviendront automatiques dans la bouche de l'élève.

g) Compléter ces exercices par la présentation des objets correspondants aux mots, soit en substance, soit en effigie, suivant la méthode souvent employée pour enseigner rapidement les langues étrangères.

h) Instituer des exercices méthodiques de vocalisation, d'intonation, d'accentuation, de lecture, de dictée, au fur et à mesure des progrès accomplis et en se réglant sur leur valeur [1].

1. Pour tous ces exercices, nous ne saurions trop recommander le *Manuel d'articulation*, destiné à l'élève, qu'a publié B. THOLLON, à la librairie Ch. Delagrave, Paris.

TABLEAU SCHÉMATIQUE DES EXERCICES

I. — *De Syllabation.*

1° **Syllabation simple :** *a* { *b*, *d*, *t* ‖ *p*, *m*, *n* } *a*

Exemple : *ba*, *da*, *ta*, *pa*, *ma*, *na* et ainsi de suite avec les différentes catégories de consonnes.

2° **Syllabation inverse :** { *l*, *r*, *v*, *f* } *i* { *s*, *z*, *ch*, *j* }

Exemple : *ib*, *ir*, *iv*, *if*, *is*, *iz*, *ich*, *ij*, et ainsi de suite avec les différentes catégories de consonnes.

3° **Syllabation fermée :**

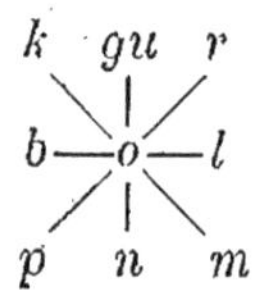

Exemple : *nol*, *pol*, *mol*, *rol*, *bol*, etc., ou n'importe quelle voyelle enfermée entre deux consonnes.

4° **Syllabation composée :**

Diphtongue-consonne : *fl*, *cr*, *br*, *pl*, *gn*.

Diphtongue-voyelle : *io*, *ié*, *oi*, *ui*, *iai*.

Hiatus : *ao*, *ua*, *uo*, *oué*, *éi*.

Exemple : flot, cri, bras, plot, agneau.
Rio, crié, soi, cuit, niais.
cacao, tua, noué, obéi, tuons.

5° **Syllabation redoublée :**

Exemple : képi, tapis, papa, bâton, pigeon, manteau, chapeau, etc.

pi, bi, mi	*do, po, bo*	*su, zu, fu*
pa, ba, ma	*chi, ji, fi*	*ru, lu, pu*
fa, va, ra	*ki, ti, pi*	*mo, so, to*
ka, ma, ta	*rou, lou, vou*	*mon, son, ton*

6° **Syllabation ouverte :** *a*, *o*, *ou* } *p* { *eu*, *u*, *i*

Exemple : *apa*, *api*, *oupo*, *eupu*, ou tous autres mots composés d'une consonne placée entre deux voyelles.

II. — *Exercices sur les syllabes et mots isophones* (analogie de consonance).

Exemples :

a) **Monosyllabes :**

Ma, ta, sa, rat, cas, va, fa, la, chat, na.
Fil, vil, mil, pil, lil, til, cil, Nil, ril.
Faux, lot, sot, veau, faux, tôt, rôt, no, mot.

b) **Dissyllabes :**

Assis, aussi, souci, récit, rassis, roussi, Massy, cassis.
Retard, moutard, bâtard, Gothard, soutard, fêtard, chotard.
Chameau, chapeau, château, shako, chasso, chanot.

c) **Polysyllabes :**

Moustache, pistache, patache, sabretache, attache, potache.
Amateur, flatteur, orateur, admirateur, prédicateur.
Marmiton, mirliton, Marathon, agathon, margoton.

Ces mots, dont la consonance présente de grandes ressemblances, forment un excellent moyen pratique d'entraînement phonétique ; ils ne sont pas à la portée de tous les élèves, car ils exigent une mémoire motrice étendue et un sens aiguisé de la différenciation des éléments de la parole les plus rapprochés par leur forme et leur constitution. Sans le secours de l'ouïe, ils sont particulièrement difficiles à prononcer correctement.

III. — *Exercices sur les hiatus et les diphtongues.*

Contentons-nous ici de quelques exemples, car s'il fallait entreprendre la revue de tous ces éléments phonétiques, nous sortirions du cadre de ce travail. Le professeur a d'ailleurs toute facilité pour dresser extemporanément ses listes de mots.

DÉFINITION. — *Hiatus* : deux voyelles ou deux consonnes associées appartenant à deux syllabes différentes.

Diphtongues : deux voyelles ou deux consonnes associées appartenant à la même syllabe. Par conséquent elles ne conservent pas leur valeur propre et subissent les lois de contiguïté.

EXEMPLES :

ué : *tué*, *rué*, *mué*, *sué*, *nué*.
comme dans *tuer*, *saluer*, *remuer*, *suer*, *ruer*, *éternuer*, etc.

ion : *Sion*, *mion*, *nion*, *pion*, *fion*.
comme dans : *avion*, *ration*, *fanion*, *attention*, *fluxion*, etc...

br : *bri*, *bro*, *bra*, *brou*, *breu*, etc...
comme dans : *brebis*, *broc*, *brave*, *hébreu*, *brouter*, etc...

pl : *pla*, *plon*, *pli*, *plu*, *pleu*, etc...
comme dans : *plafond*, *plonger*, *plisser*, *plume*, *plein*, *plan*, etc...

str : *distribution*, *restreindre*, *astre*, *bistre*, *lustre*, etc...

vr : *chevreau*, *couvrir*, *Hâvre*, *livre*, *lèvres*, *Sèvres*, etc...

rt : *artichaut*, *artiste*, *heurté*, *sorti*, *marteau*, *carton*, *emporter*, etc...

IV. — *Vocabulaire initial sélectionné.*

La première série de mots à enseigner au sourd-muet ne doit comprendre que ceux qui désignent le décor qui l'entoure, (classe, réfectoire, dortoir, jardin, etc...), les objets dont il se sert et quelques termes d'un usage quotidien, soit environ 150 mots. Plus tard, ce vocabulaire prendra une extension proportionnelle au développement des facultés de l'élève et aux nécessités de l'enseignement.

La liste ci-après est celle dressée par Goguillot :

les mots y sont rangés dans l'ordre où l'élève peut les acquérir et tous semblent être d'une réelle utilité pratique, puisqu'ils permettent d'interdire à l'enfant tout langage par signes artificiels, dans la vie scolaire.

Comme nous l'avons dit par ailleurs, il est bon d'habituer le jeune sourd à gratifier chaque mot de l'article qui lui convient, ce qui n'offre pas, en général, de grosse difficulté. Quelques pronoms et adjectifs complèteront heureusement ce tableau phonétique restreint :

L'eau	L'oiseau	La carotte	Le nez
l'oie	la chaise	la poire	la cerise
le cou	le chocolat	la porte	le banc
le couteau	la cage	le tiroir	le tambour
le chat	la baguette	l'ardoise	la jambe
le chapeau	le gâteau	le verre	l'orange
le chou	la balle	la fourchette	la langue
la poche	la poule	le béret	le bouton
le seau	le lit	la pomme	le savon
le sou	le sel	la pomme de terre	le cochon
la soupe	la salade	le marteau	le poisson
le coq	le lait	le chameau	le mouton
le doigt	le balai	le mouchoir	le torchon
la vache	l'œuf	la mouche	le pantalon
la bouche	le bœuf	le miroir	l'éponge
le café	le beurre	la chemise	le pain
la toupie	le cheval	la noix	le vin
le képi	le poêle	le nid	la main
la tête	le rat	le canif	le lapin
la pêche	le râteau	l'âne	le raisin
le bateau	la carafe		le singe

La fontaine	Le plat	L'encre	Malade
le pied	le placard	le crayon	bien
la pierre	le tableau	l'agneau	mal
le papier	la table	le peigne	oui
le cahier	le bras	la cuiller	non
le soulier	la cravate	la bouteille	bon
la soupière	la craie	la bille	mauvais
l'assiette	la brosse	papa	sage
la serviette	le livre	maman	méchant
la noisette	la prune	monsieur	moi
le lion	la plume	madame	toi
le chien	le porte-plume	bonjour	lui
la viande	la blouse	bonsoir	elle
l'abricot	le front	merci	

A l'heure actuelle, on se sert plutôt d'*albums d'images* où sont figurés les objets les plus usuels et les actes les plus ordinaires de la vie : ceci représente environ six cents mots ou figures. Cette manière de procéder offre le grand avantage de faciliter le travail de l'élève tout en l'intéressant vivement.

E) ***Phrases***. — Nous avons vu comment on préparait la syllabe par l'étude des voyelles et des consonnes, les mots par les exercices sur les syllabes, les diphtongues, les hiatus. Ce premier pas accompli, — et il exige de longs efforts —, l'élève est mis en présence de la phrase. Il doit donc, à l'aide des connaissances acquises, prononcer à la suite les uns des autres des mots différents, en les liant les uns aux autres, en les groupant par séries, en ménageant des pauses pour l'inspiration.

Tout d'abord, il sera nécessaire de familiariser l'enfant avec l'*article*, dont il devra toujours faire usage pour chaque mot, et le *complément direct*, accompagné ou non d'un *adjectif*. Les *phrases les plus simples* et les plus indiquées pour les nécessités de la vie en commun seront travaillées au début de cet enseignement. Le professeur se servira de formules impératives ou interrogatives très courtes, de *phrases-types*, telles que :

Va au tableau. Prends la craie. Lève-toi et viens. Quelle heure est-il ? As-tu compris ? As-tu faim ? etc...

On présentera ensuite des phrases plus longues, comprenant deux propositions, entre lesquelles l'élève prendra son inspiration. Les mots de chaque proposition seront prononcés d'un seul jet, dans une même émission de souffle, en observant les règles de l'intonation, du rythme et de l'accentuation, préalablement enseignées.

Quant aux *liaisons*, on s'y arrêtera à chaque difficulté rencontrée, et on instituera immédiatement un exercice approprié. Chaque semaine on reverra le tableau récapitulatif des liaisons étudiées. Voici, d'après Thollon, les différents cas que l'on rencontre dans la pratique courante : *a*) une consonne finale et une voyelle initiale donnent naissance à une syllabe simple : *il-écrit*, *Pierre-a faim ; b*) la consonne finale emprunte la valeur phonique d'une autre : *des-z-images*, un *grand-t-arbre*; *c*) il y a formation d'un hiatus-voyelle : *tu-as faim*, *le-haricot*, ou d'un hiatus-consonne : *il-court*, *il-va*, etc. ; *d*) une consonne finale est associée à une diphtongue et réciproquement : *il-prend*, *ouvre-la porte*.

Au cours des exercices sur les phrases on se rend compte de la façon dont l'enfant respire, et si l'on constate des troubles il convient de reprendre les *mouvements de gymnastique*, tels que nous les avons décrits plus haut. Signalons le défaut de ceux qui exagèrent les efforts d'articulation et contractent certains muscles inutilement, à contre-sens : on doit les aider à rétablir leur équilibre fonctionnel et à régler leur dépense d'énergie.

D'autre part, il est bon de les obliger à un effort de mémoire et d'attention, avant l'émission de telle ou telle phrase, de manière à leur faire retrouver spontanément la formule phonétique, telle qu'ils l'ont apprise. On leur ordonne donc de fermer les yeux un instant et de réfléchir. Il va sans dire qu'une telle pratique ne s'adresse qu'à une certaine catégorie d'élèves, plus spécialement doués, et déjà avancés dans leur instruction. C'est pour eux surtout que nous allons exposer plus loin les principes d'une dernière série d'exercices, la *gymnastique mentale*, dont l'action sera d'autant plus efficace que le terrain sera plus riche en dons naturels et mieux cultivé par un enseignement préparatoire solide et prolongé.

Ce que nous venons de dire sur l'éducation des organes phonateurs, la gymnastique vocale, l'étude des phrases, ne représente qu'une *esquisse très raccourcie de la question :* nous n'avons même pas parlé de l'enseignement de la syntaxe et de la conjugaison. Le développement intégral de ce sujet ne saurait en effet trouver place dans les limites de cet ouvrage. D'ailleurs, il semble qu'un tel travail doive être de préférence entrepris par un de ces maîtres éminents, qui se sont consacrés à l'instruction des sourds-muets. C'est à eux que nous avons emprunté les cadres généraux du tableau que nous venons de tracer ; nous n'avons relevé que les notions les plus élémentaires. Peut-être y aurait-il lieu, en l'état actuel des connaissances, après l'expérimentation particulièrement féconde des vingt dernières années, de jeter les bases d'un *Traité de phonétique appliquée à l'enseignement des sourds-muets*, où seraient exposées les définitions théoriques conformes aux récents progrès de cette science et où l'on pourrait trouver les directives et les détails de la technique la plus efficace? Le professeur spécialisé qui entreprendrait complètement cette tâche, ferait œuvre utile.

RÉÉDUCATION PHONÉTIQUE DANS LES APHONIES NERVEUSES

Les exercices de *gymnastique phonétique* ont pris depuis trois ans une importance beaucoup plus large, car ils ont trouvé leur application urgente dans le traitement méthodique de l'*aphonie de guerre*. Ils ne s'adressent naturellement pas aux tuberculeux laryngés ni aux porteurs de lésions de laryngite chronique banale, mais seulement aux *blessés de la voix*, du fait des circonstances de guerre (commotion par éclatement d'obus), chez lesquels il y a perte de la parole par choc, sans aucune lésion objective, mais avec des troubles fonctionnels accentués (flaccidité des cordes, parésie des constricteurs, incoordination motrice des muscles de la phonation et de la respiration). Il s'agit d'*aphonie nerveuse pure, par conséquent curable par un traitement rééducateur systématiquement conduit, tout comme la surdité commotionnelle de même nature.*

Dans cette affection, l'*expiration est défectueuse*, le *larynx déséquilibré* et désorienté sous l'influence du *court-circuit traumatique* qui le prive de son *innervation régulatrice ;* parfois la situation se complique d'une *déformation* et d'une *obstruction de la cavité de résonance pharyngo-buccale.* Un examen minutieux nous renseigne sur ces trois points : notre action rééducatrice se conformera strictement aux résultats de cette enquête.

Les mensurations thoraciques répétées, les épreuves spirométriques, la radioscopie (mouvements diaphragmatiques), la pulsométrie, les inscriptions sur cylindre de Marey de la respiration à ses trois étages : diaphragmatique, thoracique, (ligne des mamelons) et sous-claviculaire, forment les moyens pratiques d'investigation, de direction et de contrôle au cours des exercices de rééducation phonétique.

D'une manière générale les *troubles respira-*

toires dominent le tableau des désordres fonctionnels et ces derniers sont en raison directe de l'anarchie respiratoire.

Le mouvement inspiratoire est saccadé, incomplet, étroit, heurté ; de même le mouvement expiratoire. Des contractures marquées des muscles cervicaux, des efforts diaphragmatiques désordonnés, sans rendement utile, signalent l'insuffisance du courant aérien, générateur du son vocal. Le malade cherche en vain sa voix : il ne la peut retrouver qu'après régularisation du jeu respiratoire, retour aux conditions normales de la phonation et cessation de la dépense exagérée d'énergie parasite, appliquée à contre-sens, à laquelle il se livre. La *gymnastique respiratoire* s'impose donc comme une première étape de la rééducation phonétique. Nous avons donné plus haut (voir p. 324) une technique très simple de kinésie respiratoire : on peut la compléter, comme le conseillent Liébault et Coissard dans une étude récente du plus haut intérêt pratique sur cette question, par des exercices susceptibles de rendre au diaphragme son élasticité : « On fait coucher le malade sur le dos, on lui demande de respirer par le nez ou par la bouche, par saccades, en prenant avec les lèvres la position de l'*u*. Pour aider le diaphragme, dans son fléchissement, presser légèrement sur l'abdomen du malade pendant l'expiration. »[1]

Peu à peu les contractures par antagonistes et les mouvements parasites, qui s'étendent parfois jusqu'à la région cervicale, cèdent, la coordination fonctionnelle se rétablit entre les trois étages de la respiration, l'anhélation et la constriction qui barraient l'émission vocale disparaissent au contact de l'harmonie récupérée de l'acte respiratoire. On peut alors entreprendre les *essais de phonation*, qui forment la seconde étape décisive et difficile à franchir du traitement rééducateur.

De la *technique de l'initiation phonétique du sourd-muet* précédemment décrite (voir p. 327), on peut aisément tirer la formule directrice de cette *rééducation laryngée* chez les aphones de guerre. Mais ici les règles à suivre sont moins strictes, les résultats plus précipités, dès qu'on a provoqué un premier phonème qui sert aux autres de noyau de cristallisation.

Au début des exercices, la *pose du larynx* a une

1. G. Liébault et E. Coissard. Les aphones pendant la guerre. Notre traitement rééducateur, in *Revue de Laryngologie de Moure*, n°s 3 et 4, 1917.

importance capitale et les indications que donnent sur ce point Liébault et Coissard sont à suivre. « L'aphone qui essaie de parler serre son larynx, au point que ses bandes ventriculaires se rapprochent, faisant la suppléance des cordes vocales qui ne viennent pas au contact ; ceci a pour effet de déterminer un effort qui, en outre, porte le larynx dans une situation plus élevée que normalement : il semble dans ces conditions, que le malade parle en voix pharyngée. Il y a donc, en général, utilité à remettre le larynx dans sa position normale ; puisqu'il s'élève trop, il faut chercher à l'abaisser. Comment s'y prendre ?

» S'asseyant en face du malade, lui faire baisser la tête en avant de façon à ce que le menton touche presque la région cervicale, et entre le pouce et l'index appuyer de haut en bas sur la lame thyroïdienne. Cette position aura pour résultat, d'abord, d'abaisser le larynx dans son ensemble et de rendre plus difficile le « serrement » ; en outre, la bascule du thyroïde amènera une certaine tension des muscles thyro-aryténoïdiens et, par suite, des cordes vocales ; comme le plus souvent ces cordes sont lâches, mal tendues, cette position aura un excellent effet sur leur fonctionnement.

» L'organe de l'élève étant ainsi en position, la tête baissée, le moment est venu d'émettre un son. Quel son émettre? Celui qui demandera au larynx le moins d'efforts possible, donc un son grave qui exige moins de vibrations et permet le plus grand relâchement du larynx. »

On entreprend donc des *essais de phonation des voyelles*

O, E, U, A, OU, EU, I

en cherchant à obtenir du malade une émission spontanée, instinctive, exempte d'effort. Aussitôt franchi ce premier pas, on demande à l'élève de tenir la voyelle tout en économisant son souffle ; puis on lui enseigne quelques exercices très simples de vocalisation, de rythme et de modulation, tels que ceux que nous avons décrits (voir p. 332). Cette gymnastique phonétique l'achemine sans heurt vers l'*articulation*, terme indispensable de son éducation vocale. Nous avons donné par ailleurs (voir p. 333) suffisamment d'indications à ce point de vue, pour n'avoir point à revenir sur la technique d'un tel enseignement. Il suffit d'ailleurs de mettre le sujet sur le droit chemin de la parole correcte pour qu'il retrouve très rapidement ses points de repère et chemine régulièrement vers la phonation normale.

7° Gymnastique mentale.

Après le **vocabulaire objectif**, c'est-à-dire celui qui renferme les noms d'objets et de personnes, avec leurs qualités, ainsi que les définitions des différentes actions que l'élève peut accomplir ou observer, il convient de lui enseigner un **vocabulaire subjectif**, où prennent place les termes ou formules qui traduisent les états affectifs, les actes de pensée, les sentiments et les phénomènes de la vie intérieure.

Ceci implique l'enseignement de la transformation des mots suivant toutes les variations possibles de mode, de temps, de nombre, de genre, d'action, etc..., et de l'évolution des phrases sous l'influence des propositions coordonnées et subordonnées, dont la superposition conduit à une période plus ou moins longue, plus ou moins complexe.

La conjugaison exige aussi de patients efforts de la part du maître et de l'élève. Le verbe doit être utilisé correctement aux trois personnes, aux deux nombres et aux deux genres. Thollon a très clairement défini les exercices à instituer en ce sens dans une série d'articles de la *Revue Géné-*

rale de l'Enseignement des sourds-muets[1]. On aura tout avantage à s'y reporter pour l'étude détaillée de cette question. L'auteur s'est inspiré directement de l'enseignement que l'enfant normal reçoit dans sa famille, avant son entrée à l'école. « Il consiste essentiellement à faire observer des faits, à provoquer des comparaisons propres à mettre en relief les caractères communs qu'ils présentent, et à associer aux idées ainsi évoquées, par voie de perception, d'abstraction et de généralisation, les termes et les formules qui les expriment. L'enfant doué de tous les sens opère ainsi, mais dans ce travail délicat, il est livré à lui-même : ouvrant l'œil, tendant l'oreille et « l'esprit hors du fourreau », il observe les faits, recueille les mots, fait des rapprochements, perçoit, abstrait, généralise et découvre le sens et les règles de la conjugaison. »

L'enfant entendant n'est limité ni par le temps, ni par l'abondance des matériaux d'observation ; le sourd-muet au contraire se heurte au mur de son infirmité ; son horizon est exigu ; ses renseignements forcément incomplets ; son instruction représente un monde de difficultés et sa documen-

1. Voir 15e, 16e, 17e et 18e années de la *Revue générale, passim.*

tation sur les choses de l'extérieur est d'autant plus restreinte qu'il languit dans la lourde uniformité de la vie scolaire, loin des faits et des événements qu'il aurait l'occasion d'observer s'il pouvait se renseigner, questionner et entendre. Pour remédier à cet état d'infériorité manifeste, le professeur doit faire preuve d'une clairvoyance marquée pour s'inspirer des circonstances et y trouver matière à un enseignement fécond ; il doit se plier à une méthode rigoureuse et surtout exiger l'inlassable répétition de certains exercices, dont il connaît par expérience la bienfaisante action.

A) *Exercices de mémoire.* — Le développement de la mémoire forme la base nécessaire de cette gymnastique mentale, car de l'étendue de cette fonction dépend la valeur quantitative et qualitative du vocabulaire du sourd-muet et des habitudes verbales qui lui permettront, s'il est d'intelligence suffisante, d'entrer en communication avec ses semblables et de s'exprimer correctement dans les circonstances ordinaires de la vie.

La mémoire, considérée dans son ensemble ou dans chacune de ses formes, *est éminemment perfectible.* Chez le sourd-muet il faut chercher à aiguiser de façon particulière la *mémoire motrice d'articulation, la mémoire visuelle et la mémoire tactile.*

De façon générale, l'enseignement donné aux sourds-muets : syllabation, articulation, syntaxe, lecture sur les lèvres, etc..., représente un perpétuel entraînement de la mémoire sous tous ses aspects. Néanmoins, on peut, par surcroît, soumettre l'enfant à des exercices particuliers où cette fonction entre plus spécialement en jeu. C'est ainsi qu'on lui prescrit d'apprendre par cœur des séries de substantifs, qu'il doit ensuite réciter à haute voix et écrire sur le tableau. Chacun des mots sera précédé de l'article défini qui lui convient, de manière à habituer l'élève à fixer son attention sur le genre des noms et à ne pas employer indifféremment *le* ou *la.*

On devra aussi demander à l'enfant, à la fin de chaque classe, de recopier le résumé de la leçon inscrit au tableau. Il s'efforcera de répéter ensuite les mots, phrases ou paragraphes, dans leur intégrité, associant les idées à leur forme phonétique ; le lendemain, il pourra, à la condition d'avoir fourni un effort suffisant, réciter par cœur la leçon et répondre aux questions posées par le professeur. Il y a là un procédé énergique de culture de la fonction mnésique, et l'on sait que « la mémoire est à la base de toute espèce d'enseignement. Aucun progrès n'est possible dans un esprit qui est incapable de retenir ce qu'il a perçu et conçu. » (Alf. Binet).

Pour s'assurer que l'enfant ne se contente pas du mot à mot, mais comprend ce qu'il articule, on doit chercher à lui faire effectuer les actes dont il parle, à désigner l'objet qu'il décrit ou à en montrer la représentation graphique. L'idée et le mot sont ainsi accouplés, et la récitation, au lieu d'être machinale, « met en jeu les deux principales formes de la mémoire : la mémoire des idées et la mémoire motrice d'articulation. Elle est rigoureusement individuelle : chaque élève devant venir réciter à son tour. L'exercice est forcément un peu lent. Mais puisqu'il permet de s'assurer dans quelle mesure chacun s'est assimilé les idées et la prononciation des mots qui composent la leçon, en même temps que de combler les lacunes ou de corriger les imperfections remarquées, loin d'être du temps perdu, celui qui est consacré à ce travail intelligent et fécond doit être considéré comme admirablement employé. »[1]

1. Thollon. *Revue générale de l'Enseignement du sourd-muet*, n° 5, 1916, p. 100.

Un autre exercice consistera à présenter à l'élève un album où sont *figurés par l'image* des objets numérotés, sans désignation écrite, et à l'obliger à appeler tout haut les noms correspondants. Inversement, on peut dicter une série de substantifs et s'assurer que l'enfant en reconnaît bien l'image, de façon à réveiller chez lui le souvenir de l'objet.

Les substantifs et leur reproduction par la gravure sont donc un moyen de récapitulation automatique, d'évocation mentale des phrases-types, antérieurement enseignées, ou des groupes de phrases dans lesquels ces mots prenaient place.

D'ailleurs ces exercices d'images sont très recherchés des sourds-muets ; ils retrouvent avec plaisir, gravés sur le papier, les objets qu'ils ont eu l'occasion de voir déjà, au hasard de leurs observations ; on n'a aucune peine à les pousser dans cette voie ; ils établissent ainsi dans leur cerveau le souvenir très net des substantifs les plus utiles à connaître pour eux.

Si l'on a soin de grouper les dessins par séries de même nature, on initie peu à peu le jeune sourd aux **idées génériques**, en lui facilitant la découverte des caractères communs aux êtres ou aux objets représentés. Le **terme générique** qui les régit sera ensuite enseigné. Exemple : on montre à l'élève un pigeon, un aigle et un rouge-gorge. Il remarque forcément la présence d'ailes chez chacun de ces animaux ; il n'y aura plus qu'à lui apprendre le mot *oiseau* et lui faire répéter : *le pigeon est un oiseau*, *un oiseau a des ailes*, et le questionner ensuite : *Citez trois noms d'oiseaux? Ont-ils des ailes?* etc...

Du même coup on développe l'*esprit d'observation* du sujet en l'accoutumant à regarder de près pour identifier les objets qu'on lui montre. Il distinguera peu à peu les détails morphologiques qui lui avaient échappé, il notera des caractères présentant entre eux les différences les plus minimes ; il s'essayera à les dessiner lui-même et ne les oubliera pas de longtemps.

On comprend toute l'importance de l'album d'images[1] dans l'instruction du sourd-muet. « Un bon recueil de gravures fournira une heureuse occasion de faire concourir l'étude réelle des choses avec l'enseignement de la langue, d'étendre la sphère des connaissances de l'élève, pendant qu'on l'exercera aux formules grammaticales »

1. Nous recommandons à ce point de vue l'album de M. A. Boyer. *Le français par l'image*, qui contient 600 gravures très judicieusement choisies. Paris, librairie Delagrave.

(de Gérando). L'image d'un objet est susceptible d'évoquer les mêmes idées que la perception directe de cet objet, de même que la représentation idéale d'un événement déclenche souvent une émotion de même nature que celle déterminée par l'événement lui-même.

Pendant les années d'études le jeune sourd devra donc emmagasiner des notions de toute nature, les conserver, de manière à pouvoir à volonté les restaurer, les reconnaître et les localiser.

Mais comme il n'a pas la faculté de renouveler facilement sa collection d'images motrices, sensorielles, etc..., il est indiqué de limiter les acquisitions de sa fonction mnésique, de façon à lui laisser des souvenirs précis, définis, solides. Le sujet normal au contraire possède une masse de souvenirs perdus dans la pénombre, peut-être pour toujours. Quelques-uns peuvent être évoqués et n'être pas reconnus, ou s'ils sont reconnus, ils ne sauraient être attribués à un moment déterminé ; pourtant par le travail, par un effort, il a toute facilité pour réveiller et faire revivre ces souvenirs. Il n'y a donc pas d'inconvénient grave à surcharger sa mémoire : les fuites qui se produiront sont aisément réparables.

Plus tôt sera entrepris chez le sourd-muet l'entraînement méthodique de la mémoire, plus féconds seront les résultats, car on sait la perfectibilité remarquable de cette fonction dans l'enfance et la jeunesse (hyperactivité des cellules et de la circulation intra-cérébrale, énergie du processus général de la vie).

La valeur qualitative du souvenir dépend de l'attention de l'élève, de la répétition de l'impression à conserver et du temps consacré à son assimilation, de l'enchaînement méthodique des mouvements ou notions à retenir par groupes et par séries. Mieux ces conditions seront remplies dans l'enseignement, plus solides, plus enracinées, seront les habitudes mentales ou motrices que gardera le sourd-muet.

B) *Exercices d'évocation associative des idées.* — Possesseur d'un certain nombre d'images mentales et d'un vocabulaire subjectif, même limité, renseigné sur les noms et termes génériques des êtres ou objets qu'il a pu étudier, spectateur des actes accomplis par lui-même ou par ceux qui l'entourent, muni d'un faisceau d'idées et de souvenirs, le jeune sourd, comme tout enfant en cours d'instruction, a une tendance naturelle, variant avec la qualité de son intelligence, à *rapprocher ou opposer* certaines images, idées et représentations, à en *évoquer* d'autres plus ou moins contiguës, à *enchaîner et organiser ses souvenirs*. Le professeur doit chercher à développer cette tendance qu'a l'élève à *associer des idées*, de manière à accroître son envergure intellectuelle.

Comment s'établissent ces *liaisons associatives entre les idées?* Par *contraste*, *ressemblance* ou *contiguïté*. Il est donc indispensable quand on présente à l'enfant un objet ou un acte, de compléter ce premier document par d'autres objets ou actes voisins des premiers ou qui leur sont opposés par contraste.

Les idées contrastantes sont d'habitude accouplées dans le langage courant, et tout le monde a dans la mémoire de ces couples associés, tels que *bon et mauvais*, *amer et sucré*, *grand et petit*, *rire et pleurer*, *vie ou mort*, *vrai ou faux*, etc... Dans la conscience les deux termes sont contigus et l'un n'apparaît pas sans l'autre.

L'élève sera donc exercé à prononcer le mot contraire au premier qu'il vient d'émettre : du *contraste naîtra la liaison*.

On l'habituera, d'autre part, à énoncer l'idée immédiatement voisine de celle qu'il vient de présenter, à nommer successivement deux objets ou êtres, deux actes offrant entre eux une grande ressemblance ou des rapports de succession ou de contiguïté.

Exemple : *Lit et sommeil*, *éclair et tonnerre*, *course et essoufflement*, *cheval et voiture*, *plaisir et rire*, *souris et rat*, *table et pupitre*, *tableau noir et ardoise*, *guerre et blessés*, *deuil et tristesse*, *racine et feuille*, *tige et fleur*, *etc...*

Ces exercices seront inlassablement répétés, en cherchant à impressionner le sujet le plus possible, soit en lui montrant les objets, soit en effectuant les actes qu'on veut lui faire connaître nominativement; la liaison associative en sera d'autant plus étroite et solide et le domaine intellectuel de l'enfant n'en prendra que plus d'extension.

Il convient naturellement d'éviter un excès de complexité dans cet ensemble de liaisons associatives, pour ne point égarer l'élève sur un chemin où ses associations d'idées pourraient s'interférer ou s'inhiber mutuellement. Il faut plutôt s'efforcer de les choisir méthodiquement et de les sélectionner de manière qu'elles puissent se renforcer réciproquement par leur concordance et leur superposition, sans chevauchement ou prolifération exagérée, et qu'elles aient un intérêt pratique marqué pour le développement mental de l'enfant. On lui crée ainsi d'utiles habitudes de liaisons associatives; pour peu qu'il fasse effort d'attention, ces exercices lui donneront progressivement l'aptitude à la *réflexion*, indispensable à la direction méthodique des pensées et à la continuité de la vie consciente.

Les exercices d'interrogation qui complètent la récitation de la leçon auront aussi une heureuse influence. L'enfant doit comprendre la question, c'est-à-dire traduire en idées les formules phonétiques qu'il reconnaît sur les lèvres de son professeur et découvrir dans sa mémoire motrice les mots qui correspondent aux idées qu'il doit exprimer dans sa réponse. Il y a donc *liaison associative entre l'idée inductrice et l'idée induite avec double traduction du mot en idée et de l'idée en mot.* Mémoire, association et compréhension, participent à ce genre de travail, qui implique une activité intellectuelle méthodique et féconde, à la condition pourtant que l'élève n'ait pu apprendre par cœur, mot à mot, machinalement, la réponse en même temps que la question, dans un manuel *ad hoc*. Le maître doit donner à ses interrogations une grande variété de forme, de manière à commander l'effort mental de l'enfant.

C) ***Exercices d'imagination.*** — L'imagination est la manifestation la plus remarquable de l'activité mentale, puisque, par elle, l'esprit combine, invente ou adapte des groupements nouveaux d'images ou d'idées, sous une forme originale. Naturellement chez le sourd-muet, la capacité de combinaison et d'invention est assez limitée : les matériaux dont il dispose ne sont généralement pas suffisants pour servir de tremplin à leurs facultés imaginatives.

A l'occasion d'un fait, au contact d'un mot désignant un objet ou une personne, il pourra tout au plus, au début de son éducation, accrocher une idée immédiatement contiguë à la première : *ce ne sera pas là de l'imagination créatrice, mais seulement reproductive.* Elle n'aura même pas la richesse incohérente de celle de l'enfant normal, qui toutes portes sensorielles ouvertes, emmagasine pêle-mêle des images, des sensations, des idées, et chez lequel les souvenirs s'enchevêtrent au hasard des associations.

Chez le sourd-muet, l'*imagination est étroitement tributaire de la mémoire et de l'association des idées*, dont le domaine est lui-même particulièrement limité ; il devra s'en tenir aux idées-types qu'on lui aura suggérées par l'enseignement d'un vocabulaire sélectionné, et aux images élémentaires qu'il aura recueillies ; l'originalité lui fera par conséquent défaut dans la période initiale de sa vie intellectuelle. Plus tard, certaines formes d'imagination peuvent prendre un développement marqué, telle l'*imagination plastique*, c'est-à-dire « celle qui a pour matériaux des images nettes, précises, distinctes, et où prédominent les combinaisons selon des rapports objectifs et logiques. » (Th. Ribot). C'est ainsi que certains sourds-muets ont pu tenir une place plus qu'honorable dans les arts de la forme, la sculpture et la peinture par exemple.

A titre d'*exercice d'imagination* on habituera les élèves à bâtir de petites phrases, à propos de quelques substantifs en série, dont on leur dictera la liste ou dont on leur montrera le dessin. Soit, par exemple : *jardin*, *fleur*, *odeur*, *vase*, l'enfant pourra composer les petites phrases suivantes : *Les jardins sont remplis de fleurs. Je vais cueillir les fleurs. Aimez-vous l'odeur des fleurs ? Il faut mettre les fleurs dans le vase*, etc...

Ou bien à propos d'une gravure quelconque, représentant, par exemple, un défilé de soldats, on demandera à l'élève de composer de lui-même, sans canevas ni questionnaire, un certain nombre de phrases se rapportant au sujet indiqué. Il pourra écrire : *Les soldats sont nombreux. Ils ont la tête haute. Je voudrais être soldat. La victoire sera pour eux*, etc...

Plus tard, quand la culture intellectuelle sera plus étendue, on exigera la rédaction de petites *narrations*, sur la dernière promenade en ville, sur les vacances, sur un récent voyage, sur un incendie, etc...

Enfin, on pourra faire écrire une *lettre* aux parents, au frère, à la sœur, où seront racontés les menus faits de la vie scolaire, les récompenses obtenues, les travaux manuels en cours, etc.

La répétition de ces efforts d'invention, bien que très rudimentaires, conduira peu à peu le jeune sourd à combiner des idées, à les rapprocher de certains événements, à les grouper par affinité, à leur donner une forme nouvelle, à accomplir en un mot tous actes qui représentent les mouvements embryonnaires d'une imagination encore peu active, mais susceptible, par une gymnastique mentale bien dirigée, de prendre un certain développement.

D) *Exercices d'attention.* — Au cours de l'enseignement qu'on lui fait subir, le sourd-muet doit sans cesse orienter son esprit et ses yeux dans le sens requis par le professeur : il fait acte d'*attention mentale et physique*. Mais chez l'enfant on se heurte à un état de perpétuelle mobilité, de dispersion intellectuelle, qui rend particulièrement ardue cette concentration indispensable cérébro-sensorielle.

Pour obtenir l'*attention volontaire*, il faut provoquer l'*attention spontanée*, en conférant artificiellement de l'intérêt à ce qui, par soi-même, en était dépourvu. Les moyens à employer sont variés et l'imagination du maître doit veiller à leur renouvellement. Habiller de couleurs vives les idées abstraites, exciter la curiosité de l'enfant, distribuer le blâme ou la récompense, illustrer la leçon d'exemples frappants, c'est faciliter dans une large mesure la fixation de la pensée et du regard. Mais il est nécessaire aussi d'offrir aux facultés d'observation du jeune sourd des faits de la vie courante — familiale, scolaire, sociale — de lui rappeler des actes passés, de le préparer à des actes futurs. Tout ce qu'on lui montre, tout ce qu'on lui fait faire, devra revêtir à ses yeux une apparence d'utilité.

Il convient naturellement de vérifier à tout instant le degré d'attention de chacun en lançant à l'improviste une interrogation, en réclamant la répétition du dernier mot articulé, en enjoignant l'exécution d'un mouvement; tous procédés classiques dans l'enseignement collectif.

L'exposition des objets et leur manipulation permettent de réveiller ou de maintenir l'effort d'attention de l'élève, tout en sacrifiant à sa soif de mouvement; il se lève, vient à la table où sont posés les objets; il les palpe, les étudie dans tous leurs détails.

Peu à peu, par cette gymnastique répétée et par la maturité d'esprit que donne au jeune sourd l'instruction méthodique, l'attention de *provoquée* devient *volontaire*. Pour entrer en action, plus n'est besoin d'un acte, d'un objet; elle se fixe d'elle-même sur une idée ou un groupe d'idées; c'est la *réflexion*, la *méditation*, états fondamentaux de la vie mentale et consciente, qui ouvrent au sourd-muet, lorsqu'il y atteint, les portes de l'*abstraction* et lui découvrent les secrets de l'*analyse* et de la *synthèse*.

Pour le conduire jusqu'à ce sommet, il est indispensable de lui avoir fourni un vocabulaire de termes génériques et une collection d'images correspondantes. Des mots de cette catégorie sont d'ailleurs économiques, puisqu'à eux seuls, ils représentent une multitude d'objets ou d'actes; ce sont, comme on l'a fort bien dit, des « définitions condensées ». Ces termes génériques forment le substratum des idées générales et abstraites : *générales*, parce qu'elles s'appliquent à une multiplicité de cas ou d'individus dont elles marquent les caractères communs ; *abstraites*, parce qu'elles n'expriment que quelques-unes des propriétés possédées par les objets individuels et laissent de côté un grand nombre des éléments réunis dans les représentations particulières.

Il est particulièrement délicat de développer chez le jeune sourd des concepts abstraits, ne correspondant à aucun objet réel dans le monde extérieur (idées de charité, de justice, d'héroïsme, etc...) ; il faudra en ce cas personnaliser ces concepts, leur donner de la vie, pour les faire pénétrer dans l'esprit du sujet. C'est le rôle du professeur.

Pourvu d'images et de concepts génériques, sous l'influence d'un effort d'attention, l'élève isolera une idée abstraite, l'étudiera et établira des rapports, des caractères communs, des ressemblances entre ses divers éléments ; cette gymnastique de l'attention et de l'association mentales le mettra sur le chemin de l'*abstraction*, *de la généralisation et du raisonnement* dans leur forme la plus haute et qui sont les termes ultimes, difficilement atteints de son ascension intellectuelle.

Mais le vocabulaire est indispensable pour maintenir ces idées générales et les individualiser. Sans lui, les concepts abstraits formeraient un domaine marécageux sans digues, sans chaussées surélevées, sans pilotis, à travers lequel il serait impossible de se diriger. Fournir à l'enfant des mots pour fixer ces concepts, c'est pour ainsi dire lui donner des échasses pour évoluer dans ce terrain difficile. Comme on l'a écrit très justement, la pensée abstraite ne saurait exister sans le mot : c'est lui qui incarne en quelque sorte les concepts. Le langage seul permet à la pensée de s'élever par delà la sphère des représentations et l'esprit ne peut se lancer dans une abstraction pure sans prendre un point d'appui sur les mots correspondants.

Raison de plus pour accorder une attention toute spéciale à la confection du vocabulaire, destiné aux élèves les plus particulièrement doués, et contenant la traduction phonétique d'idées abstraites. On ne saurait trop veiller à ne point leur surcharger la mémoire de mots inutiles ou encombrants.

Pour citer quelques exemples d'idées générales subjectives, susceptibles d'être enseignées phonétiquement au sourd-muet, nous pourrions indiquer l'idée de *temps*, de *mouvement*, d'*égalité*, de *nombre*, de *paix*, de *gloire*, d'*honnêteté*, et l'on conçoit que la difficulté sera beaucoup plus grande pour de tels concepts que pour d'autres à représentation objéctive, tels que l'idée de *cheval*, de *liquide*, de *température*, de *maison*, de *campagne*, de *nourriture*, etc...

Quoi qu'il en soit, et celui-là seul qui n'a pas la pratique du sourd-muet pourrait s'illusionner à ce point de vue, le développement intellectuel de cette catégorie d'infirmes ne saurait, de façon générale, avoir l'extensibilité de celui de l'enfant normal. Les voies d'accès que nous possédons pour atteindre son intelligence et la cultiver sont réduites; le cerveau du jeune sourd est comparable à une habitation, dont la plupart des fenêtres seraient murées de pierre ; la lumière n'y pénètre qu'imparfaitement et quels que soient les trésors qui y sont enfermés, on ne peut les éclairer qu'à demi; certains détails demeurent dans la pénombre ; l'ensemble du décor est obscur.

C'est la parole qui illumine les fonctions psychiques de l'enfant normal et les oblige, par sa stimulante clarté, à s'éveiller, à se mettre en mouvement, à progresser vers le raisonnement, l'originalité créatrice, l'abstraction ou tout au moins vers l'utilisation pratique de la saine compréhension des choses.

Le sourd complet, dès la première enfance, n'a que ses yeux et ses mains pour explorer l'horizon chargé d'inconnu qui se ferme devant lui : ses renseignements sont par là même d'une insuffisance marquée; il n'est qu'en communication indirecte et incomplète avec tout ce qui l'entoure. On comprend ainsi combien est délicat et complexe le problème que doit patiemment résoudre le professeur chargé de le conduire vers la vie sociale normale, c'est-à-dire l'existence en commun, le travail libérateur de toute emprise étrangère, la participation aux échanges intellectuels qui unissent entre eux les hommes.

Mais aussi quelle légitime récompense pour ce maître penché sur tant de misères, lorsqu'il voit, au fil des années d'enseignement, cet enfant, d'*écolier* devenir *élève* et parfois même *disciple*, dans le sens élevé que comporte cette dernière appellation! Il touchera plus facilement ce sommet pédagogique, lorsque le sujet possède quelques vestiges d'audition et que l'application méthodique de tous les procédés anacousiques précédemment décrits aura permis de leur donner le développement maximum.

La lecture sur les lèvres dans tous les cas sera d'une utilité absolue; c'est à elle que nous allons consacrer la dernière partie de cet ouvrage.

TROISIÈME PARTIE

LABIOLOGIE

CHAPITRE VII

CONSIDÉRATIONS GÉNÉRALES SUR LA LABIOLOGIE

Définition. — La *labiologie* ou *lecture sur les lèvres, est une science physio-pédagogique qui a pour but d'apprendre au sourd à traduire mentalement les mouvements visibles des organes phonateurs et les jeux de physionomie d'un interlocuteur, dont il peut ainsi saisir la pensée, sans le secours de l'audition.* C'est donc un procédé visuel de suppléance auditive qui trouve son indication dans tous les cas de surdité chronique grave et de surdi-mutité. L'infirme de l'oreille se crée ainsi un moyen de communication suffisant pour établir ou conserver le contact intellectuel avec son entourage.

La perfectibilité du sens de la vue par l'éducation et l'entraînement progressif, l'attention visuelle instinctive du sourd aux gestes d'autrui, les phenomènes physiologiques de suppléance fonctionnelle qui ne manquent pas de se produire en présence de certains troubles pathologiques, mécaniques ou congénitaux, représentent des faits d'observation courante, dont la réalité suffit à expliquer l'heureuse influence de la lecture sur les lèvres, méthodiquement enseignée au sourd.

*

CONSIDÉRATIONS GÉNÉRALES

I. — *Dépôt mental d'images auditives chez les sourds acquis.*

De même que par l'exercice et le travail technique un *musicien* peut arriver à entendre directement, par simple lecture des symboles graphiques qui expriment les notes, leur valeur, leur agencement, leur rythme, l'exécution tonale d'une page musicale et en comprendre le sens, sans l'intermédiaire d'aucune manifestation objective vocale ou instrumentale, de même le *sourd initié* peut pénétrer le sens du langage ordinaire par simple lecture visuelle du dessin phonétique buccal, sans qu'aucune impression sonore objective ne vienne frapper ses organes de perception auditive.

Ce but ne sera complètement et rapidement atteint que chez le *sourd acquis*, dont l'audition a été normale assez longtemps, et qui, par conséquent, a en réserve une collection complète d'*images auditives* prêtes à se juxtaposer étroitement aux images visuelles des mots, lorsqu'il en aura saisi le langage. Encore faudra-t-il qu'il déploie dans cette interprétation des qualités solides de suppléance mentale !

Chez le *sourd-muet*, qui est par définition un *illettré auditif*, le résultat ne saurait être, au contraire, que lent et assez imparfait. Son interprétation visuelle des symboles phonétiques sera forcément incertaine, puisqu'elle ne repose sur aucune donnée auditive antérieure et que la qualité sonore des mots lui est étrangère. D'autre part, il n'a qu'une puissance très limitée de combinaison mentale.

Il suit de là que le jeune sourd doit arriver à résoudre le problème si complexe de la compréhension des phonèmes par les seules modalités extérieures de l'articulation, sans même posséder le souvenir des qualités de timbre, d'intonation, d'accentuation, qui caractérisent la voix humaine et permettent d'établir psychiquement la *fiche d'identité* de chaque voix en particulier et de chaque mot prononcé.

Autrement dit, pour le sourd-muet, une image

auditive ne correspond pas à l'image visuelle, tandis que chez le sourd acquis, tout l'album de souvenirs auditifs en puissance est constamment ouvert.

Quant au musicien assis à sa table de travail, en plein silence, il n'a qu'à puiser dans sa bibliothèque mentale, pour traduire en sons les symboles graphiques qu'il lit.

Bien plus, un compositeur atteint de surdité complète, peut parfaitement continuer à saisir le langage musical et à le parler. Beethoven en a été le plus illustre et émouvant exemple. L'organe de l'ouïe, intermédiaire entre le monde objectif et le monde subjectif des images sonores, peut donc être complètement annihilé fonctionnellement, sans que soit atteint et détruit le dépôt mental d'images auditives.

II. — *L'arc oculo-psycho-moteur.*

La labiologie représente pour le sourd-muet, par le langage moteur, actif, extériorisé qu'elle lui enseigne, un ensemble de messages adressés à son cerveau par l'intermédiaire des yeux. Il acquiert ainsi une sorte de *langage intérieur*, domaine intermédiaire au *langage centripète de réception* (purement visuel) et au *langage mécanique d'émission*, *centrifuge*, qui lui est enseigné chaque jour. Quand sa documentation phonétique est suffisante, la lecture d'une phrase sur les lèvres d'un interlocuteur déclenche, par l'entremise de ce langage intérieur, les réactions du centre des images motrices d'articulation. Par entraînement progressif, l'obéissance de ce centre moteur aux invitations du langage intérieur devient automatique. *L'œil, l'écorce cérébrale et les organes de la parole forment ainsi un consortium organique, dont les centres cérébraux sont liés par une synergie fonctionnelle constante*, mais non exempte de troubles du fait de l'absence de contrôle de l'oreille et de l'insuffisance de celui du seul sens musculaire.

La liaison de ces mouvements synergiques représente donc ce qu'on peut appeler un *arc oculo-psycho-moteur*, et l'on conçoit toute l'importance de cette association fonctionnelle dans le développement simultané de l'*attention visuelle*, de l'*interprétation* des signes observés, de leur *traduction en idées*, et en cas de besoin dans la mise en action du centre des images motrices d'articulation, c'est-à-dire dans la *provocation du langage articulé*.

III. — *Insuffisance de la vision pour identifier les phonèmes : nécessité de la suppléance mentale et de l'étude des images d'ensemble. — Considérations sur les différences de technique labiologique chez le sourd acquis et le sourd-muet.*

La labiologie est un moyen de suppléance auditive et de communication d'une haute valeur, mais il convient de faire remarquer qu'elle ne peut que remplacer très incomplètement l'ouïe, parce que les renseignements qu'elle fournit au cerveau du sourd ne concernent que certains phénomènes extérieurs de la phonation, dont la plupart sont communs à plusieurs groupements syllabiques et se transforment suivant le contexte phonétique, la vitesse de l'élocution, la qualité individuelle d'articulation, essentiellement variables.

Chez le *sourd acquis*, suffisamment doué au point de vue intellectuel, ces inconvénients ont une moindre portée, car avec l'exercice, avec le dépôt inaliénable d'images motrices qu'il possède dans son cerveau et l'intervention prépondérante de la suppléance mentale, il arrive peu à peu à une virtuosité remarquable dans l'art de déchiffrer l'alphabet labial. C'est d'ailleurs ce qui se produit, à l'état normal, dans la conversation à distance sur un mode rapide. On devine plutôt qu'on entend : *l'apport psychique est en raison inverse de l'apport auditif.*

Chez le *sourd-muet*, nous l'avons dit, la réserve mentale est nulle au début de son instruction; dans la suite, elle reste malheureusement assez limitée; le travail d'initiation est beaucoup plus long. La parole décomposée, lente, scandée et sélectionnée, sera comprise sans trop de difficulté; il n'en est pas de même du langage courant. Pour ce dernier, une technique spéciale d'enseignement devra être suivie, conformément aux plus récents progrès de la phonétique dynamique et de la chronophotographie de la parole.

Autrement dit, chez le *sourd-muet*, l'instruction labiologique comprend deux phases, très distantes l'une de l'autre; chez le *sourd acquis*, au contraire, elles ne forment que deux exercices successifs inclus dans chaque séance de travail.

Voici ces deux exercices :

1° *Étude des éléments syllabiques et des mots*, séparément articulés, tels qu'on les enseigne aux sourds-muets au début de leur scolarité.

2° *Lecture rapide de l'alphabet labio-visuel*, en procédant par *images d'ensemble*, avec les modifications dues à la vitesse d'élocution, à la contiguïté des autres phonèmes, à la formule individuelle d'articulation.

La première partie de cet enseignement n'est qu'une application des données de la *phonétique statique* ; par conséquent, le *sourd-muet* y est forcément initié, pendant les leçons de vocalisation, d'articulation des consonnes, de syllabation, auxquelles son professeur le soumet chaque jour ; on l'habitue en même temps à reconnaître sur les lèvres les formules étudiées.

La seconde partie, — de beaucoup la plus importante —, ne peut être entreprise que plus tard, quand on en arrive à l'étude des liaisons phonétiques, de la conjugaison, de la syntaxe : seulement alors la lecture sur les lèvres devient féconde, si l'élève jouit d'une certaine élasticité intellectuelle.

N'est-ce pas là d'ailleurs la chronologie des exercices que l'on suit pour apprendre à l'enfant normal la lecture ou à l'adolescent la musique, au danseur l'art chorégraphique, etc ?...

Pour savoir lire vite, ne faut-il pas, au cours d'une instruction préalable, avoir épelé chacune des lettres et disséqué les mots en leurs syllabes composantes ? N'est-il pas nécessaire de connaître le dessin graphique de chacun de ces éléments pour pouvoir le reproduire? Pour déchiffrer une page de musique ne doit-on pas avoir étudié les notes et leurs signes d'équivalence, leur agencement, les indications classiques de ton, de rythme, etc? Pour accomplir correctement un pas de danse, n'est-il pas indispensable de l'avoir décomposé en ses éléments ? Ce n'est qu'à ces conditions que l'on saisira d'un coup d'œil rapide et sûr le dessin d'une phrase littéraire, musicale ou chorégraphique, sans qu'il soit nécessaire d'en isoler les parties constituantes, car certains points de repères, certaines images d'ensemble suffisent à l'exacte compréhension du texte ou du mouvement en expérience.

La lecture sur les lèvres doit donc être limitée dans les débuts, au moins chez le *sourd-muet*, à l'étude des *signes visibles* des racines phonétiques, mais on se trouve immédiatement en présence de l'inconvénient grave qui résulte de l'identité des dessins buccaux de certaines lettres ou syllabes, telles que les consonnes explosives, *p*, *b*, *m*, les voyelles *è* et *in*, *an*, et *a*, *ou* et *o*, etc... Un sourd ne saurait différencier par le seul alphabet labio-visuel ces différents éléments, et d'autres comme *t* et *d*, *c* et *g*, *f* et *v*, *s* et *z*, etc... Tous ces *pho-*

nèmes-sosies sont confondus entre eux et donnent lieu à des méprises inévitables. Même difficulté pour les *homonymes*, comme *temps*, *tant*, *taon*, ou *vert*, *verre*, *vers*, etc... Comment vaincre tous ces obstacles? En offrant au sourd-muet un supplément d'indications sur la région où se localise le mouvement caractéristique du son à l'étude, en utilisant le sens tactile de l'élève, en ralentissant à dessein certains mouvements des organes phonateurs, en lui fournissant les moyens de différenciation, en faisant appel à l'écriture pour faciliter la tâche de l'enfant, car elle lui permet d'agglutiner sur un mot défini toutes ses observations visuelles, mais surtout en développant au maximum la suppléance mentale, pour les homonymes en particulier.

Lorsque des racines du langage on passe aux mots, aux propositions et aux phrases, d'autres écueils apparaissent, du fait des inévitables variations qui se produisent dans les formules phonétiques sous l'influence du continuel travail de transformation et d'évolution qui caractérise le souple cheminement de la parole courante. C'est à cause de cette perpétuelle adaptation des phonèmes qu'on doit, en labiologie, attaquer le plus rapidement possible l'étude visuelle des images d'ensemble de groupes de mots, notamment des phrases les plus souvent répétées dans la vie en commun, et par conséquent les plus utiles à comprendre.

Chez le *sourd acquis*, cette progression du corps simple phonétique au composé polymorphe, que représente la proposition ou la phrase, se fait sans solution de continuité, au cours de chacune des séances de lecture sur les lèvres. La syllabe est d'abord étudiée isolément, puis on l'incorpore dans tous les mots où elle figure, avec toutes ses modalités, dans toutes ses associations et localisations. Ce qui chez le sourd-muet formait deux phases d'instruction se juxtapose ici intimement; la *lecture synthétique* suit immédiatement dans la même leçon la *lecture analytique :* elle la domine d'ailleurs de toute la hauteur de son intérêt pratique, puisque le sourd ne cherche pas à comprendre des signes simples et isolés, sans liaison entre eux, émis de façon particulière du fait de l'exagération de l'articulation, de la lenteur et de la netteté des mouvements buccaux, mais qu'il veut déchiffrer extemporanément le dessin buccal dans ses images d'ensemble et en saisir immédiatement le sens.

S'il ne procédait pas ainsi, en présence d'un

interlocuteur s'exprimant normalement, il se trouverait dans l'impossibilité de voir, d'analyser et de traduire tous les éléments des mots et des phrases, attendu qu'un certain temps est nécessaire pour la transmission au cerveau de la sensation recueillie par la rétine. Et somme toute, ce n'est pas à l'interlocuteur de changer sa manière de prononcer pour se mettre à la portée du sourd, mais à ce dernier de se plier aux exigences que lui impose la compréhension de la parole courante, c'est-à-dire d'une sorte d'*écriture physionomique*, composée d'images labio-faciales, et *aussi variable dans sa forme que l'écriture manuscrite*. De même que par l'exercice ou dans certaines professions les textes les moins bien calligraphiés ne résistent pas à une lecture attentive, de même par un entraînement méthodique, l'écriture labiale, fût-elle irrégulière ou anormale, peut être assez facilement déchiffrée. Dans les deux cas, la *suppléance mentale* joue un rôle prépondérant, puisqu'elle complète l'impression sensorielle insuffisante, qu'elle précise le sens des symboles observés et en favorise la version rapide et fidèle. Ces dessins graphiques ou phonétiques peuvent être comparés à ces décors de théâtre qui figurant une façade nous laissent deviner la hauteur, la profondeur d'une maison, du fait des notions antérieures, des rapports de proportion que nous possédons dans notre mémoire. L'expression classique « comprendre à demi-mot » n'est d'ailleurs qu'une heureuse traduction littéraire de cette fonction de suppléance mentale, dont nous avons eu l'occasion, précédemment, d'apprécier le rôle prépondérant en anacousie vocale. Qu'il s'agisse d'une série d'impressions auditives, visuelles ou tactiles, elle est toujours indispensable à la juste interprétation des choses.

Si l'on rencontre un *mot-sosie*, comme *pas* et *bas*, *ton* et *don*, ou *homonyme*, comme *moi* et *mois*, *hêtre* et *être*, c'est encore la combinaison mentale qui choisit instantanément, à la clarté du contexte, le phonème qui se rapporte le mieux au sens général de la phrase. Le cerveau et l'œil doivent se tenir également en éveil et collaborer étroitement à la compréhension du discours. Des exercices spéciaux sur les mots à dessin buccal identique, insérés dans des phrases, seront donc institués avec avantage, pour habituer le sourd à s'éclairer du sens général pour lire sur les lèvres.

Il va sans dire que pour donner à cet entraînement toute son efficacité, il faut conserver à la parole son expression labiale naturelle, sans l'exagérer ni l'altérer en aucune façon : *un certain ralentissement est seul autorisé*. Quant à définir les nuances imperceptibles qui caractérisent entre eux certains dessins buccaux, il n'y faut point songer, avant que les expériences entreprises dans les laboratoires de la parole, comme celles de Marichelle sur la chronophotographie, n'aient permis d'établir la *fiche d'identité* de chacun des éléments de l'alphabet labio-visuel.

IV. — *Labiologie analytique : Images faciales caractéristiques des éléments phonétiques : voyelles, consonnes.*

Dans un précédent chapitre (voir p. 65), nous avons décrit les notions primordiales de **phonétique statique**, c'est-à-dire la *position des organes phonateurs* dans l'émission des voyelles et la production des consonnes, la *qualité du courant aérien*, la direction et la forme qu'il prend dans les divers mouvements de l'articulation, la présence ou l'absence de *vibrations laryngées*, nasales, jugales, linguales, etc... Ces données théoriques sont indispensables au professeur de lecture sur les lèvres. Nous voulons maintenant reprendre la question sous son aspect spécial, au point de vue labiologique, c'est-à-dire limiter notre description aux *dessins visibles* qui signalent à l'observateur attentif chaque élément phonétique et lui permettent de l'identifier, sans le secours de l'audition. De l'édifice des mots nous ne retiendrons que la façade[1].

1° *Voyelles.*

La différenciation des voyelles, d'après les caractères perceptibles à la vue, s'opère par l'étude : 1° de *la forme de l'orifice buccal et de son mode de fermeture*; 2° de *la position* particulière de la *langue*, de sa visibilité ou de son invisibilité ; 3° des *mouvements accessoires de la face.*

A. — C'est la voyelle la plus facile à reconnaître. Les lèvres forment une ouverture ovoïde, à *grand diamètre horizontal.* La ligne des incisives inférieures est nettement visible.

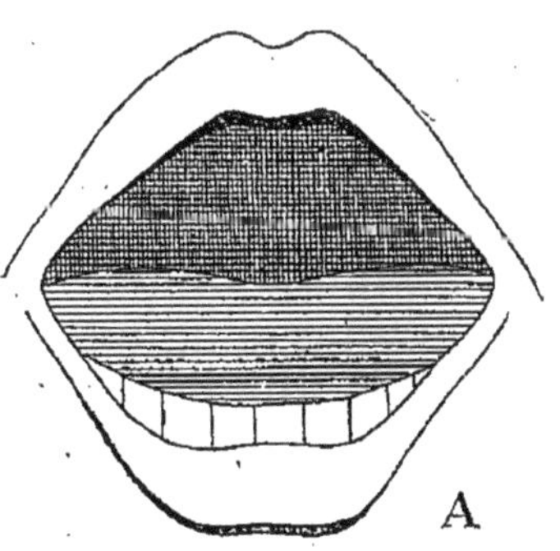

Fig. 24. — Dessin labiologique de la voyelle A.

La langue est couchée sur le plancher de la bouche, la pointe contre les dents inférieures. (Voir fig. 24 et 34.)

1. Voir dans le chapitre VIII les images photographiques labiofaciales des différentes lettres.

Si le *a* est exagéré, les paupières supérieures et le sourcil se relèvent (*Ah!* marquant l'étonnement).

O. — Ici l'ouverture buccale est presque de moitié moins grande : elle a l'aspect d'un *losange* à angles arrondis. Les lèvres se portent quelque peu en avant, par suite le pli naso-labial tend à s'effacer. Dents et langue invisibles. (Voir fig. 25 et 35.)

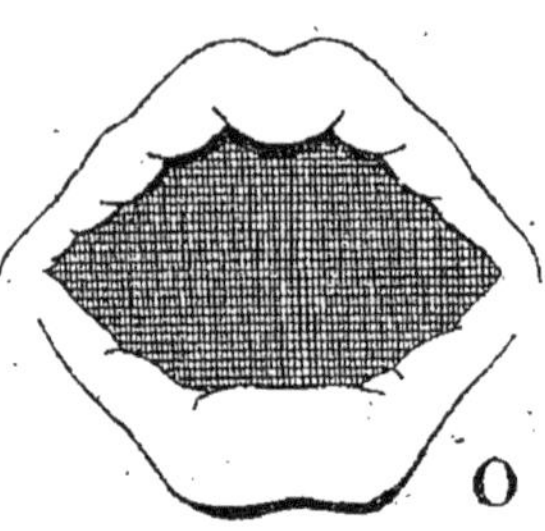

Fig. 25. — Dessin labiologique de la voyelle O.

L'*o* est facilement confondu en labiologie avec *eu*.

OU. — Le losange labial arrondi diminue encore et s'avance légèrement en avant. Les dents et la langue demeurent dans l'ombre. Le muscle orbiculaire se contracte davantage. L'*o* se ferme et le pli naso-labial s'efface complètement. (Voir fig. 26 et 40.)

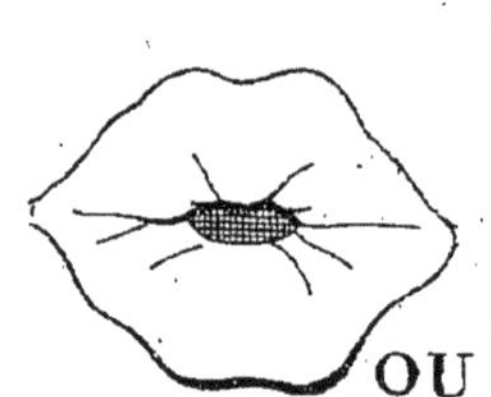

Fig. 26. — Dessin labiologique de la voyelle OU.

EU. — Même formule losangique arrondie que pour *o*, et méprise facile entre ces deux voyelles. La différenciation se fait par le contexte.

U. — L'orifice losangique arrondi, de dimension aussi réduite que pour *ou*, mais peut-être plus *aplati de haut en bas.*

*De l'observation visuelle de ces cinq phonèmes, il résulte que le sphincter buccal se rétrécit de plus en plus, par fermeture concentrique, de l'*a, voyelle mère, *jusqu'à l'*u. *Les lèvres se portent en avant et, par suite, le pli naso-labial s'efface de plus en plus.*

Dans le second groupe, au contraire, qui comprend *i*, *è* et *é*, la fermeture de l'orifice buccal s'opère dans le sens horizontal.

È. — L'orifice est oblong, du fait de l'écartement des commissures labiales : les deux lignes dentaires sont visibles, séparées l'une de l'autre par un espace d'une hauteur de un centimètre environ ; le pli naso-labial se creuse et se relève en dehors. La langue est visible, derrière les incisives inférieures. (Voir fig. 27 et 42.)

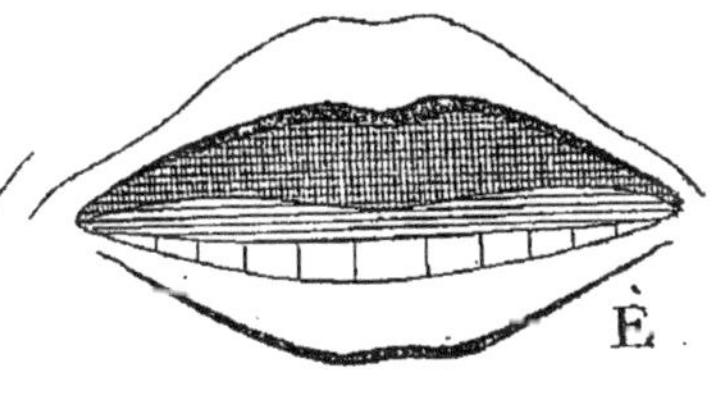

Fig. 27. — Dessin labiologique de la voyelle È.

L'*è* est assez facile à reconnaître et ne prête pas trop à confusion.

É. — C'est un *è fermé*, par suite du retrait plus accentué des commissures des lèvres et du rapprochement des lignes dentaires. Cette voyelle est souvent prise pour la précédente ou pour *i*.

I. — C'est la voyelle du *sourire*, caractéristique. Les arcades dentaires sont très rapprochées; les commissures sont écartées au maximum. Les plis naso-labiaux suivent le mouvement et prennent du champ en haut et en dehors; les joues se gonflent; la paupière inférieure se soulève légèrement. Quelques rides rayonnantes apparaissent sous la paupière, grâce à la contraction synergique de l'orbiculaire palpébral avec le grand zygomatique. (Voir fig. 28 et 36.)

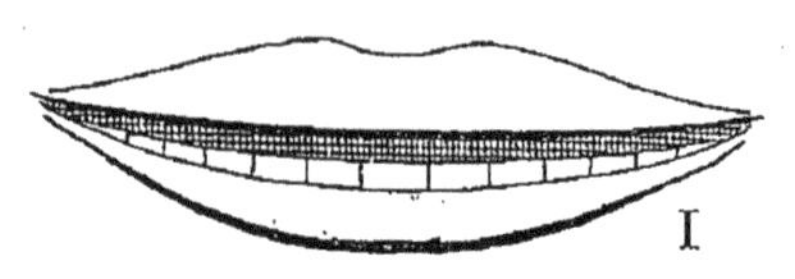

Fig. 28. — Dessin labiologique de la voyelle I.

Quant aux voyelles nasales *an*, *on*, *in*, *un*, elles sont respectivement sosies de *a*, *o*, *è* et *eu*, dans leur dessin labial. Les vibrations nasales normales qui les caractérisent, n'étant pas perceptibles à la vue, c'est par le sens de la phrase ou du mot que le sourd peut les différencier.

2° *Consonnes.*

Là encore, nous suivrons notre classification basée sur la forme du courant aérien qui s'échappe suivant le mode *explosif* (*p*, *b*, *m*, *n*, *d*, *t*, *k*, *gu*), *fricatif* (*f* et *v*), *sifflant* (*s*, *z*), *soufflant* (*ch* et *j*), *vibrant* (*l* et *r*). En labiologie, une telle classification est moins rationnelle que celle qui s'attacherait aux mouvements visibles des lèvres, des maxillaires et de la langue, mais nous ne voulons point compliquer cet exposé et nous conservons les cadres déjà adoptés, nous contentant de grouper les consonnes de chacune des cinq classes en séries correspondant à leur *formule labiologique caractéristique*. Certaines échappent d'ailleurs à toute identification à ce point de vue.

Explosives. — **1° Labiales** : *p*, *b*, *m*. — Les lèvres accolées se séparent brusquement ; l'aspect du visage reste le même pour ces trois lettres. Il n'y a aucun moyen visuel de reconnaître l'une ou l'autre de ces consonnes : la suppléance mentale seule permet de les différencier. (Voir fig. 29 et 37.)

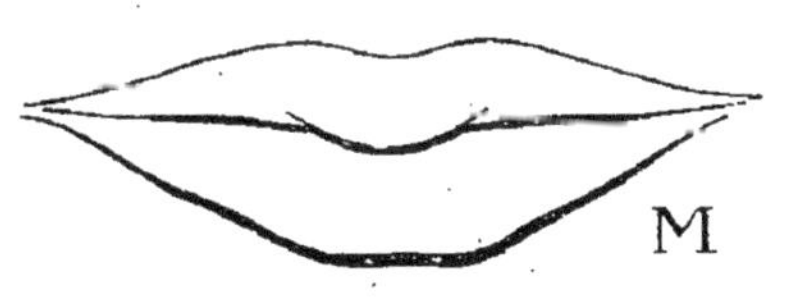

Fig. 29. — Dessin labiologique de la consonne M.

2° Linguales : *t*, *d*, *n*. — Les lèvres ne sont pas étroitement accolées, comme pour *p*, *b*, *m*, et le *mouvement caractéristique de la langue est visible*, du moins devant les voyelles *a*, *é*, *è*, *i*, dont l'émission s'accompagne d'un agrandissement de l'orifice buccal. On voit donc la *langue placée contre les dents supérieures s'en détacher brusquement* et *venir se placer derrière la ligne dentaire inférieure.*

Naturellement dans *to*, *teu*, *tou* et *tu*, ce geste lingual n'est plus perceptible, du fait de la fermeture progressive du sphincter labial. Dans ce cas, c'est la voyelle qui sert de point de repère pour deviner la consonne attenante.

3° **Linguo-palatales** : *k*, *gu*. — En dehors de leur mariage avec la lettre *a*, ces éléments sont difficiles à identifier. La bouche entr'ouverte laisse voir la langue qui se relève et se porte en arrière vers le voile du palais, avec lequel sa base entre en contact.

Fricatives. — **Labio-dentales** : *f*, *v*. — Le menton se porte en arrière, la lèvre inférieure recouvre la ligne dentaire inférieure, la lèvre supérieure se relève et laisse voir les incisives, qui s'appliquent mollement sur la tranche labiale sous-jacente.

SOUFFLANTES. — **Linguo-palatales avec protrusion labiale** : *ch*, *j*. — Là aussi l'aspect de la bouche est caractéristique : les lèvres se projettent en avant et prennent la forme d'un *entonnoir*, à travers lequel on aperçoit la bande dentaire à peine coupée par un étroit sillon. Effacement du pli naso-labial. (Voir fig. 30 et 39.)

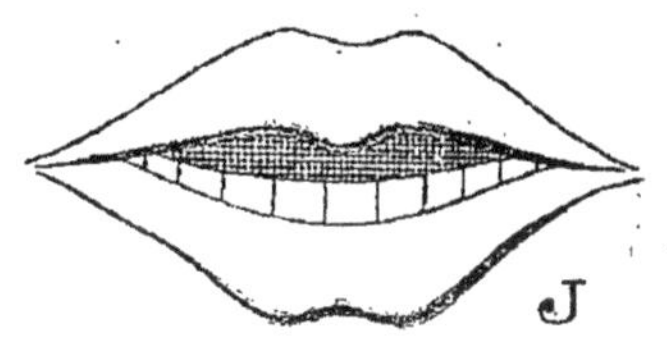

Fig. 30. — Dessin labiologique de la lettre J.

SIFFLANTES. — **Linguo-dentales** : *s*, *z*. — *Les dents supérieures et inférieures sont visibles et semblent au contact*. Ces consonnes étant prononcées isolément un observateur attentif peut apercevoir les bords de la langue déborder légèrement sur les côtés et s'appuyer contre la couronne alvéolaire des molaires supérieures jusqu'aux canines. La bouche prend à peu près la position de *i*, déjà décrite. (Voir fig. 31 et 45.)

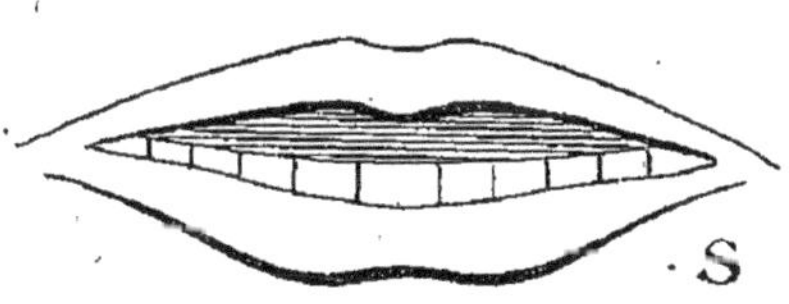

Fig. 31. — Dessin labiologique de la lettre S.

VIBRANTES. — **Linguo-jugale** : *l*. — La pointe de la langue vient s'insérer dans l'angle gingivopalatal. Les incisives médianes supérieures ne sont pas toujours aussi visibles que le tiers supérieur de la ligne incisive inférieure. L'ouverture buccale est oblongue, l'écart maxillaire étroit (1 *centimètre environ*). (Voir fig. 32 et 44.)

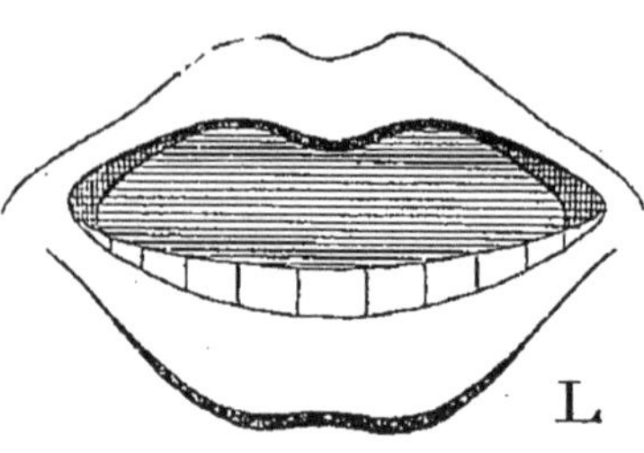

Fig. 32. — Dessin labiologique de la lettre L.

r lingual. — Même position des lèvres, la pointe de la langue s'appuie contre la face postérieure des incisives inférieures ; elle vibre d'autant plus ostensiblement qu'elle se trouve accouplée à une voyelle plus ouverte. (Voir fig. 33 et 49.)

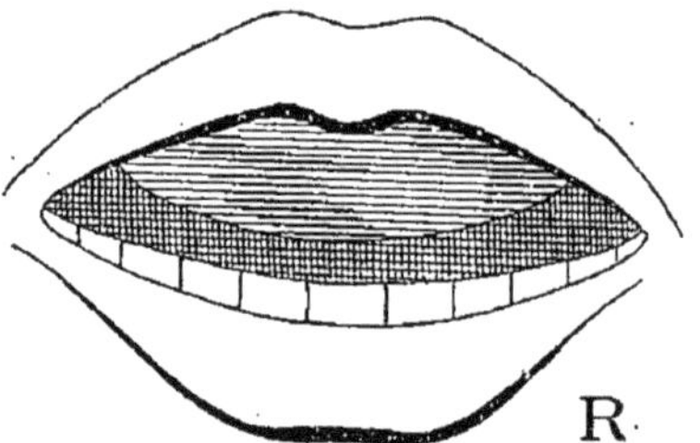

Fig. 33. — Dessin labiologique de l'R lingual.

r guttural. — Aucun mouvement visible de la langue, aucun signe extérieur reconnaissable.

V. — *L'adaptation interphonétique.*

Les *formules linguo-dento-labiales* que nous venons de définir sont purement schématiques ; dès qu'un des éléments ci-dessus décrits entre en contact avec d'autres éléments dans la syllabe, le mot ou la phrase, les symboles visibles de chacun d'eux se modifient, s'animent et se font des concessions réciproques, suivant les exigences du voisinage, les habitudes individuelles d'articulation, la vitesse, la tonalité et l'intensité de la parole. La chronophotographie a permis à Marichelle d'éclaircir quelques-uns des mystères de cette pénétration interphonétique et nous ne saurions mieux faire que de lui emprunter la définition des lois de contiguïté, de durée, d'intensité et de tonalité qu'il a dégagées de ses recherches expérimentales[1].

Il en résulte que si la labiologie analytique n'est pas sans valeur, pour une première documentation visuelle sur des éléments fondamentaux et isolés, seule la lecture synthétique des images faciales peut donner la clef de toutes les modifications qui résultent de l'accouplement des phonèmes entre eux.

LOIS D'ADAPTATION INTERPHONÉTIQUE DE MARICHELLE

Loi de contiguïté : langue, lèvres, maxillaire inférieur.

1. Marichelle. La chronophotographie de la parole, Paris, 1902, p. 10 et suiv.

a) **Maxillaire inférieur.** — Au point de vue des mouvements et positions du maxillaire, nous divisons les éléments en sept groupes :

1° *t, d, s, z.*
2° *p, b, m, f, v.*
3° *r, ch, j.*
4° *y, gn, ou, i, u.*
5° *n, l.*
6° *c, g,* o^2, *é,* e^2, o^3, e^3, *on, un* (1).
7° *a, è, an, in.*

Les six premiers groupes comprennent les *occlusives*, le septième renferme les *neutres*.

Tous ces éléments tolèrent la position relativement fermée (maxillaires rapprochés) ; mais ils ne possèdent pas au même dégré la faculté de s'ouvrir : ils ne sont pas également *flexibles*. Cette dernière propriété décroît de la classe 7 à la classe 6, de celle-ci à la précédente, et ainsi de suite. Les éléments du premier groupe sont pour ainsi dire *inflexibles* ; ils ne s'accommodent bien que du rapprochement complet des maxillaires. Ainsi *a* est très flexible et *t* l'est fort peu ; si vous associez ces deux éléments dans la parole courante, c'est-à-dire si vous les soumettez à la loi de durée que nous examinerons plus loin, l'*a* subira nécessairement l'influence du *t* : l'inflexible *t*

1. Les indices numériques 2 et 3 qui accompagnent les voyelles *o* et *e* sont destinés à indiquer l'une ou l'autre des formules phonétiques différentes que comportent chacune de ces voyelles : o^2 (faux) o^3 (fol) e^2 (feu) e^3 (feuille).

commandera le flexible *a*. Prononcez de la même manière les quatorze voyelles en les joignant successivement au *t* répété : *tatata*, *tantantan*, *tititi*, etc..., vous les obtiendrez toutes avec un écartement à peine appréciable des maxillaires, sans que pour cela l'oreille soit exposée à faire la moindre confusion.

Les applications particulières se déduisent aisément de la règle. Par exemple, *toujours dans la parole courante*, ne l'oublions pas, les consonnes labiales (groupe 2) tendent à fermer les voyelles : *papapa ;* les voyelles du groupe 4 tendent à fermer celles du groupe 7 : *i - a - i ;* les consonnes du groupe 1 ferment celles du groupe 5, etc.

Combinez maintenant deux éléments flexibles, soit *l* (5e classe) et *a* (7e classe) : *lalala*. Vous pourrez à votre choix, et même en parlant rapidement, prononcer avec les maxillaires très écartés (la limite d'ouverture est naturellement commandée par l'élément le moins flexible, *l*), ou bien fermer de plus en plus, depuis le maximum d'ouverture du *l* jusqu'au dernier degré de fermeture qui peut convenir à l'*a*. Si, dans ce groupe flexible : *lalala*, vous introduisez une inflexible (*t*) *talalata*, elle s'emparera aussitôt de l'influence prépondérante ; elle obligera les flexibles *a*, *l*, à se fermer presque autant qu'elle-même. En général donc, les flexibles s'accordent en fermeture avec les inflexibles (occlusives). Cette règle d'orthophonie n'est pas absolue; mais elle marque une tendance qui agit continuellement; lorsque la parole atteint à un certain degré de rapidité, elle ne supporte aucune exception.

La tendance la plus générale, c'est de réduire autant que possible les mouvements *alternatifs* d'abaissement et d'élévation du maxillaire inférieur, c'est-à-dire de faire fléchir tous les éléments, de telle sorte que la prononciation de la phrase soit entièrement fermée ou entièrement ouverte.

b) **Les lèvres.** — L'ouverture labiale se détermine par la position des quatre points qui forment les extrémités de l'axe vertical et de l'axe horizontal. Pour plus de simplicité, nous nous bornerons à considérer les variations dans le sens horizontal. A ce point de vue, on peut établir les groupements suivants :

1° *p*, *b*, *m*, *f*, *v*.
2° *u*, *ou*.
3° *ch*, *f*, *o*², *e*².
4° *o*³, *e*³, *on*, *un*.
5° *r*, *y*, *gn*, *n*, *l*, *c*, *g*, *t*, *d*, *á*, *an*, *in*.
6° *s*, *z*, *i*, *é*, *è*.

Le groupe 1 renferme les *fermées;* les groupes 2,

3 et 4, les *rondes :* le groupe 5, les *neutres*, et le groupe 6, les *longitudinales*. Nous voyons ici les mêmes influences en action. Pour les mouvements des lèvres, les inflexibles sont les consonnes labiales, puisqu'elles ne sauraient être obtenues sans une fermeture complète. La flexibilité augmente de la classe 1 à la classe 6. Tout élément des groupes 2 à 6 entrant en combinaison avec un élément de la classe 1 tend à se fermer horizontalement et verticalement aussi ; il se ferme de *toute nécessité*, si le cas de vitesse intervient. Quand on prononce rapidement *mimimi*, par exemple, les lèvres restent accolées des deux côtés, même pour la voyelle *i*, que la *théorie statique* définit par l'écartement des commissures, caractéristique du rire. D'une manière générale, les « rondes » ou « fermées » gouvernent les autres, qu'il s'agisse des consonnes ou des voyelles ; dans *pas à pas*, les deux *p* ferment partiellement le *z* et l'*a* : dans *u-i-u*, les deux *u* tendent à fermer l'*i* intercalé.

c) **La langue.** — Pour abréger, nous n'examinerons que le mouvement du bord antérieur de la langue dans le sens vertical. Même en nous restreignant à ce point unique, nous pouvons observer un cas particulier de l'influence que les éléments exercent les uns sur les autres, par contiguïté : la voyelle *i* se prononce généralement avec la pointe de la langue en bas, derrière les incisives inférieures, [mais si *i* est suivie ou précédée d'un *l* (consonne qui se prononce avec la pointe en haut), la pointe de la langue reste à mi-chemin entre les maxillaires, comme le prouve la chrono-photographie].

Loi de durée (vitesse, rythme ou quantité).

Les mouvements des lèvres, du maxillaire et de la langue sont d'autant moins étendus qu'ils sont plus rapides. Aussi quand nous parlons très vite, l'influence des occlusives (maxillaire et lèvres) devient-elle absolue, sans aucun contrepoids. C'est simplement un problème de mécanique animale. Quelle est la plus grande vitesse que puissent atteindre les commissures des lèvres et le maxillaire inférieur ? Cette vitesse — il serait important de la rechercher et de l'évaluer exactement — a des limites que l'usage de la parole atteint dans certaines circonstances. Si l'on voulait s'astreindre à réaliser les positions conseillées par la théorie statique, la prononciation de certains mots complexes deviendrait alors impossible.

La phrase, d'autre part, est toujours soumise à un rythme instinctif, à une mesure spéciale; chaque syllabe représente *un temps*. Quelle que soit sa complexité phonétique, un mot quelconque correspond donc *à un nombre de temps égal à celui des syllabes qui le composent*. Les variations de l'accentuation et de l'intonation s'exercent sur ce premier canevas d'une manière absolument indépendante de la plus ou moins grande facilité de prononciation. Ainsi, dans la phrase suivante : « *Cette explosion terrible aurait pu être évitée* », le mot *explosion*, avec *ses neuf unités phonétiques* (*è - c - s - p - l - o - z - y - on*), renferme 3 *temps* tout comme le mot *évité*, qui n'est composé que de cinq éléments; l'un et l'autre doivent donc avoir la *même durée* (un peu plus d'une 1/2 seconde, *quand on prononce vite*). Faute de quoi, le rythme serait rompu, et la phrase, dépourvue d'euphonie, manquant de liaison, produirait sur l'oreille une impression désagréable, et sur le cerveau une sensation de fatigue. Or, le mot *explosion*, pour être articulé suivant les règles admises, exige en ne considérant que les commissures labiales, les mouvements suivants : en arrière, pour *ècs*, en avant pour *plo*, en arrière pour *zi*, et en avant pour *on*. Allez donc accomplir ces quatre mouvements complets dans l'espace d'une demi-seconde ! Vous vous garderez bien de l'essayer, car la grimace qu'il faudrait esquisser ferait reculer les plus bienveillants même de vos auditeurs.

De ce qui précède, il résulte que la loi de durée, quand elle agit dans le sens de la vitesse progressive, accroît de plus en plus les effets de la loi de contiguïté.

Loi d'intensité. — Les mouvements du maxillaire, des lèvres et de la langue sont d'autant *plus étendus* qu'on parle plus *fort*. [Les exemples chrono-photographiques publiés par Marichelle en font foi].

Loi de tonalité. — L'écartement des maxillaires et l'ouverture labiale sont en général d'autant *plus accentués* qu'on parle plus *haut*. Nous devons, à ce sujet, rendre hommage à un artiste lyrique, M. Jules Lefort, qui avait déjà dégagé ce point important. Cet auteur donne pour *chaque voyelle*, des écartements différents des lèvres et du maxillaire, suivant la note d'émission. Des photographies, prises sur une bouche *immobile*, prononçant des voyelles *isolées*, rendent compte de la progression de l'ouverture le long d'une partie de l'échelle musicale. Si les acousticiens avaient cru devoir porter leur attention sur ces travaux, la théorie des vocables, telle qu'on la connaît, et le piétinement sur place qui en résulte, nous auraient été épargnés.

Quoi qu'il en soit, il reste à expliquer cette influence amplificatrice de la tonalité. Nous en trouverions volontiers la cause dans la tension croissante des cordes vocales. Vous connaissez ce jeu de société, qui consiste à faire fléchir certains doigts alors que les autres doivent rester étendus. Il faut, pour y réussir, un temps d'exercice assez long, à cause de la *solidarité* qui existe entre les mouvements des doigts. Il en est ainsi pour les organes de la parole, et cette simple remarque pourrait expliquer bien des faits relatifs à la phonation. La contraction des muscles du larynx entraîne sympathiquement l'action des muscles du maxillaire.

De même l'*intensité* de la voix tend à élever parallèlement le diapason du son laryngien. Quand nous parlons plus *fort*, il est bien rare qu'en même temps, nous ne parlions pas plus *haut* : nous accomplissons alors un effort qui se traduit par un état général de contraction, et l'organe de la parole, spécialement intéressé, participe au plus haut degré à ce déploiement d'énergie physique...

L'intonation est principalement constituée par des variations de hauteur musicale ; l'accentuation est avant tout un accroissement de force (intensité), et, conséquemment, de durée. Cela posé, il sera facile d'appliquer à l'une et à l'autre les précédentes lois de flexion. En ce qui concerne les mouvements des organes, l'intonation est régie par la loi de *tonalité*. Quant à l'accentuation, l'*intensité* et la *durée* qui la caractérisent ont pour conséquence commune l'augmentation de l'ouverture buccale.

Or, les syllabes les plus indépendantes à l'égard des lois de flexion sont évidemment celles qui commencent la phrase et celles qui la terminent. Partant de la position de repos ou devant y aboutir, elles subissent moins que les autres la nécessité de se plier au mouvement général du débit : elles ne sont influencées que d'un côté, tandis que les éléments intermédiaires sont environnés et assujettis de toutes parts. La langue française en plaçant l'accent tonique sur la dernière syllabe, se conforme aux principes mécaniques qui régissent le fonctionnement de tous nos organes.

Conclusion : La voyelle, au sein de la phrase,

obéit à certaines règles d'adaptation qui la modifient sans la dénaturer. L'isolement et l'état d'inertie ne lui étant pas habituels, il importe de la saisir en plein mouvement et d'observer ses multiples évolutions dans la parole courante pour dégager enfin, de l'ensemble des documents ainsi accumulés, les caractères essentiels susceptibles de s'appliquer à toutes les formes qu'elle peut revêtir.

VI. — *Mécanisme de la lecture labio-faciale du mot ou de la phrase.*

C'est tantôt par l'image d'ensemble du phonème complexe, tantôt par les points de repère syllabiques caractéristiques, que le sourd se dirigera à travers le dédale d'images faciales qui encombrent son réservoir visuel. Certains mots pâles, neutres, formés d'éléments impossibles à différencier, ne seront saisis qu'à la lumière du contexte.

Prenons un exemple : *automatique.* Ce mot pourra être reconnu d'après son image faciale d'ensemble, caractérisée par la présence répétée deux fois de la voyelle *o*, facile à différencier par l'ouverture buccale, la consonne *t*, revenant deux fois, l'*a* qui saute aux yeux et enfin la lettre *i*, qui a un cachet si personnel.

Automobile : avec la lettre *o* trois fois répétée, l'*i* caractéristique, sera assez facile à lire sur les lèvres. Mais s'il s'agit de traduire le mot *arme*, plus grand sera l'embarras du sourd, parce que c'est là un terme moins usuel ; l'*a* est vu sans peine, mais des deux consonnes *r* et *m*, l'une est privée de signes extérieurs définis, l'autre a des points de ressemblance avec ses congénères. L'œil n'est point accoutumé à un tel dessin phonétique ; pour un point de repère net, il y a deux éléments obscurs. Donc, isolé, le mot *arme* ne sera pas aisément compris. Mais, si l'on prononce la phrase suivante : *l'assassin avait pour arme un fusil*, et si le début du récit a été correctement lu, l'élève ne sera pas embarrassé de trouver la signification du dessin buccal de *arme* ou d'en deviner le sens.

Ce que nous venons de dire au sujet du mot peut se répéter pour une phrase entière. Certaines d'entre elles, qui sont d'un usage courant, sont inscrites dans les yeux et la mémoire du sourd, sous forme d'images d'ensemble caractéristiques et rythmées. Exemple : *As-tu faim? Va t'asseoir et regarde-moi bien. Quelle heure est-il? As-tu bien travaillé?* etc... Pour les autres, certaines syllabes-types, surprises au passage, suffisent à les faire déchiffrer, surtout si le jeu de physionomie de l'interlocuteur est expressif, ce qui est presque toujours le cas dans les conversations avec un infirme de l'audition. La *mimique* tient d'ailleurs un rôle de tout premier ordre pour la compréhension du langage d'autrui. Souvent le sourd serait bien empêché de dire par quel mouvement labial ou buccal est caractérisé un mot ou un membre de phrase, et cependant il n'a point hésité à les reconnaître, parce que son attention soutenue lui a permis d'apercevoir un indice fugitif : un pli du visage, une élévation des paupières, un gonflement des joues, un déplacement du sillon naso-labial, etc... Boudin, qui a écrit une excellente méthode pratique de labiologie[1], conseille même pour l'étude des jeux de physionomie le petit moyen suivant : le maître s'applique sur la bouche une petite rondelle de carton, et les lèvres étant ainsi dissimulées, il prononce des éléments, des syllabes, voire même des mots, que l'élève doit deviner, au seul aspect du visage. L'alphabet labial étant, comme nous l'avons montré, incomplet et imparfait, il est indispensable d'obliger le sourd à étudier très attentivement cette gymnas-

1. *La surdité : moyens d'y remédier par la lecture sur les lèvres*, Paris, Maloine, édit., 1912.

tique faciale qui accompagne l'articulation, l'illustre, et obéit à des règles assez constantes, puisqu'elle traduit les mouvements synergiques des muscles du visage.

Au point de vue théorique, on ne peut songer à pénétrer trop avant dans le domaine des définitions de ces jeux de physionomie, et n'est-ce pas pousser un peu loin l'investigation que d'écrire, comme on l'a fait : « L'émission de *f*, *s* et *ch* est moins soutenue et plus énergique que celle des éléments *v*, *z* et *j*, qui, de plus, sont accompagnés d'une expression plus calme de la physionomie.

» L'articulation du *l* exprime la placidité ; celle du *n*, au contraire, présente un aspect de sévérité qui s'allie fort bien avec son emploi dans les différentes formes du langage... »

A vrai dire, des nuances aussi subtiles ne sauraient impressionner l'œil de l'observateur et nous ne croyons pas qu'il puisse remarquer que dans l'émission de *m*, les « lèvres sont moins pincées et plus légèrement plissées que pour *p* et *b*, que l'articulation est plus douce et plus lente » et qu'il existe une « légère contraction des muscles faciaux, et, en particulier, des muscles du nez. »

Somme toute, la faculté d'interprétation des jeux de physionomie, perfectible par l'entraînement, ne descend pas jusqu'à la dissection des mouvements du visage : la mimique est un véritable langage, mais un langage synthétique avec lequel le sourd doit se familiariser; elle livre plutôt des indications générales que des renseignements spéciaux localisés à un élément phonétique ; elle accompagne, souligne, précise le mouvement labial et lui ajoute le ton émotionnel, mais ne le définit pas avec certitude absolue.

CHAPITRE VIII

TECHNIQUE LABIOLOGIQUE

I. — *Directives générales.*

1° *Aller du simple au composé* et commencer l'enseignement labiologique par les éléments phonétiques les plus faciles à différencier par leur dessin facial. N'utiliser au début que les formes les plus courtes, les plus usuelles et les plus importantes à comprendre dans la vie scolaire, familiale ou professionnelle.

2° Se garder de toute exagération dans les gestes buccaux de l'articulation et ne point quitter le *ton de la conversation ordinaire*. La vitesse de la parole courante est parfois difficile à atteindre, mais on doit s'en rapprocher le plus possible en évitant toute confusion ou précipitation dans le débit. Faute de ces précautions, l'élève se trouverait dans la fâcheuse situation de ne pouvoir lire sur d'autre bouche que celle de son professeur. Le problème posé resterait donc sans solution.

3° *Se placer en pleine lumière*, face au sourd, de

manière à faciliter la lecture sur les lèvres, et ceci à la distance habituelle de la conversation. Pour ne point égarer l'attention de l'élève il est nécessaire de *s'abstenir de gestes explicatifs*.

4° Faire un large usage de la *glace*, de façon à mettre le sourd en présence de ses propres jeux de physionomie et mouvements labiaux, ce qui exerce de façon très efficace son activité visuelle. En cas de besoin, faire appel au *sens tactile* pour permettre à l'élève de se documenter sur certaines vibrations nasales ou jugales et de se rendre compte de certaines positions particulières de la langue.

5° *Éviter les sautes brusques d'un sujet à l'autre*, qui pourraient décontenancer le sourd et transformer la lecture sur les lèvres en un rébus insoluble. Choisir un thème de dictée ou de conversation susceptible de l'intéresser et ne point manquer de lui prodiguer des *encouragements*, quand il a réussi à déchiffrer les phrases prononcées devant lui.

6° Ne point chercher dans les premières leçons à développer l'interprétation et la combinaison mentales, mais se contenter *d'exercer la seule puissance visuelle* par l'étude des éléments simples, au besoin de mots privés de sens.

7° *Plan des leçons.* — Dans chaque exercice prendre un certain nombre de *voyelles et de consonnes* : les présenter d'abord dans leur nudité, puis les habiller de voiles phonétiques par l'adjonction de lettres voisines et donner aux *formules, syllabes ou mots* ainsi composés toute la variété possible. Terminer par la construction de *petites phrases courtes* servant de récapitulation à ces travaux préliminaires.

8° Ne jamais commencer une leçon sans passer rapidement la revue des éléments précédemment étudiés. Employer la *conversation* dès qu'elle est possible.

II. — *Exercices d'initiation labiologique chez le sourd acquis.*

Première série d'exercices : lettres caractéristiques *a, o, i, p, f, ch.*

A) **Lettres nues.** — Nous avons vu quels étaient les *éléments phonétiques* les plus nettement individualisés au point de vue de leur image labio-faciale ; c'est naturellement par eux que doit commencer l'enseignement. En conséquence les six premières lettres qu'il convient d'apprendre au sourd sont les trois voyelles *a, o, i,* et les trois consonnes caractéristiques *p* (labiale explosive), *f* (labio-dentale fricative) et *ch* (linguo-palatale soufflante). Entre ces divers phonèmes, les différences de dessin sont extrêmement marquées et

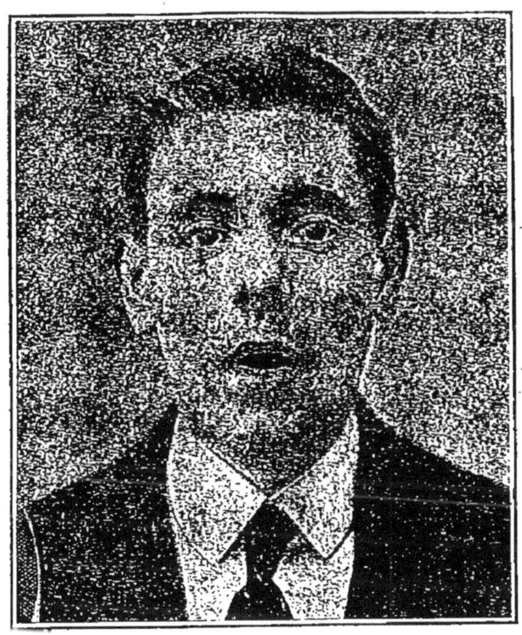

Fig. 34. — Image labio-faciale de la voyelle *a*.

la confusion à peu près impossible, si l'on en fait une étude attentive. Après les avoir successivement présentés à l'élève, qui chaque fois les répète à haute voix, on en intervertit l'ordre et le sourd se livre à une gymnastique visuelle très profitable.

B) **Combinaisons syllabiques.** — Ce premier exercice achevé, on en vient aux *combinaisons syl-*

labiques de ces mêmes lettres, avec toutes leurs modalités déjà décrites et définies plus haut (voir p. 343), c'est-à-dire *syllabes simples*, *di-*

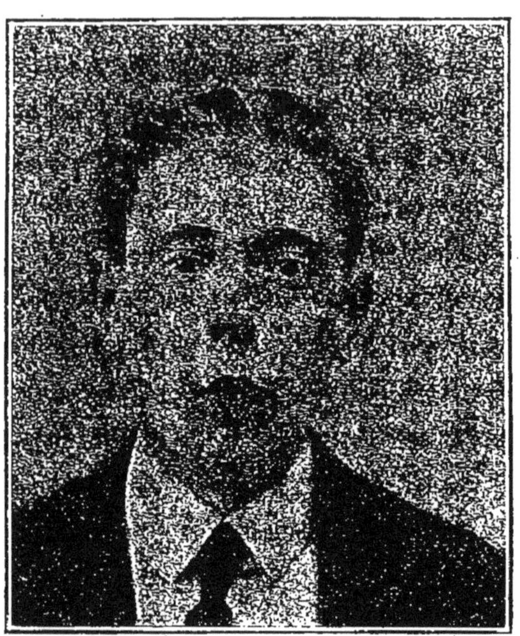

Fig. 35. — Image labio-faciale de la voyelle *o*.

rectes, *inverses*, *fermées*, *composées*, *redoublées*, *ouvertes*.

Voici le tableau schématique des exercices syllabiques pour les six lettres ci-dessus indiquées :

1° *Syllabation simple directe.*

pa	fa	cha	cho	po	fo
po	fo	cho	fi	cha	pa
pi	fi	chi	pa	pi	chi

2° *Syllabation inverse.*

ap	af	ach	och	op	of
op	of	och	if	ach	ap
ip	if	ich	ap	ip	ich

3° *Syllabation fermée.*

pap	chach	fof	faf	pip	pop
pop	choch	chach	fof	faf	chich
pip	chich	pip	fif	choch	faf

4° *Syllabation composée.*

pa-o	cha-o	fi-a	fa-o	po-a	chi-o
pi-o	chi-o	pi-a	fi-o	fa-i	po-i
po-i	cho-i	cho-a	fo-i	cho-a	fa-o

5° *Syllabation redoublée.*

pa-pa	cha-cha	po-pi	fa-fa	ap-pa	chi-cha
po-po	cho-cho	pa-po	fo-fo	af-fa	cho-chi
pi-pa	chi-chi	po-pa	fi-fi	if-fi	cha-cho

6° *Syllabation ouverte.*

apa	acha	ifa	afa	achi	icha
ipi	ichi	ofi	ifi	ofa	ochi
opo	ocho	afo	ofo	ipo	acho

C) **Mots simples.** — Avec les précédentes syllabes on compose des mots simples, permettant l'utilisation des éléments étudiés.

Exemple :

chaud	fiche	chiche	eau
chat	affiche	chauffe	hachis
pot	pacha	fâche	appât
papa	pas	hache	pipeau
chapeau	fa	poche	pie

D) **Phrases simples.** — Le plus souvent on pourra, dès les premiers essais, aborder la dictée de phrases simples, très courtes, appuyées sur l'un des mots déjà exercés et où figurent seuls les

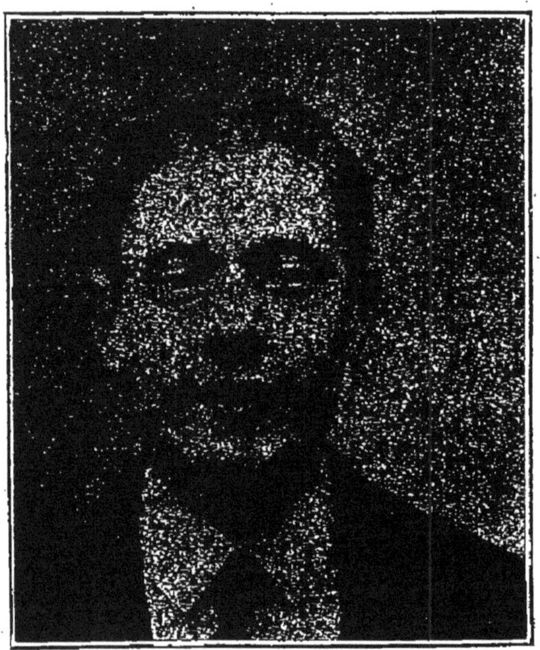

Fig. 36. — Image labio-faciale de la voyelle *i*.

verbes *être* et *avoir*. La formule interrogative, soulignée par la mimique, doit dominer de manière à commander la réponse qui démontrera que l'on a été compris.

Exemple : *chaud*.

As-tu chaud?

Le pot est-il chaud?

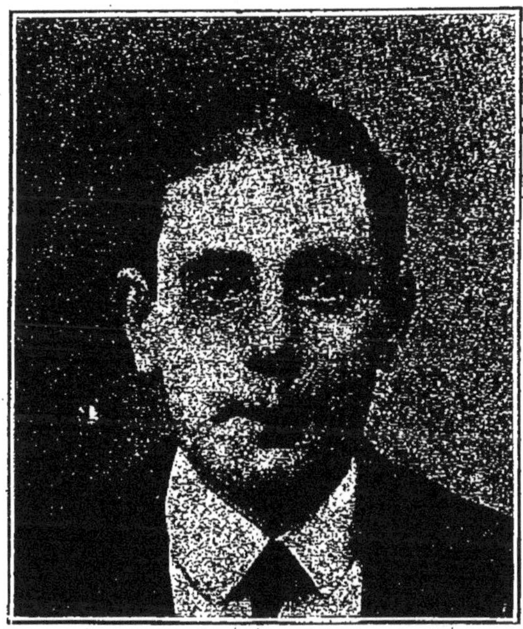

Fig. 37. — Image labio-faciale des consonnes *p. b. m.*

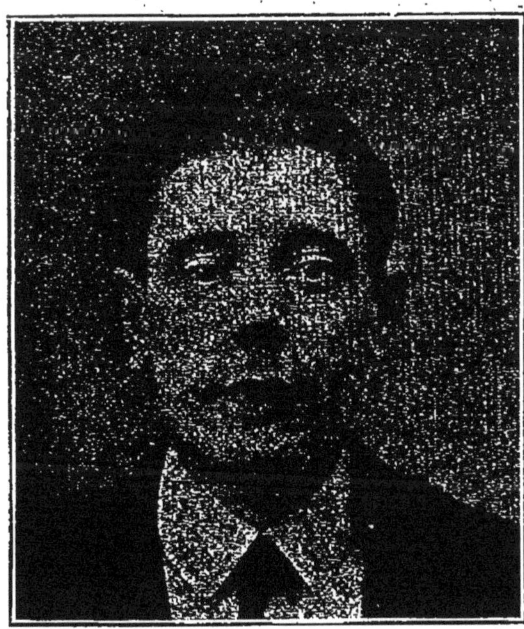

Fig. 38. — Image labio-faciale des consonnes *f. v.*

Ou *papa.*

Où est ton papa?

As-tu vu papa?

Ou *chat.*

Où est le chat?

As-tu un chat?

Etc...

L'élève qui saisit sans difficulté ces premières phrases, entre en confiance; il se rend compte de

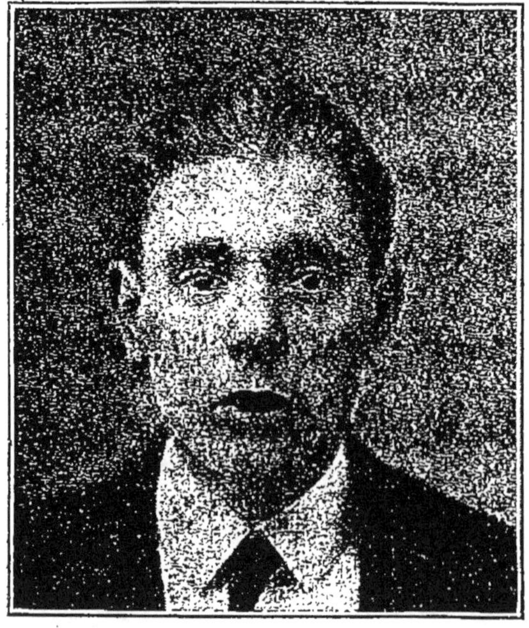

Fig. 39. — Image labio-faciale des consonnes *ch. j.*

la possibilité pour lui de lire sur les lèvres de son interlocuteur; il s'intéresse à l'effort d'attention qu'on lui demande et l'on pourra entamer des exercices plus délicats, où prendront place des éléments phonétiques moins nettement différenciés.

Deuxième série d'exercices : *ou*, *eu*, *è*, *t*, *l*, *s*.

Les trois consonnes *ch*, *p* et *f*, une fois connues, on peut passer à une autre série plus difficile à

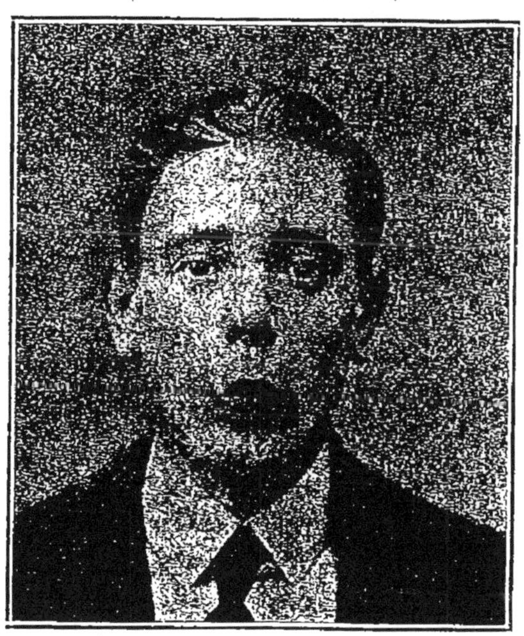

Fig. 40. — Image labio-faciale de la voyelle *ou*.

identifier par la vue, comme *s*, *l*, *t*. Dans l'*s* les bords de la langue débordent légèrement sur les côtés; dans *l*, il y a vibration molle de la langue et par influence des joues; dans *t*, l'émission s'accompagne d'une chute brusque de la pointe de la langue, qui, se détachant de la partie postérieure des incisives supérieures, s'abaisse jusqu'à la ligne dentaire inférieure.

Autrement dit, pour ces trois lettres, le sourd

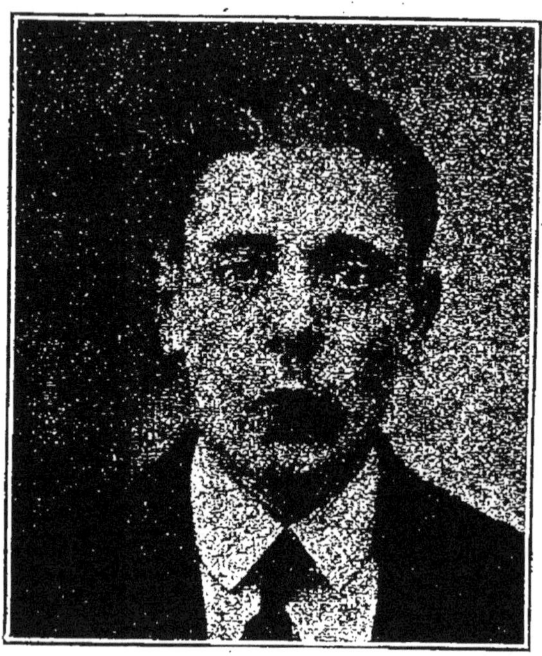

Fig. 41. — Image labio-faciale des voyelles *eu*.

doit non seulement inspecter les lèvres du professeur, mais se faire une idée exacte des mouvements de la langue; on conçoit que le résultat soit moins aisément atteint.

En ce qui concerne les voyelles, après *a, ó, i*, il est indiqué de porter l'attention de l'élève sur *ou*, *eu*, *è*, les deux premières dérivant directement de l'*o*, et par conséquent de l'*a*, la troisième faisant partie au contraire de la famille de *i*, c'est-à-dire celle où la fermeture de l'orifice buccal s'opère dans le sens horizontal. Comme on sait que la voyelle *a*, *voyelle-mère*, est la plus lisible de toutes,

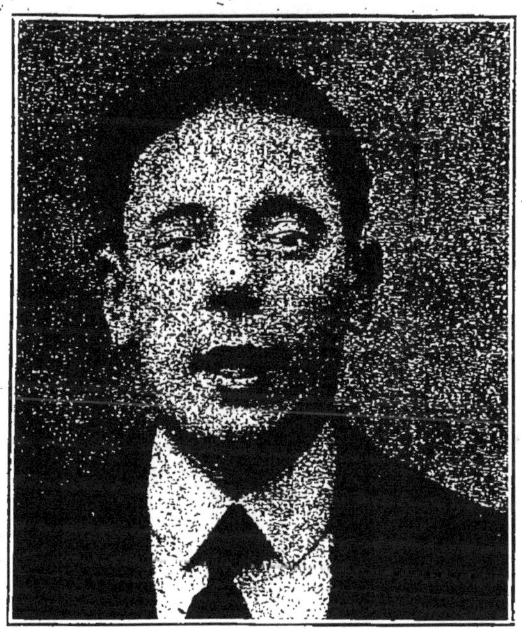

Fig. 42. — Image labio-faciale de la voyelle *è*.

il n'est pas sans intérêt de la rapprocher des nouvelles lettres à étudier, car elle sert pour ainsi dire de point de repère à l'élève dans son exploration à travers ce nouveau terrain.

D'autre part, comme elle est la plus ouverte des voyelles, elle permet à l'observateur de surveiller plus facilement les mouvements de la langue dans l'articulation des trois nouvelles consonnes à étudier.

Le plan à suivre est le même que celui que nous avons donné pour *a*, *o*, *i*, *p*, *f*, *ch*, c'est-à-dire :

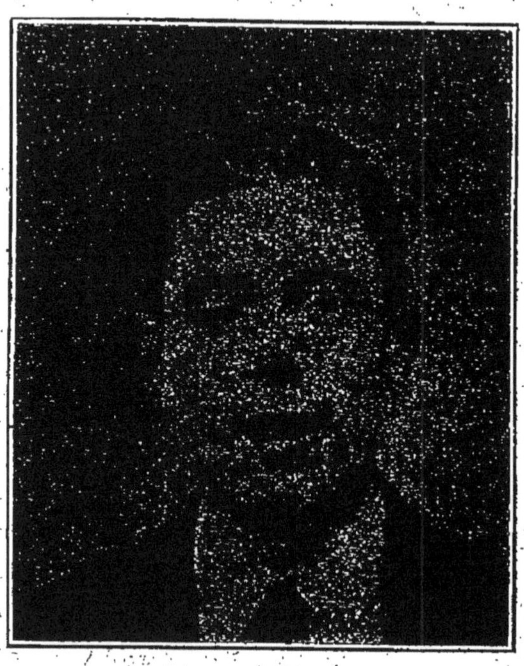

Fig. 43. — Image labio-faciale des consonnes *t. d. n.*

A) Lettres nues et combinaisons syllabiques.

1° La, ta, sa, leu, teu, seu, lè, tè, sè, lou, tou, sou, etc...

2° Al, at, as, eul, eut, eus, èl, èt, ès, oul, out, ous, etc...

3° Lal, tat, sas, leul, teul, seul, lèl, tèl, sèl, loul, toul, soul, etc...

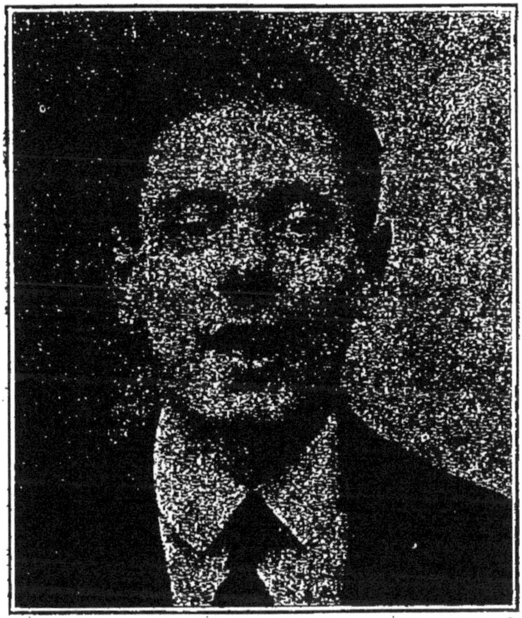

Fig. 44. — Image labio-faciale de la consonne *l*.

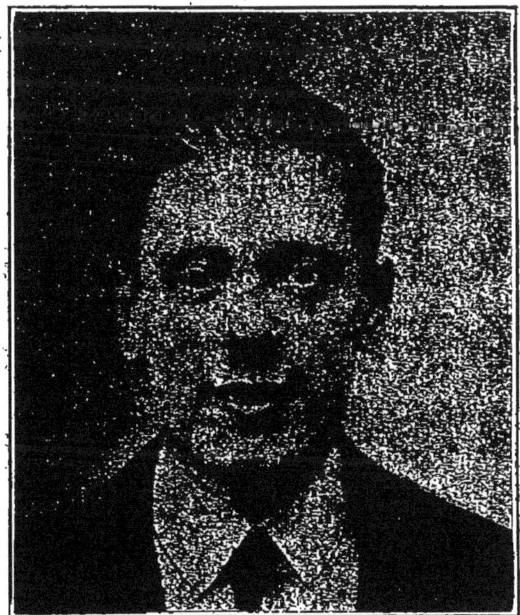

Fig. 45. — Image labio-faciale des consonnes *s*. *z*.

4° La-eu, la-è, la-ou, lè-a, ta-è, tou-a, sa-eu, sè-a, sou-eu, tou-è, tou-eu, etc...

5° La-la, leu-leu, lè-lè, sou-sa, sa-sè, seu-sa, tou-tou, ta-tou, teu-ta, èl-lè, al-la, etc...

6° a-sa, eu-seu, ou-sou, eu-teu, ou-tou, a-ta, a-la, eu-leu, ou-lou, è-lè, è-tè, è-sè, etc...

B) **Mots composés des précédents éléments, plus ceux de la première série d'exercices.**

Exemple :

Les	est	outil	château
le	eux	lit	aussitôt
la	ils	si	poule
cela	où	seul	œufs
celle-ci	tout	te	Paul
ceci	ceux	lait	filet
chapeau	achat	sot	Loti
fou	Louis	aile	loup
choux	alla	poulet	lacet
chaton	sachet	sosie	l'état
thé	aussi	assaut	l'été

C) **Phrases simples** où sont insérés des mots de ce genre :

Exemple : Où est le château?

Louis est-il fou?

Aimez-vous le lait ou le poulet?

Ces choux sont pour Paul.

Le sosie de Paul est sot; laissez-le seul.

Cela est de Loti.

Tu veux des œufs ou des choux ?

Il y avait de l'eau, du lait, des pêches et c'est tout.

TROISIÈME SÉRIE D'EXERCICES : *é*, *u*, *k*.

La reconnaissance visuelle des deux voyelles *é* et *u* n'est pas sans offrir certaines difficultés, à

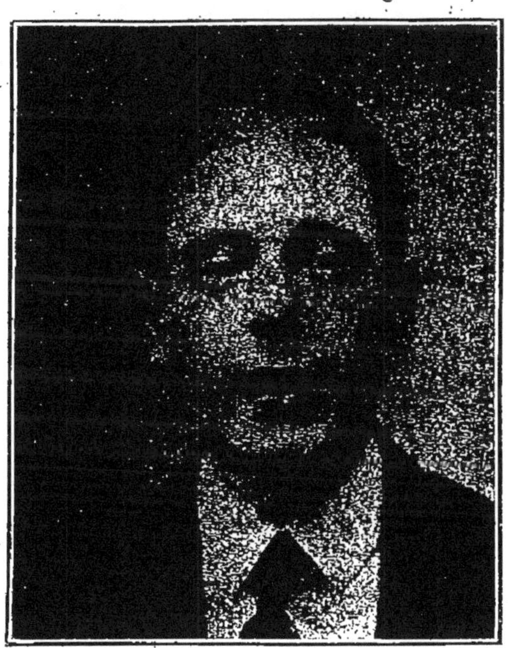

Fig. 46. — Image labio-faciale de la voyelle è.

cause de leurs points de ressemblance avec *è* et *i* pour la première, *ou* et *eu*, pour la seconde. Il importe de faire remarquer à l'élève que dans *é*, il y a retrait des commissures des lèvres et rapprochement des lignes dentaires ; que dans *u*, l'orifice buccal arrondi est réduit au minimum.

Quant à la consonne *k*, on ne peut l'étudier au début qu'associée à la voyelle *a*, car l'ouverture de la bouche permet de constater l'élévation de la langue qui se porte en arrière et en haut, vers

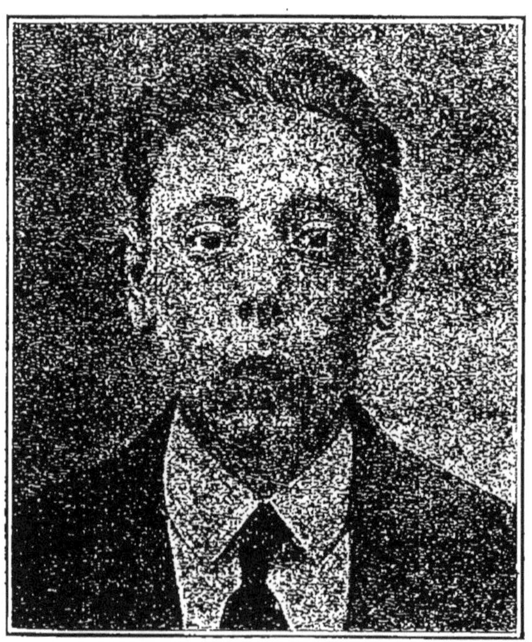

Fig. 47. — Image labio-faciale de la voyelle *u*.

le voile du palais. Accouplée à d'autres voyelles, elle devient à peu près illisible, et le contexte seul peut la faire deviner.

Dans cette nouvelle série de lettres à travailler, il faut intercaler toutes celles déjà bien connues de l'élève, en suivant les directives indiquées.

A) **Lettres nues et combinaisons syllabiques.**

1° Ka, ko, keu, ki, kou, kè, ké, fa, fo, cheu, feu, peu, lu, etc...

2° Ak, ok, of, euk, uk, ék, af, œuf, etc...

3° Kak, kok, keuk, kik, kouk, kék, etc...

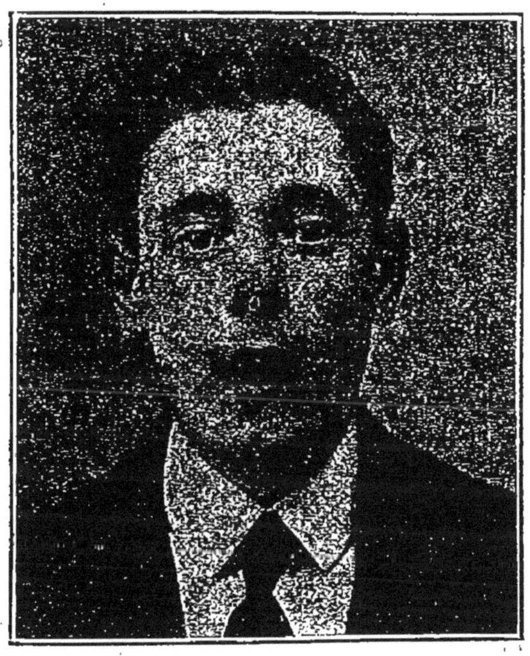

Fig. 48. — Image labio-faciale des consonnes *k. gu.*

4° Ka-o, keu-u, ki-a, ké-ou, ki-o, etc..., et ainsi de suite pour les consonnes *p*, *f*, *ch*, *t*, *l*, *s*, *k*, et les voyelles *a*, *o*. *i*, *ou*, *eu*, *è*, *u*.

B) **Mots simples.** — On passe ensuite aux *mots simples*, en commençant par une série où la consonne *k* est immédiatement suivie de la voyelle *a*.

Exemple : cachot, cachet, qualité, casser, cascade, capitale, calcul, calèche, café, cachou, cacao, etc...

Ceci fait, on présente la lettre *k* suivie ou précédée d'une autre voyelle :

Exemple : occasion, écouter, école, locaux, aquilon, chacun, chacal, causer, écho, etc...

Ou terminant un mot comme dans : suc, sac, lac, roc, chaque, choc, sec, Pâques, échec, etc...

C) **Phrases courtes**, comme dans les autres exercices.

QUATRIÈME SÉRIE D'EXERCICES : DIPHTONGUES-VOYELLES : *io*, *ia*, *ieu*, *iè*, *iou*, *iu*, *oui*, *ui*, *oi*.

A l'aide des consonnes déjà connues du sourd, on pénètre dans ce nouveau domaine, en suivant les mêmes directives et en passant de la syllabe au mot et du mot à la phrase.

Exemple de mots : oui, foi, pois, loi, choix, pied, suie, tuile, toit, papier, pièce, sieste, ciel, confier, coiffe, soif, quoi, etc...

Il est à remarquer que la voyelle composée *oi* saute pour ainsi dire aux yeux de l'élève et que, par conséquent, c'est un excellent point de repère tout comme *a* et *i*, dans la pratique de la lecture sur les lèvres.

Exemple de phrases :

Essuie tes pieds.

As-tu soif?

Confie-toi au ciel si tu as la foi.

Avec quel chapeau vas-tu te coiffer? Celui en papier ou l'autre.

Chacun chez soi, c'est la loi. Suis-là, etc...

CINQUIÈME SÉRIE D'EXERCICES : CONSONNES *r* ET REVISION DE TOUTES LES LETTRES DÉJA ÉTUDIÉES.

Pour *r* lingual, comme pour *k*, il y a nécessité de faire appel à la voyelle la plus ouverte, c'est-à-dire *a*, pour montrer à l'élève la vibration de la pointe de la langue. On procédera donc comme suit :

A) **Syllabes** : ra, arra, rare, arara, ora, arou, eura, ura, raru, rarou, etc...

B) **Mots** : 1° Commençant par la syllabe *ra* :
rateau, radeau, râler, radoter, rachat, rasoir, rappel, racheter, râtelier.

2° Terminés par *ar* :
mare, car, phare, char, hasard, lard, samovar, avatar, part, léopard, etc...

3° Renfermant un ou plusieurs éléments *r* : harassé, hérissé, apparition, ardent, ardoise, ardeur, artichaut, partir, haricot, arracher,

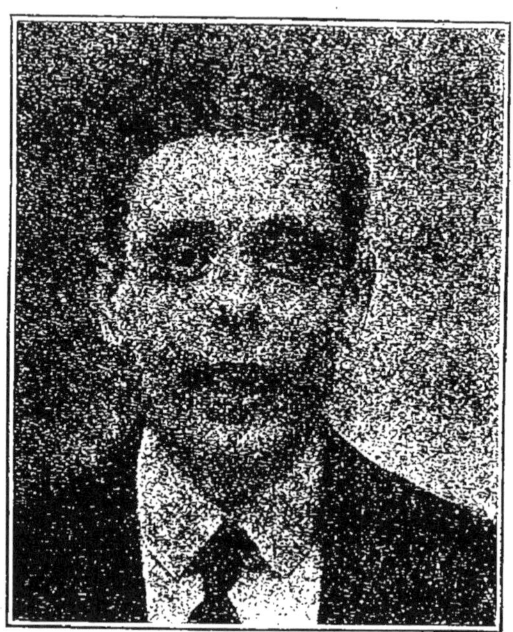

Fig. 49. — Image labio-faciale de l'*r lingual.*

roi, Arras, parent, Paris, parois, pourri, parole, morale, marron, partir, charretier, etc...

C) Pour la **revision générale** de tous les éléments présentés, on construit des phrases, du genre de celles que nous allons énoncer, et qui renferment toutes les syllabes et diphtongues-voyelles déjà connues de l'élève.

Exemple :

Il faut tout de suite arranger tes papiers et te rapprocher de moi.

Ton papa est-il tous les soirs au salon avec toi et tes sœurs?

Pourquoi chercher ton chapeau, puisque tu peux t'en passer ?

Il faut que chaque tour de roue soit calculé pour que l'auto arrive à Paris.

Le hasard est un dieu fantasque sur lequel il faut un peu compter.

As-tu lu toute ta leçon hier soir ? etc...

SIXIÈME SÉRIE D'EXERCICES : DIPHTONGUES-CONSONNES *pl*, *cl*, *fl*, *pr*, *tr*, *fr*, *cr*.

Se conformant toujours au même plan, le professeur fait d'abord étudier ces diphtongues accompagnées des voyelles caractéristiques, faciles à lire, *a*, *è*, *é*, *i*, puis des autres voyelles moins aisément reconnaissables, comme *ou*, *o*, *eu*, *u*.

A) Syllabation :

1° *a*, *è*, *é*, *i*	pla	plè	plé	pli
	cla	clè	clé	cli
	fla	flè	flé	fli
	pra	prè	pré	pri
	tra	trè	tré	tri
	fra	frè	fré	fri
	cra	crè	cré	cri

2° *ou, o, eu, u*

plou	pleu	plu
clou	cleu	clu
flou	fleu	flu
prou	preu	pru
trou	treu	tru
frou	freu	fru
crou	creu	cru

3° *Combinaisons variées.*

pla	frè	plou
crou	fré	plo
flo	cra	clou
creu	pli	cla
prou	trè	fleu
trot	fri	frou
croc	clu	cli

B) **Mots :**

plat	pli	truc	flatteur
cri	clou	fleur	tram
frit	flot	siffler	plissé
écrou	prose	souffler	trèfle
trois	trio	appliquer	trousseau
creux	clé	pleurer	très
écran	appliquer	prix	près
être	premier	distraction	claquer

C) **Phrases :**

As-tu pris du premier plat à déjeuner ?

Sais-tu siffler et souffler?

Pas de distraction ; il faut t'appliquer et me regarder.

Tu es toujours le premier arrivé.

Etre ou ne pas être. Proverbe.

As-tu pris la clé de l'appartement? Il y en a trois au trousseau.

Es-tu prêt à travailler oui ou non ?

Approche-toi plus près de moi pour mieux voir, etc.

Septième série d'exercices.

Voyelles nasales : *an*, *on*, *in*, *un*.

Par la seule vue, toute distinction est impossible entre ces phonèmes et leurs voyelles génératrices *a*, *o*, *è* et *eu*. On pourrait essayer de faire sentir à l'élève par le toucher les vibrations nasales ou laryngées qui accompagnent l'émission de ces voyelles nasales. Mais comme il ne pourra, dans la conversation, utiliser ce mode d'information, le sens de la phrase sera pour lui le meilleur guide dans cette identification, ainsi que les images faciales caractéristiques des syllabes insérées dans le même mot que les voyelles à l'étude.

Donc l'exercice consistera à présenter au sourd des mots contenant ces différentes voyelles nasales à côté d'autres éléments facilement reconnaissables.

A) Mots caractéristiques renfermant une voyelle nasale.

Exemple :

Artisan	offrande	les deux mains
infamie	parrain	trente deux francs
maman	impassible	chanter
charmant	Armand	baron
la leçon	éléphant	fanfaron
parent	enfant	méchant
on-dit	impatient	lundi
dimanche	mal aux dents	médecin
argent	marmiton	attendu

B) Phrases :

As-tu mal aux dents, Henri ?

Tes parents ont attendu le médecin longtemps ; enfin il est arrivé.

Sais-tu ta leçon aujourd'hui ?

Si tu as mal aux dents, va chez le dentiste.

Ton parrain fait le méchant et le fanfaron.

On dit que dimanche ta maman sera là.

Cet artisan s'est fait payer trente-deux francs.

C'est lundi ou mardi la prochaine leçon, etc...

HUITIÈME SÉRIE D'EXERCICES : LETTRES CONFONDUES. SYMPHONES.

Dans notre technique d'anacousie orale, nous avons déjà eu l'occasion d'étudier les confusions de lettres les plus souvent commises par le sourd.

Dans la lecture sur les lèvres, ce sont les mêmes éléments qui sont délicats à différencier, et il est indispensable d'instituer des exercices du même genre, sur *p* — *m* — *b* | *t* — *d* — *n* | *f* — *v* | *k* — *gu* | *ch* — *j* | *s* — *z* | *l* — *r* | .

On choisit des mots où les consonnes confondues sont insérées dans toutes les modalités possibles. Nous avons donné des tableaux où sont groupés de tels mots (voir p. 255) ; nous y renvoyons le lecteur. Rien n'est d'ailleurs plus simple que de dresser extemporanément de tels vocabulaires.

Quant aux *phrases*, en voici quelques-unes à titre d'exemple :

1° *l* et *r* :

Tout le long de la route, nous avons rencontré le reste des coureurs.

L'or les a sauvés de la ruine.

Il faut les relancer sur le champ ou les renvoyer.

L'arrivée des renforts fut lente, retardée par les roseaux.

2° *s* et *z* :

Les oisifs sont souvent phraseurs.

Les gazettes ont annoncé l'assassinat du duc de Guise.

Le sourd a pour se consoler l'azur du ciel et le baiser de la poésie.

Rose et Lise sont sorties pour se faire friser. Suzanne les attend.

Restez assis et essayez de ne pas zézayer en causant.

3° *ch* et *j* :

Jean a les joues jaunes, il devrait se cacher.

Les choux étaient trop chauds, j'ai ajouté de l'eau.

Jules a fait jeudi l'achat d'un chat couleur de jais.

Déjà le chien a jeté sa soupe dans le jardin.

Le chant et le jeu de jonchets charment les jours de campagne.

4° *k* et *gu* :

Qui t'a fait cadeau de cette bague?

Le cheval galope la bride sur le cou.

En partant à la guerre, j'avais gardé un kilogramme de café ; je te le lègue.

Pour aller en barque, il faut prendre des figues et un bouquet de coquelicots.....

et ainsi de suite pour les autres consonnes à étudier. Quand les difficultés sont trop accentuées, on peut faire des exercices sur chacune des lettres séparément, avant de les introduire dans des phrases. Cette partie de l'enseignement labiologique exige parfois de longs efforts et de nombreuses leçons. Avec de la persévérance on triomphe le plus souvent des obstacles ainsi rencontrés.

C'est à dessein que nous n'avons pas parlé de *x*, car, nous le savons, cette consonne est l'équivalent de plusieurs combinaisons différentes (*gz*, *s*, *ks*, *k*, *s*), et l'orthographe n'ayant pas d'intérêt en lecture labiale, il convient de ne s'attacher qu'à la prononciation des mots. Par conséquent, les exercices sur les consonnes, tels que nous les avons décrits, sont une suffisante préparation à l'identification des diverses modalités de la lettre *x*.

Pour certains **symphones**, formés de trois à quatre consonnes, on pourra, très utilement, exercer l'élève avec des séries de mots appropriés, par exemple pour :

str	sous*tr*action	*scl*	es*cl*andre	*mpr*	i*mpr*obable
	es*tr*agon		es*cl*ave		i*mpr*imeur
	dis*tr*ibuer		*scl*érose		i*mpr*évu
	as*tr*eint		*scl*érotique		i*mpr*essionné
scr	ins*cr*ire	*mbr*	o*mbr*e	*rtr*	cha*rtr*eux
	es*cr*ime		a*mbr*e		Montma*rtr*e
	*scr*uter		Ca*mbr*ai		a*rthr*ite
	sous*cr*ire		me*mbr*e		Ge*rtr*ude

mbl	asse*mbl*age resse*mbl*ance a*mbl*e hu*mbl*e	*bst*	a*bst*raction o*bst*ruction a*bst*enir o*bst*iner	*ndr*	fe*ndr*e gei*ndr*e A*ndr*é I*ndr*e

III. — *Exercices d'application labiologique.*

Il serait imprudent de fixer le nombre de leçons que comporte l'étude détaillée des différents phonèmes de la langue française, d'abord isolés, puis insérés dans des mots, enfin dans des phrases simples. Tout dépend des qualités d'attention du sujet, de ses connaissances antérieures, de sa puissance visuelle, etc... Quand cette *période d'initiation* est terminée et que le résultat obtenu est satisfaisant, on doit chercher à compléter cette première instruction par des *exercices de suppléance mentale* et passer en revue les *vocabulaires professionnel*, *grammatical*, *arithmétique*, *géographique*, *historique*, etc... On utilisera le plus possible la forme de la conversation courante et l'on habituera le sourd à ne plus limiter ses efforts à la seule lecture des paroles du professeur, mais à les étendre à la communication labiologique avec les personnes de son entourage. Plus tard l'élève s'astreindra à se servir de ce moyen de suppléance auditive dans son métier, dans sa vie extérieure (magasins, chemin de fer, etc...). Ce but sera difficile à atteindre, à cause des modifications individuelles si marquées de la prononciation, de l'inégalité de l'éclairage, de la crainte persistante de ne pas saisir le jeu facial de la parole, du peu d'empressement que mettent en général les interlocuteurs à faciliter la tâche d'un infirme de l'audition, etc... Pour toutes ces raisons, il importe de bien démontrer au sourd la valeur du moyen qu'on lui a enseigné et de lui faire mesurer la qualité de ses progrès.

A) Proverbes. — Parmi les exercices d'application les plus utiles, on peut citer la lecture labiale des proverbes, qui favorise au plus haut point la combinaison mentale, le sujet pouvant deviner l'ensemble de la phrase à l'aide de quelques points de repère.

Exemple : *Rien ne sert de courir, il faut partir à point.*

La seconde partie de ce dicton est plus aisément reconnaissable que la première, à cause des deux *a*, de *i*, et de *oi* caractéristiques ; la voyelle *o* ne peut être confondue qu'avec *eu* et la consonne *f* qu'avec *v* ; dans ces conditions, si le sourd est suffisamment prévenu, il n'a pas de peine à lire

« il faut partir à point ». Si d'aventure, il n'a pas saisi les premiers mots, il les devine : de cette collaboration oculo-psychique naît l'exacte compréhension du proverbe énoncé.

Soit un autre exemple :

La raison du plus fort est toujours la meilleure.

La ne saurait échapper à la perspicacité de l'élève, pas plus que *fort*, *est*, *toujours* ; on sait que le *j*, l'*f*, l'*ou* et l'*è* sont assez nettement différenciés des autres phonèmes. Pour peu que le sourd soit orienté vers la série *proverbes*, il découvrira facilement celui qui lui est présenté.

B) Verbes. Mots de même étymologie ou de même dessin labial. — L'interprétation psychique trouvera un champ d'action aussi remarquable dans l'étude de la conjugaison des verbes. Prenons par exemple l'infinitif *tenir* : l'élève sera prêt à comprendre au mouvement des lèvres le temps qui est décliné par le professeur, soit par le nombre de syllabes articulées, soit par l'adjonction de l'*è* et de l'*ion* de l'imparfait, de l'*in* du parfait, du *rè* du conditionnel, de l'*u* du participe passé. Du même coup, il se familiarise avec les pronoms, ce qui lui rendra les plus éminents services dans la pratique de la lecture sur les lèvres.

Pour ce qui est des *mots de même étymologie*, leur rôle consiste à diriger l'esprit de l'élève vers toute une série de phonèmes de même origine, à les rassembler dans sa mémoire, et à choisir rapidement, dans ce vocabulaire sélectionné, à l'aide des renseignements que lui fournissent les dessins labiaux, le mot qui lui est présenté.

Soit le mot *écrire* et tous ses congénères issus du verbe latin *scribere :* grâce aux modifications dans le nombre des syllabes, dans la position du symphone *scr*, dans la présence de certaines voyelles et leur localisation ; grâce encore au contexte, au sens de la phrase où est placé le mot, le sourd se rendra compte s'il s'agit d'*écriture*, de *scribe*, d'*inscription*, de *souscription*, de *manuscrit*, d'*inscrit-maritime*, de *post scriptum*, etc...

On peut encore instituer un autre exercice du même genre avec les *phonèmes jumeaux*, c'est-à-dire ceux qui renferment une même image labio-faciale, et rentrent par conséquent dans le cadre de ceux décrits en anacousie vocale sous l'appellation de *isophones* (voir ch. v, p. 270).

Soit, par exemple : *attendu*, *prétendu*, *entendu*, *étendu*, *détendu*, *sous-tendu*, etc...

Ou bien : *Liban*, *forban*, *hauban*, *ruban*, *Vauban*, *bandeau*, *bancal*, *bandit*, etc...

Ou encore : *mixture*, *rature*, *bouture*, *suture*, *mâture*, *lecture*, etc...

C) Nombres. — La numération parlée mérite des exercices répétés, car le sourd a, comme tout autre, un intérêt incontestable à ne point s'égarer dans ce vocabulaire spécial, heureusement *très limité*.

A propos d'examen acoumétrique du sourd en rééducation auditive, nous avons plusieurs fois démontré[1] l'inconvénient que présente l'usage des chiffres, parce qu'il laisse trop de place à *l'audition mentale*, et que, dès l'enfance, les nombres produisent dans le cerveau des impressions très nettes, du fait de leur consonance caractéristique. A notre sens, l'audibilité des chiffres est deux fois supérieure à celle d'un texte inconnu ; le sourd, orienté vers les chiffres, les devine beaucoup plus qu'il ne les entend ; c'est une audition beaucoup plus mentale qu'organique.

Mais ce qui est défectueux au point de vue acoumétrique, devient, au contraire, très favorable en

1. Voir : 1° *Rééducation auditive et mesure de l'audition*, Archives internationales de laryngologie, décembre 1912.
2° *Revue de Rééducation*, IIIe trimestre 1913, p. 81.
3° *Notions pratiques d'anacousie*, Maloine édit., Paris, 1914, p. 54.

ce qui concerne le développement de la *suppléance mentale*; d'autre part, le vocabulaire de la numération parlée étant, nous l'avons dit, très limité, on n'a pas trop de peine à le rendre familier au sourd. Pour ces raisons, le professeur doit s'efforcer d'obtenir de son élève la lecture absolument exacte des chiffres, avec certitude et rapidité.

D) Vocabulaire professionnel. — Il va sans dire que ce serait une erreur grave que d'omettre d'exercer de façon particulière le sourd à comprendre par la lecture labiale les mots se rapportant à son métier ou à sa profession. Plusieurs leçons seront consacrées à ce vocabulaire spécial : l'élève y accordera d'ailleurs infiniment d'attention, car il en saisit toute la nécessité.

E) Termes géographiques, historiques, scientifiques, noms de personnes (entourage, professeurs, etc...); interrogatoire d'identité. — Point n'est besoin d'insister; les titres seuls ci-dessus énoncés, sont un programme suffisamment clair; rien n'est plus facile que d'instituer les exercices correspondants.

F) Conversations. Lectures. — L'instruction

labiologique, dans la période d'application, ne saurait revêtir de forme plus efficace que celle de la *conversation*, puisque c'est le meilleur mode de préparation au problème de la vie en commun que doit résoudre le sourd. Au début, il ne s'agira que de l'entretenir sur des sujets simples et familiers, à l'aide de mots spécialement choisis parmi les plus caractéristiques, et sur des sujets indiqués d'avance, de manière à provoquer *l'orientation mentale* indispensable. Peu à peu, la plus grande fantaisie présidera à ces dialogues, qui s'accrocheront aux circonstances, aux événements survenus, à la vie professionnelle ou familiale du sourd, à tout ce qui peut l'intéresser et fixer son attention.

Si le domaine des lettres ne lui est point étranger, on peut même se lancer dans la présentation de textes qui lui sont connus, après les avoir localisés dans son esprit et lui avoir montré le chemin où l'on veut le conduire. Il est à remarquer que les *vers* sont particulièrement indiqués, en ce cas, surtout ceux des grands classiques, équilibrés, étroitement soumis aux lois rigides de l'art poétique, avec leurs propositions symétriquement réparties, les images faciales de la rime se répétant deux fois, après l'émission d'un nombre constant de syllabes, et servant ainsi de point de repère labiologique.

Éclairé par cette répartition rythmique des phonèmes, cette reproduction régulière des dessins labiaux, le sourd initié ne tarde pas à traduire nettement les vers et à extraire la pensée du cercle précis où elle est emprisonnée ; ce qu'il ne voit pas, il le devine et se livre à une *gymnastique mentale* particulièrement féconde. Nous recommandons tout particulièrement cette kinésie oculo-psychique.

Conclusion.

La lecture sur les lèvres ne peut en aucune façon remplacer l'audition ; elle y *supplée* dans une certaine mesure, et ce n'est qu'un *moyen de fortune*, une passerelle branlante, parfois inutilisable, que l'on jette entre l'entendant et le non-entendant ; vienne une crue subite, sous forme d'un flot de paroles, rapide, saccadé, incohérent ou à courants multiples, et le pont s'affaisse subitement, coupant toute communication. Le jour baisse-t-il, l'éclairage est-il insuffisant, tout passage demeure interdit. Une bourrasque s'élève-t-elle sous l'influence d'un choc émotionnel, d'une surprise des événements, et le sourd reste isolé dans son silence pesant. La lecture sur les lèvres est donc une *faculté d'exception* : elle est soumise à des conditions déterminées, dont la réalisation est parfois impossible. Malgré tout, la preuve est faite de son incontestable utilité[1], et les *grands sourds de guerre* nous sont un vivant encouragement à continuer nos efforts en ce sens et à chercher à perfectionner cette science physio-pédagogique, qui nous offre, après échec de l'anacousie vocale et de tous nos moyens d'action sur l'organe auditif, le plus puissant des palliatifs à la plus lourde des infirmités.

IV. — *Note sur l'instruction labiologique du sourd-muet.*

Nous ne donnerons ici que des indications succinctes, car l'enseignement de la lecture sur les lèvres suit étroitement les différentes phases déjà décrites d'initiation phonétique et d'instruction du sourd-muet (voir chap. VI).

Tant que durent les exercices de vocalisation et de syllabation, cet enseignement reste *analytique* ; il devient *synthétique* avec ceux qui mettent

1. Voir le Rapport de *Lubet-Barbon*, dans la *Revue générale de l'Enseignement des Sourds-muets*, n° 10, 1916.

en jeu les mots, les phrases ; il trouve sa pleine application, quand on pénètre sur le champ de la conversation et que l'on fait appel à l'*activité des fonctions psychiques du sujet.*

Avant même qu'apparaissent les premiers phénomènes de *démutisation*, les enfants doivent être habitués à déchiffrer sur les lèvres du maître les noms de leurs camarades et des objets qui leur sont familiers, les indications indispensables à la vie scolaire et à la direction du travail en classe. « Cette lecture synthétique muette, écrit Thollon, représente pour le jeune sourd la première forme que prend l'emploi utilitaire de la parole. A ce titre elle revêt une importance de premier ordre. Mais il importe, par cela même, de lui conserver son caractère utilitaire en évitant les exercices de simple virtuosité. »

La lecture sur les lèvres n'est, à ses débuts, qu'une manifestation de l'*attention volontaire* et un *entraînement de l'acuité visuelle;* on cherche à développer par tous les moyens ces deux fonctions chez le sourd-muet. Sans elles, l'instruction phonétique serait impossible, puisque c'est par l'inspection attentive des mouvements buccaux du professeur que l'élève cheminera vers la parole. Il est vrai qu'à cette donnée purement visuelle et extérieure, il ajoute celles que lui fournit le palper des organes de la phonation (langue, larynx, ailes du nez, région sus-hyoïdienne, joues, etc...). Mais il est, somme toute, assez facile de dégager de cet ensemble de notions acquises, celles qui relèvent de la seule vue (lèvres, mâchoires, partie visible de la langue) et qui correspondent à une articulation naturelle correcte.

A) VOYELLES. CONSONNES. — C'est dans ce but qu'on commence par lui présenter le dessin facial des voyelles en les émettant sans aucune exagération. Il se rendra compte ainsi que trois d'entre elles (*i*, *é*, *a*) sont caractérisées par un *écartement des lèvres* qui laisse plus ou moins voir les dents et la langue, ainsi que par des mouvements des plis naso-labiaux et des paupières.

Il remarquera, d'autre part, que les autres voyelles (*o*, *ou*, *eu*, *u*) correspondent à un *rapprochement des lèvres* et que l'ouverture buccale prend une forme losangique arrondie; les dents et la langue restent dans l'ombre. Le degré de fermeture du sphincter labial apportera un nouveau renseignement différentiel, très inconstant d'ailleurs, puisque suivant les nécessités du voisinage, ces voyelles changent notablement d'aspect extérieur. Nous avons dit que c'était là le point faible de la labiologie analytique, mais elle ne semble pourtant point à rejeter, puisqu'elle représente un excellent exercice de gymnastique visuelle et que les éléments ainsi connus dans leurs dessins labio-faciaux, serviront dans la suite de points de repère toutes les fois qu'ils auront leur forme classique, ou qu'ils ne seront que faiblement altérés par les phonèmes contigus.

Chaque voyelle émise par le professeur sera répétée et écrite par l'élève; naturellement on intervertira sans cesse l'ordre dans lequel on les prononce. Au besoin on utilisera la *glace*, afin de mettre le sourd-muet en présence de ses propres mouvements labiaux et jeux de physionomie, ce qui lui facilitera la tâche et lui fournira une image faciale d'une plus grande netteté. On agira de même pour l'enseignement des consonnes, en commençant par les explosives *p*, *b*, *m*, les moins difficiles à lire, et en suivant ensuite le programme adopté pendant la période correspondante de l'instruction phonétique (voir chap. VI).

B) SYLLABES. MOTS. — Puis on arrivera aux dictées de syllabes et de mots, qui coïncideront avec les exercices que nous avons déjà décrits dans un précédent chapitre; on étudiera tour à tour, au point de vue labiologique, les syllabes simples, directes ou inverses, les syllabes ouvertes ou fermées, les syllabes composées et redoublées (voir chap. VI, p. 346). On consacrera des leçons particulières aux hiatus, aux diphtongues-voyelles et diphtongues-consonnes, aux symphones, aux syllabes de même dessin labial, de même famille. On s'arrêtera naturellement aux combinaisons phonétiques les plus usuelles.

Pour les mots, on s'en tiendra tout d'abord au vocabulaire sélectionné, tel que celui relevé plus haut (cf. chap. VI, p. 350), et qui ne renferme que des termes d'une réelle utilité pratique. On aura toujours à portée l'album d'images; l'élève ayant lu sur les lèvres du maître le mot prononcé, le répète et montre la gravure représentant l'objet désigné.

EXERCICES DE DIFFÉRENCIATION DES DESSINS BUCCAUX IDENTIQUES. — On peut avec grand profit suivre les conseils de Thollon en ce qui concerne les dictées de mots se rapprochant les uns des autres : *a*) tous ceux, par exemple, qui contiennent une même voyelle ou même consonne, exemple : *cou*, *couteau*, *chou*, *sou*, *nous*, etc...;

b) ceux qui contiennent des voyelles ou des consonnes, correspondant à un dessin buccal analogue, exemple : pour *p*, *b*, *m* : *poule*, *boule*, *moule*, *bois*, *pois*, *moi*, etc... ; *c*) ceux qui expriment des idées analogues (noms de personnes, de parties du corps, d'aliments, de vêtements, d'animaux, de plantes...).

« Ces dictées de récapitulation, écrit le même auteur, ont comme premier avantage de provoquer des répétitions favorables au développement de la mémoire visuelle d'articulation ; de souligner, grâce à des rapprochements appropriés, certaines difficultés propres à la lecture sur les lèvres et d'exercer l'élève à la pénétration, à la substitution et à la réintégration, qui constituent la suppléance mentale et sans lesquelles la lecture sur les lèvres ne serait pas possible. Mais, en outre, elles permettent de préparer le jeune sourd à la lecture synthétique, qui est à la fois la forme la plus rapide et la plus parfaite de la lecture sur les lèvres. Pour cela, dans les dictées du dernier type, le maître prononcera rapidement les mots, de façon à ce que l'élève s'efforce de les reconnaître, à une silhouette, à une image schématique plutôt qu'à leur composition syllabique. »

C) CHRONOGRAMMES. LABIOSCOPE. CINÉMATOGRAPHE. — La chronophotographie fournissant des renseignements sincères sur le mécanisme visible de la phonation, ne peut être qu'un moyen pédagogique très efficace en labiologie ; elle définit sans erreur possible les images de l'alphabet labio-facial et permet au sourd-muet d'établir d'utiles comparaisons entre ses propres mouvements buccaux avec leurs défauts et ceux recueillis sur des interlocuteurs ayant une prononciation normale. A l'aide des projections sur l'*écran cinématographique* on a toute facilité de pratiquer ainsi un *enseignement collectif*, d'un grand intérêt pour l'élève. Il apprend à connaître l'alphabet visuel naturel avec toutes ses inflexions et toutes ses combinaisons intermédiaires[1].

L'utilisation de la chronophotographie économise les forces du maître en lui évitant de fastidieuses répétitions. Peu à peu, au lieu de la parole analytique, lente, dont fait forcément usage le professeur, c'est le langage courant avec ses dessins caractéristiques qui frappe les yeux du sourd et l'initie à l'art de la lecture sur les lèvres.

Le *phonoscope* de Demeny fut le premier essai

1. *Les mouvements de la parole d'après le cinématographe*, in Revue générale de l'Enseignement des Sourds-Muets, février 1914.

en ce sens (1891) et les élèves mis en présence de la parole vivante ainsi recueillie purent la lire sans difficulté.

Repris par Marichelle aux Sourds-Muets de Paris, ce procédé pédagogique donne d'excellents résultats. Grâce au *labioscope*, écrivait Marichelle, dès 1902, « nous fixerons sur les bandes pelliculaires le cours entier de lecture sur les lèvres analytique (éléments et syllabes), le cours de lecture synthétique (étude du langage), et les élèves pourront se familiariser avec tous les types de prononciation, ce qui ne sera pas un avantage négligeable, car le sourd, habitué à lire presque exclusivement sur les lèvres de son professeur ne réussit qu'avec peine à comprendre les personnes étrangères à l'enseignement.

» L'émission lente ou rapide, sur un ton plus ou moins élevé et à différents degrés de force, la combinaison méthodique des éléments, le mode de prononciation des petites et des grandes bouches bien ou mal conformées, fourniront pour un seul mot, pour une même phrase, des formes et des aspects multiples qui introduiront dans l'enseignement de l'articulation et de la lecture sur les lèvres l'infinie variété de la vie extérieure, insaisissable jusqu'ici.

» Dès les premières années, l'élève pourra s'exercer à reconnaître sur les bouches parlantes du labioscope les mots et les expressions qui lui auront été enseignés directement, et cette étude parallèle, aussi profitable que peu encombrante, n'entraînera aucune perte de temps, puisqu'elle se poursuivra sans l'intervention du maître.

» En modifiant la vitesse de l'appareil, en s'arrêtant sur les points intéressants, on poussera beaucoup plus loin la connaissance des formes transitoires qui échappent à l'œil dans la lecture directe. La fixation des images sur le papier rendra possible l'examen comparatif des diverses phases du mouvement, procédé inapplicable sans la photographie, puisque sur la bouche du parleur, toute forme nouvelle fait immédiatement disparaître la précédente. »

L'avenir de l'enseignement chronophotographique est plein de promesses, surtout en ce qui concerne l'étude de la phonétique dynamique, base de la labiologie. Il est à espérer qu'on en fera de plus en plus un usage méthodique et suivi. L'instruction du sourd-muet ne peut que gagner à l'intervention de ces procédés nouveaux d'enseignement qui permettront de dresser un état signalétique complet des éléments de l'alphabet labio-facial.

A l'heure actuelle le *phonographe* et le *cinématographe* sont employés comme moyens d'enregistrement, d'analyse et de contrôle, de la vibration aérienne ou des mouvements de l'organe vocal, de concert avec l'inscription graphique et radiographique, dans le *Laboratoire de la Parole* de M. Marichelle, créé en 1912 à l'Institution Nationale des Sourds-Muets et rattaché en décembre 1916 à l'Ecole pratique des Hautes Études. Les progrès de la phonétique expérimentale ne pourront que se précipiter grâce à cette heureuse création, qui permet d'étendre encore le champ des explorations scientifiques. Les recherches y sont confiées à ceux qui penchés sur le sourd-muet qu'ils ont charge d'instruire, possèdent une expérience pratique évidente en cette matière. Ils peuvent ainsi étudier l'évolution de la parole chez l'élève au cours de son éducation, établir d'utiles comparaisons d'une période à l'autre de l'enseignement, se documenter efficacement et par conséquent se perfectionner non seulement dans la labiologie, mais dans l'instruction anacousique ou phonétique et dans l'orthophonie.

D) Phrases. Conversations. — Le terme ultime de l'enseignement labiologique résidera dans la mise en contact de l'élève avec la phrase prononcée d'un seul jet, avec les liaisons nécessaires, en se limitant au début à des formules interrogatives ou impératives très simples, très courtes, qui resteront pour le sourd-muet des *images faciales d'ensemble* caractéristiques. Exemple : Quel âge as-tu? Viens au tableau, etc...

On en viendra ensuite aux phrases à deux propositions, qui développeront l'attention volontaire de l'enfant, ainsi que sa mémoire des dessins labiaux. On dictera aussi des textes gradués, tirés des ouvrages de l'enseignement primaire.

La *conversation* couronnera cette œuvre pédagogique en même temps que seront institués les exercices de *gymnastique mentale*, sur lesquels nous avons insisté par ailleurs (cf. ch. vi, p. 361). Le vocabulaire purement objectif sera augmenté de quelques termes ou formules qui traduisent les états affectifs, les sentiments, les actes de la pensée, les phénomènes de la vie intérieure. C'est par cette porte ainsi pratiquée dans le mur de l'étroite prison psychique où gît le sourd-muet qu'un nouvel horizon s'ouvrira à ses yeux et à son esprit, dont la curiosité attentive aura été méthodiquement développée par plusieurs années d'enseignement patient et souple. Parfois, hélas, un épais voile de brume subsistera, et l'infirme de l'oreille demeurera dans une certaine mesure, malgré tous les efforts de ses maîtres, un emmuré de la pensée!

INDICATIONS BIBLIOGRAPHIQUES

(ANACOUSIE VOCALE[1], INSTRUCTION DES SOURDS-MUETS, PHONÉTIQUE EXPÉRIMENTALE, LABIOLOGIE)

AMERICAN ANNALS OF THE DEAF. — **Périodique américain**, passim.

AMMAN (J.-C.). — **Dissertation sur la parole**, traduite du latin par Beauvais de Préau (voir abbé Deschamps), 1778.

ARNOLD (Thomas). — **La lecture sur les lèvres chez les sourds**, traduction de MM. Dupont et Legrand.

BALESTRA (l'abbé). — Voir le livre de Goguillot, pp. 33 et 53.

BEEK. — **Die krankeilen des Gehororganes**, 1827.

BELANGER (A.). — **La lecture sur les lèvres mise à la portée des personnes devenues sourdes**, in-8° de 35 pages.

— **Enseignement des sourds-muets** : bibliographie générale de tous les ouvrages parus en France ou en langue française.

— **L'enseignement des sourds-muets en France.**

BERRUYER. — **Surdité de guerre.** Rééducation de l'ouïe, in Le Caducée, nos 1 et 2, 1917.

BEZOLD. — **Uber die fonctionnelle Prufüng des Menschlichen Gehorg.**

BIAGGI. — **Contribution à l'étude de la parole**, in Archiv. ital. di otol., avril 1915.

— Voir GRADENIGO.

BLANCHET (A.). — **La surdi-mutité**, traité philosophique médical en 2 vol., Paris, Labé, 1852.

BONET (Jean-Pablo). — **Reduccion de las lettras y arte para ensenar a hablar a los mudos**, Madrid, 1620.

BONNIER. — **La voix. Sa culture physiologique**, Paris, 1907.

BOUDIN. — **De l'éducation des organes de la parole chez le sourd-muet** (Thèse, 1891).

— **Le Français par l'usage.** Enseignement synthétique de la langue aux sourds-muets (en collaboration avec DUPUIS, LEGRAND et LIOT), F. Nathan, édit., Paris.

1. Il n'est pas fait mention dans cette liste des travaux concernant *l'anacousie instrumentale*.

BOUDIN. — **La surdité : moyens d'y remédier par la lecture sur les lèvres**, avec une préface du Dr Vergniaud. Paris, Maloine édit., 1912.

BOUFFARD (Henri). — **Etude psychologique du sourd-muet**. Thèse de philosophie (Bordeaux, 1916).

BOYER (A.). — **Traduction de l'ouvrage de Bonet**, ci-dessus indiqué.

— **De la préparation des organes de la parole chez le sourd-muet**, in-8°, 32 pages, Paris, 1894.

— **La méthode auriculaire dans l'enseignement des sourds-muets**. Historique; bibliographie. In *La voix parlée*, t. VI, n° 61, 1895.

— **Du mutisme chez l'enfant qui entend**, Paris, 1897.

— **L'examen anthropologique des jeunes sourds-muets**, et leur classification au point de vue de l'intelligence (en collaboration avec le Dr Féré), Paris, 1902.

— **Le Français par l'image**, avec 600 fig. Préface de M. V. Collignon, directeur de l'Inst. Nat. des sourds-muets de Paris. Librairie Delagrave.

— **Exercices d'observation et de langage**, d'après les 600 gravures de l'album précédent (en collaboration avec J.-D. PAUTRÉ). Librairie Delagrave, Paris.

BRAIDWOOD (Thomas). — **Vox oculis subjecta**. Opuscule analysé par O. CLAVEAU (voir cet auteur), 1760.

BRIAND et PHILIPPE. — **L'audi-mutité rebelle d'origine émotionnelle. Son traitement**, in Progrès médical, n° 17, 1916.

BULLETIN INTERNATIONAL DE L'ENSEIGNEMENT DES SOURDS-MUETS, *passim*.

CAPELLI. — **Dell' educazione dei sordo muti in Italia**, février 1881.

CARRION (Ramirez de). — Maravillas de la naturalezza, 1629.

CASTEX (A.). — **Consultations oto-rhino-laryngologiques à l'usage des praticiens** (voir chapitre VIII, p. 56 : Rôle du médecin à l'égard des enfants sourds-muets), Paris, Baillière, édit., 1912.

— **Surdités de guerre**. Note à l'Académie de Médecine (1915).

CASTRO (Pierre de). — Voir SACHS.

CHABERT et LABERNADIE. — **Orthophonie et rééducation respiratoire**, in Bulletin de Laryngologie de Castex, 1912.

— **Les vices de prononciation et leur correction**, avec une préface du Dr Lubet-Barbon. Paris, Steinheil, édit., 1916.

CHAVANNE. — **Le traitement de la surdité**, in collection des actualités médicales, Paris, 1905.

— Voir LANNOIS.

CHERVIN (Arthur). — **Analyse physiologique des éléments de la parole**, Paris, Baillière, édit., 1879.

CLAVEAU (O.). — **L'enseignement de la parole dans les institutions de sourds-muets** (1880). **De la parole comme objet et comme moyen d'enseignement dans les institutions de sourds-muets** (1881). Rapports à M. le Ministre de l'Intérieur, Ch. Lepère.

COLDEFY. — **De l'éducation des sourds-muets**, Paris, Masson, édit., 1879.

COLLIGNON (Victor). — **Préfaces** du Manuel d'articulation de Thollon; de l'ouvrage de A. Boyer : Le Français par l'image, et de celui de Boudin, Dupuis, Legrand et Liot : Le Français par l'usage.

COLOMBAT (Em.). — **Traité d'orthophonie**, Paris, Asselin et Cie, 1880.

CONGRÈS de Milan, 5 au 11 septembre 1880, qui fit triompher la méthode orale (abbé Tarra).

— de Bordeaux, 8 au 14 août 1881. Compte rendu Durand. Bordeaux, 1882.

— de Bruxelles (1883) où fut confirmée la décision du Congrès de Milan.

— de l'Ecole Monge (septembre 1884) et de l'Inst. Nat. des sourds-muets (août 1885) où furent discutés divers détails d'application de la méthode orale.

— XIIIe Congrès international de médecine, 1900, où fut présenté le rapport de Marichelle et Dufo de Germane sur l'enseignement auriculaire chez les sourds-muets.

CYRILLE (Frère). — **L'articulation, d'après Hill**, Bruxelles, V. Devaux, 1872.

DABE (Mlle Berthe). — **De l'utilité que pourrait avoir la mise en communication des élèves sourds-muets avec des enfants-parlants**. Paris, Inst. Pereire, 1885.

DARMESTETER (A.). — **La vie des mots.**

DAUZAT. — **La vie du langage**. Paris, Armand Colin, 1910.

— **La langue française d'aujourd'hui**. Paris, 1908.

DELAPLACE. — **Articulation française**, Paris, Delagrave, édit., 1881.

DELEAU. — **Examen clinique des sourds-muets**. Paris, 1843.

DESCHAMPS (abbé). — **Cours élémentaire d'éducation des sourds-muets**, Paris, Debure, édit., 1779, suivi d'une dissertation sur la parole, traduite du latin de J.-C. AMMAN par Beauvais de Préau.

DROUOT (E.). — **La première éducation du sourd-muet dans la famille et à l'école primaire.**

— **La lecture sur les lèvres pour suppléer à l'ouïe chez les sourds de tout âge.**

— **La lecture sur les lèvres et l'enseignement de la langue aux sourds-muets.**

Drouot (E.). — **Historique de l'enseignement de la parole aux sourds-muets en France.**

Dubranle (A.). — **Suppléance de l'ouïe chez les sourds par la lecture sur les lèvres.** Paris, Goupy et Jourdan, 1883.

Dufo de germane. — Voir Marichelle.

Dupont (M.). — **L'enseignement de la parole à l'Institution Nat. des sourds-muets de Paris.**

— **La lecture sur les lèvres, palliatif de la surdité.** Paris, in Tribune Médicale, 1884.

Dupuis (L.) et Legrand (A.). — **L'instinct de la parole chez les sourds-muets de naissance,** in Bulletin internat. de l'enseignement des sourds-muets (4e année, 1912).

Dussaud. — **Conférence** prononcée à l'Institut psychologique, février 1901.

Educazione dei sordo muti. — Périodique italien de Milan, *passim.*

Effeta. — Périodique italien de Bologne, *passim.*

Egger (Léon). — Traduction des exercices acoustiques d'Urbantschitsch.

Epée (abbé de l'). — **Instruction des sourds-muets par la voie des signes méthodiques,** 1776.

— **La véritable manière d'instruire les sourds-muets** : traité de l'art d'enseigner la parole aux sourds-muets de naissance.

Ernaud. — Académie des Sciences de Paris, 22 janvier 1761.

Fernet (Ch.). — **De la gymnastique auriculaire et de son application au traitement de la surdité,** in Semaine médicale, 15 mars 1911.

— **Mémoire à l'Académie de médecine,** 30 mai 1911, et Bulletin de l'Académie, 11 octobre 1912, p. 213.

— **L'activité fonctionnelle et l'éducation des fonctions,** in Journal de Médecine et de Chirurgie pratique, février 1914, art. 24.317.

— **De la surdité et de son traitement par l'activité fonctionnelle,** même journal, 25 avril 1915.

Ferreri (Giulio). — **Appunti di pedagogia e psicologia ad uso degli alunni della R. Scuola Normale « Gerolamo Cardano ».** Milan, S. Giuseppe, édit., 1913.

Fornari (P.). — **Cours théorique et pratique, pédagogique et didactique, d'enseignement des sourds-muets,** 1894.

Fourcade (Maurice). — **La phobie de la surdité,** in Revue de rééducat. audit., vocale, respiratoire, 4e trimestre 1913, et 1er trimestre 1914.

Fournié (Ed.). — **Physiologie de la voix et de la parole,** Paris, Delahaye, 1866.

FOY (Rob.). — *Rapport* sur la rééducation auditive chez les sourds de guerre, mars 1917. — (Réunion des Chefs de Centre d'otologie.)

FROSCHELS. — **Ouïe et mutité**. Analyse dans Revue de Laryngologie de Moure, n° 24, 1916, p. 560.

GARNAULT. — **Voix parlée et chantée**, Paris, 1896.

GAVARRET. — **Phénomènes physiques de la phonation et de l'audition**, Paris, Masson, édit., 1877.

GÉRANDO (de). — **De l'éducation des sourds-muets de naissance**, 2 vol., Paris, 1827.

GODART (Justin). — **Circulaire ministérielle** n° 1095 3/7, du 22 janvier 1916, sur la création de centres d'éducation auditive, de lecture sur les lèvres et d'orthophonie.

GOGUILLOT (L.). — **Comment on fait parler les sourds-muets**, grand in-8° de 351 p., Paris, Masson, édit., 1889, avec une préface du Dr L. DE LA CHARRIÈRE, et en appendice : **Comment on enseigne aux sourds-muets de tout âge à comprendre la parole par les yeux**, p. 331.

— **Index bibliographique** par ordre chronologique de 1575 à 1889, même ouvrage, p. 336.

GOLSTEIN. — **Essais d'exercices méthodiques d'audition**, in Archiv. of Otology, 1895, XXIV, n° 1.

GOPFERT. — **L'importance de l'écriture dans l'éducation des sourds-muets**, résumé par le Dr PICARD (de Nantes), in Revue internat. de pédagogie comparée, 15 mai 1903, pp. 177-181.

GRADENIGO, BIAGGI, STEFANINI. — **Application de la phonétique expérimentale à la clinique**, in Archives intern. de Laryngologie, 1913-1914.

GRAHAM BELL (Mrs). — **L'art subtil de la lecture sur les lèvres**, traduction de Dupont et Legrand.

GUÉROULT (G.). — **La rééducation de l'oreille et la mémoire auditive**, in Revue générale des sciences, 15 janvier 1912.

GUEURY et GRÉGOIRE. — **Le sourd-muet**. Verviers, chez Gilon, 1885.

HAMON DU FOUGERAY. — **De l'enseignement du chant aux enfants sourds-muets.**

HAUTANT. — Voir MOURE.

HÉMENT (F.). — **Rapport** sur le 3° Congrès intern. pour l'amélioration du sort des sourds-muets, Paris 1883.

HENRY (Victor). — **Antinomies linguistiques.**

HERLIN. — **Eléments d'orthophonie**, Bruxelles, 1910.

HIRSCH (D.). — **L'enseignement des sourds-muets d'après la méthode allemande**, Rotterdam, Wyt et fils, 1868.

— **L'éducation des sourds-muets**. Traduit du hollandais par M. Snyckers, Liège, chez Grandmont-Donders, 1883.

HOUDIN (A.). — **La parole rendue aux sourds-muets**, Mémoire à l'Académie de Médecine, Paris, Asselin, 1865.

HUGENTOBLER (J.). — **Cours d'articulation** ou premiers exercices de lecture sur les lèvres, d'articulation, d'écriture et de lecture pour l'enseignement des sourds-muets. Paris, Delagrave, édit., 1876.

ITARD. — **Lettres sur les sourds-muets qui entendent et qui parlent**, brochure in-4°, Paris, sans date.

— **Traité des maladies de l'oreille et de l'audition**, 1re édition, 1821, 2e édit., 1842.

JOUET (Robert). — **Documents d'orthophonie**, in Bulletin de Laryngologie de Castex, Paris, 1909, XII.

— **Prophylaxie de la surdi-mutité**, in Revue générale de l'Enseignement des sourds-muets, 16e année, n° 2, p. 27.

JOUSSET. — **Méthode des exercices acoustiques**, Lille, 1900.

KOENIG (Rudolph). — **Quelques expériences d'acoustique**, Paris, 1882. Voir **notes caractéristiques des voyelles**, p. 42.

KER LOVE (James). — **The study of the deaf child**, Alex Macdougall, édit., Glasgow.

LADREIT DE LA CHARRIÈRE. — Voir Goguillot.

LAMARQUE (Georges). — **Les sourds de naissance ont-ils un instinct de la parole**, in Bulletin international de l'Enseignement des sourds-muets (4e année, 1912).

LANNOIS (M.). — **La surdi-mutité**, t. I, p. 502 du *Précis* des Maladies de l'oreille, Paris, 1908.

— **Le traitement de la surdité de guerre**, communication à l'Académie de Médecine, 1916.

LANNOIS et CHAVANNE. — **Le pronostic des surdités de guerre**, in Lyon médical, février 1916.

— **Surdité de guerre bilatérale totale. Rééducation.** Société médico-chirurgicale de la 14e Région, 1916.

LAURENT DE BLOIS (Alph.). — **La parole rendue aux sourds-muets**, Paris, A. Johanneau, 1831.

LERMOYEZ (M.). — **Préface** des exercices acoustiques d'Eubantschitsch.

LINCKE. — **Manuel d'otologie**, 1845. Voir historique des exercices acoustiques, II, p. 2 et suiv.; vol. III, pp. 262 et suiv.

LIOT (A.). — **Cours élémentaire de grammaire à l'usage des sourds-muets**, librairie Delagrave.

LUBET-BARBON. — **Rapport sur le centre de rééducation des mutilés de l'ouïe de l'Inst. Nat. des sourds-muets de Paris**, in Revue générale de l'Enseignement, n° 10, 1916.

— Voir MOURE.

MACLEOD YEARSLEY. — **La classification du sourd en vue de son éducation**, in The teacher of the deaf, décembre 1914.

— **La prophylaxie de la surdi-mutité**, analyse dans les Ann. des Mal. de l'oreille, 39e vol., IIe partie, p. 50.

MAGNAT (M.). — **Cours d'articulation**, Paris, Sandoz et Fischbacher, 1874.

MARAGE. — **Mesure et développement de l'audition chez les sourds-muets** (expériences faites à Bourg-la-Reine), Paris, 1904.

— **Audition et phonation chez les sourds-muets**, in-8°, Paris, 1907.

— **Petit manuel de physiologie de la voix**, in-8° de 200 p., 1910.

MARICHELLE. — **La parole d'après le tracé du phonographe**; préface de MAREY, avec 79 fig., 60 pièces sur le cylindre du phonographe, Paris, Libr., Ch. Delagrave, 1897.

— **La chronophotographie de la parole**, avec 79 fig., d'après les photographies de M. MAREY, Paris, atelier typogr. de l'Inst. Nat. des sourds-muets, 1902.

— **Les mouvements de la parole d'après le cinématographe**, Revue générale, février 1914.

— **Rattachement du Laboratoire de la Parole à l'Ecole pratique des Hautes Etudes**, *idem.*, janvier 1917.

MARICHELLE et DUFO DE GERMANE. — **L'enseignement auriculaire dans les écoles de sourds-muets**, communication faite au XIIIe Congrès international de Médecine (section d'otologie), séance du 4 août 1900, Paris, atel. typogr. de l'Inst. Nat. des sourds-muets, 1900.

METTENET (Th.). — **Statistique générale des institutions des sourds-muets du monde civilisé**, 1883.

MOURE, LUBET-BARBON et HAUTANT. — **Rapport sur la valeur de la rééducation auditive chez les sourds de guerre**, présenté à la Réunion des Chefs de Centre d'otologie, 11 mars 1917.

PARREL (G. de). — **Rééducation auditive et mesure de l'audition** in Archives internation de Laryngologie (déc. 1912).

— **Examen du sourd dans la rééducation auditive**, in Revue de rééducation audit. voc. et resp., n° 3, année 1913.

— **Surdité de guerre et méthode orale**, in Revue de Laryngologie de Moure, 30 septembre 1916.

PAUTRÉ (J.-D.). — *Observations sur l'application de la* **méthode orale pure**.

PÉREIRE (J.-R.). — **Académie des Sciences de Paris**, 1768, v. p. 500, Rapport de Buffon. — Bibliographie par E. LA ROCHELLE, Paris, Paul Dupont, 1882.

PERINI (C.). — **Leçon sur l'enseignement de l'articulation**, in *Effeta* (Milan, déc. 1913).

— *Giulio Tarra, nella sua vita di studente di sacerdote e di educatore*, 1re édit., 1896, 2e édit., Milan, 1914.

— *Leçons sur l'enseignement de l'articulation*, in *Effeta*, 1914.

PIROUX. — **Méthode pour le premier enseignement des sourds-muets**, des sourds parlants, etc., Paris, Hachette, édit., 1860.

PUYBONNIEUX (J.-B.). — **La parole enseignée aux sourds-muets sans le secours de l'oreille**, Paris, Kugelmann, 1843.

RAPHAEL (Georges). — **L'art de faire parler les sourds-muets**, Lunebourg, 1718.

RATTEL (J.-A.). — **Des cornets acoustiques et de leur emploi dans le traitement médical de la surdi-mutité**, Paris, Baillière, édit., 1886.

REVISTA DI PEDAGOGIA emendatrice per l'educazione dei sordomuti, périodique italien, *passim.*

REVUE GÉNÉRALE DE L'ENSEIGNEMENT DES SOURDS-MUETS, publiée par le corps enseignant de l'Inst. Nat. des sourds-muets de Paris, *passim.*

ROGER (A.). — **De la préparation des organes de la parole chez le jeune sourd-muet.** Revue intern. de l'Ins. des sourds-muets, 1894, t. X, p. 521.

ROSAPELLY (Ch.-L.). — **Inscription des mouvements phonétiques**, in Travaux du Laboratoire de M. Marey, Paris, Masson, édit., 1876.

ROUMA. — **La parole et les troubles de la parole.** Paris, 1907.

ROUSSELOT (abbé). — **Phonétique expérimentale et surdité**, in La Parole, janvier-avril 1903.

SACHS DE LEWEINSHEIM (Ph.-J.). — **Moyens de rendre la parole et l'ouïe aux muets et aux sourds**, par PIERRE DE CASTRO, avec des observations sur ce sujet. Traduction de M. A. Eidous, Paris, André Cailleau, édit., 1753.

SAINT-HILAIRE. — **De la surdi-mutité**, Paris, 1900.

SARCEY (Francisque). — **Les faux sourds-muets**, in République française du 6 décembre 1887.

— **La syntaxe du sourd-muet**, in même périodique, 14 janvier 1888.

SICARD (l'abbé). — **L'art d'enseigner à parler aux sourds et muets de naissance** par l'abbé DE L'EPÉE, augmenté de notes explicatives et d'un avant-propos, Paris, J.-G. Dentu, 1820.

TARRA (abbé). — *Cenni storici e compendiosa esposizione del metodo seguito per l'intruzione dei sordomuti poveri della provincia di Milano.* Traduction française de MM. DUBRANLE et DUPONT, sous le titre : *Esquisse historique et court exposé de la méthode suivie pour l'instruction des sourds-muets de la paroisse et du diocèse de Milan*, Ch. Delagrave, édit., Paris, 1883.

THE TEACHER OF THE DEAF. — Périodique anglais, *passim*.

THOLLON (B.). — *De l'acquisition des idées abstraites par les sourds-muets* (thèse 1893).

— *La méthode orale pour l'instruction des sourds-muets*, ni méthode mixte ni méthode orale pure, Paris, atelier typogr. de l'Inst. Nat. des sourds-muets, 1915.

— *Faut-il des maîtres spéciaux pour instruire les sourds-muets?* Paris, 1907.

— *Manuel d'articulation*. Livre de l'élève, Paris, Ch. Delagrave, édit.

— **Directions pédagogiques pour l'enseignement de la parole aux sourds-muets**, Grenoble, Allier frères, 1911.

— *Bulletin international de l'enseignement aux sourds-muets*, volume annuel publié avec la collaboration de maîtres étrangers, par MM. THOLLON, DROUOT, DUPUIS, HERVAUX, et LEGRAND, de l'Institution nationale de Paris.

TOYNBEE. — **Otologie**, édition originale anglaise, 1860.

TILLOT. — *Des excitations fonctionnelles dans la surdité*, Rouen, 1911, Revue Méd. de Normandie.

— *Le réveil de l'ouïe par les excitations fonctionnelles*. Exercices vocaux, gymnastique auriculaire, Rouen, 1912, même journal.

— *Le réveil de l'ouïe dans quelques cas de surdi-mutité et de surdité consécutive à la méningite cérébro-spinale*, Rouen, 1913, même journal.

— *Le réveil de l'ouïe par les excitations fonctionnelles*. Nouvelles observations, Rouen, 1913.

— *Le réveil de l'ouïe par les excitations fonctionnelles coup sur coup. Cure intensive*, Rouen, imprimerie Lecerf fils, 1915.

TRACY. — **La psychologie de l'enfance**; ch. V, Le langage, Boston, 1894.

URBANTSCHITSCH. — **Des exercices acoustiques dans la surdi-mutité et dans la surdité acquise**, traduction française par LÉON EGGER; préface du Dr M. LERMOYEZ, Paris, Maloine, édit., 1897.

— *Pflüger's Archiv*. 1882, 1883, *passim*.

— *Oscillations auditives alternantes*, in Arch. f. Ohrenhk, XXXV 1893.

— *Etiologie de la surdi-mutité*, analyse in Ann. des Mal. de l'oreille, 36e vol. IIe partie, p. 560.

VALADE-GABEL (J.-J.). — *La parole enseignée au sourd-muet*. Cours de phonomimie, Paris, Ch. Delagrave, édit., 1878.

VIVIEN (J.-B.). — *De l'enseignement auriculaire* (thèse de doctorat en médecine, Paris, 1891).

VOLKMANN. — *Rapport à la Société des Sciences de Saxe*, 1858.

WALTHER. — *Manuel sur l'éducation des sourds-muets*, Berlin, 1895.

WICART. — *Les mutilations de l'ouïe par les détonations. Comment elles guérissent*. Comm. à l'Académie de Médecine, séance du 2 janvier 1917.

WOODRON-MARY. — *La lecture sur les lèvres au secours de la surdité*, in Long Island med. journal, mars 1916, n° 3.

ZÜND-BURGUET (A.). — *Rééducation linguistique chez un sourd-muet*, Paris, 1901.

— **Méthode pratique, physiologique et comparée de prononciation française.** Gymnase de la voix, Paris, 1902, Lesoudier édit.

— *Rapports entre l'effort organique et le fonctionnement du larynx*, etc. (Arch. int. de laryngologie, t. XVI, 1903),

— **Etudes de phonétique expérimentale.** Travaux du gymnase de la voix. Extraits des Archiv. intern. de Laryngologie, t. XVI, Paris, 1904.

— *L'enseignement de la parole aux sourds-muets d'après la méthode phonotactile* (conférence faite à l'Institut départemental des sourds-muets d'Asnières, le 6 nov. 1907), in Archiv. intern. de laryngologie.

— *Etude physiologique et pratique sur les troubles externes et mécaniques de la parole*. Archiv. intern. de Laryng., 1909.

ZWAARDEMAKER. — *La phonétique expérimentale au point de vue médical*. Archiv. intern. de laryngologie, 1909.

TABLE DES FIGURES
ET TABLEAUX SCHÉMATIQUES

I. — FIGURES

II. — TABLEAUX SCHÉMATIQUES

TABLE DES MATIÈRES

PREMIÈRE PARTIE

CONSIDÉRATIONS GÉNÉRALES

CHAPITRE PREMIER

INTRODUCTION

CHAPITRE II

NOTIONS GÉNÉRALES

CHAPITRE III

ACTION ET INDICATIONS DES EXERCICES ACOUSTIQUES PAR LA MÉTHODE ORALE ET DES PROCÉDÉS DE KINÉSITHÉRAPIE AURICULAIRE (MASSAGE EXTERNE ET GYMNASTIQUE)

DEUXIÈME PARTIE

TECHNIQUE

CHAPITRE IV

EXAMEN DU SOURD

CHAPITRE V

TECHNIQUE DE LA MÉTHODE VOCALE D'ÉDUCATION ET RÉÉDUCATION AUDITIVE ET DE SES MOYENS ADJUVANTS

CHAPITRE VI

EXERCICES D'INITIATION PHONÉTIQUE ET MENTALE

TROISIÈME PARTIE

LABIOLOGIE

CHAPITRE VII

CONSIDÉRATIONS GÉNÉRALES SUR LA LABIOLOGIE

CHAPITRE VIII

TECHNIQUE LABIOLOGIQUE

ÉVREUX, IMPRIMERIE CH. HÉRISSEY

www.ingramcontent.com/pod-product-compliance
Ingram Content Group UK Ltd.
Pitfield, Milton Keynes, MK11 3LW, UK
UKHW021902260726
13966UKWH00006B/141

9 782012 927865